Juliane Falk
Methoden selbst gesteuerten Lernens
für Gesundheits- und Pflegeberufe

Pflegepädagogik

Herausgegeben von
Juliane Falk

Juliane Falk

Methoden selbst gesteuerten Lernens für Gesundheits- und Pflegeberufe

Lern- und Arbeitsbuch
zur Methodenkompetenz

Juventa Verlag Weinheim und München 2010

Juliane Falk, Jg. 1949, ist Erziehungs- und Sozialwissenschaftlerin mit 1. und 2. Staatsexamen. Sie war Leiterin einer Pflegeschule, Interne Auditorin (DGQ) und Referentin für Unternehmenskommunikation. Sie ist Mitherausgeberin und Redakteurin der Zeitschrift Pflege & Gesellschaft und freiberufliche Dozentin im Gesundheits- und Sozialbereich.

Ihre Arbeitsschwerpunkte sind Qualitäts- und Dienstleistungsmanagement, Informations- und Kommunikationsentwicklung, Schulberatung und Begleitung gerontopsychiatrisch erkrankter Menschen.

Bibliografische Information der Deutschen Nationalbibliothek

Die Deutsche Nationalbibliothek verzeichnet diese Publikation in der Deutschen Nationalbibliografie; detaillierte bibliografische Daten sind im Internet über http://dnb.d-nb.de abrufbar.

Umschlaggestaltung: Atelier Warminski, 63654 Büdingen
Umschlagabbildung: Janssen, Horst: Japanisches Zeichen für „Nao" ...

Printed in Germany

ISBN 978-3-7799-2400-5

Inhalt

Einführung
Lernen: Selbst gesteuert – selbst organisiert – selbst bestimmt

Lernen steht im Mittelpunkt dieses Buches und damit die Lernkompetenzförderung. Lehren kann man nur, wenn man etwas vom Lernen versteht. Deshalb ist das Lernen von Schülerinnen und Schülern[1] nur im Zusammenhang mit dem Lehr-Lern-Verständnis von Lehrern und Ausbildern zu thematisieren.

Die Begriffe „Selbst gesteuert“ – „Selbst organisiert“ – „Selbst bestimmt“ stehen im Mittelpunkt eines Lehr-Lern-Verständnisses, welche mit dem Anliegen einer „neuen Lernkultur“ in Verbindung gebracht werden. Mit den Begriffen werden Lernformen bezeichnet, die den Lernenden gegenüber traditionellen Unterrichtsverfahren ein erhöhtes Maß an Selbstbestimmung einräumen. Die Begriffe selbst gesteuertes Lernen (SGL) und selbst organisiertes Lernen (SOL) werden in der Berufspädagogik uneinheitlich definiert. Die Begriffe subsumieren verschiedene Methoden des Selbstlernens und der Selbstorganisation. Häufig werden sie synonym gebraucht.

Es besteht aber ein Unterschied zwischen selbst organisiertem und selbst gesteuertem Lernen.

- Selbststeuerung meint, dass der Lernende zielgerichtet seine Lernhandlung unter Einbeziehung von Informationen plant und sein Lernen auf den antizipierten Soll-Zustand ausrichtet. Die durch Auswertung im Rahmen eines Soll-Ist-Vergleichs gewonnen Einsichten gehen in weitere Planungen seines Lernens ein. Grundlage des selbst gesteuerten Lernens ist ein handlungstheoretisches Lernverständnis. Der handelnde Mensch ist Subjekt, das sich selbst Ziele setzt oder vorgegebene Ziele verfolgt. Handlungen sind die Mittel zur Erreichung dieser Ziele. Neben dem Handlungsziel ist der „Plan“ einer Handlung als Vorwegnahme des Handlungsverlaufs charakteristisch (Edelmann 1996).
- Das Konzept des selbst organisierten Lernens lässt sich unter die konstruktivistische Didaktik einordnen. Diese stellt den aktiv Lernenden in den Mittelpunkt ihrer didaktischen Überlegungen. Die zentrale Annahme des Konstruktivismus ist die, dass Menschen ihre Realität durch aktive Verarbeitungsprozesse ihrer Wahrnehmung selbst konstruieren. So setzt auch jeder Lernprozess eine aktive Konstruktion von Wissen voraus,

1 Ich verwende abwechselnd die weibliche und männliche Form. Bei jeder Nennung sind beide Geschlechter gemeint.

Wissen wird in eigener Verantwortung selbst erzeugt und kann nicht passiv aufgenommen werden. Einfacher Wissenstransfer vom Lehrenden zum Lernenden ist unmöglich.
Bei vollständiger Selbstbestimmung setzt sich der Lernende selbstständig Lernziele und führt Lernaktivitäten durch, um die Lernziele zu erreichen. Welche Lernaktivitäten der Lernende wann, wo und in welcher Reihenfolge ausführt, bestimmt er selbst.

Aufgabe von Unterricht und praktischer Ausbildung ist es, Schülerinnen und Schülern zu befähigen, schrittweise selbstständiges und selbstverantwortliches Lernen und Arbeiten einzuüben und den Lernprozess teilweise oder vollständig selbst zu steuern und zu organisieren. Methodenkompetenz ist der Schlüssel, um die Schülerinnen und Schüler darin zu befähigen.

Unter Methodenkompetenz wird die Befähigung, Fachwissen zu beschaffen und zu verwerten und allgemein mit Problemen umzugehen, verstanden. Methodenkompetenz ist die Vorraussetzung dafür, Fachkompetenz aufzubauen und erfolgreich zu nutzen. Im Einzelnen versteht man darunter:

- die Fähigkeit, Informationen zu beschaffen, zu strukturieren, zu bearbeiten, aufzubewahren und wieder zu verwenden, sie darzustellen, Ergebnisse von Verarbeitungsprozessen richtig zu interpretieren und in geeigneter Form zu präsentieren;
- die Fähigkeit zur Anwendung von Problemlösungstechniken;
- die Fähigkeit zur Gestaltung von Problemlösungsprozessen und Projektarbeit.

Die Bedeutung des Methodenlernens fasst Klippert (1998, S. 246) in folgenden Thesen zusammen:

- Viele Schüler sind beim Lernen unsicher und/oder überfordert, weil ihnen die nötigen methodischen Klärungen und Routinen (Algorithmen) fehlen.
- Die Lernmethoden im Unterricht sind in aller Regel Lehrer-Methoden; die Lehrerinnen bahnen den methodischen Weg für die Schüler. Nicht verwunderlich, wenn Schüler recht hilflos sind, wenn die gewohnte Lehreranweisung fehlt.
- Die gelegentliche Methodenbelehrung durch die Lehrenden bewirkt wenig, da sie mehr oder weniger appellativ und abstrakt bleibt. Methoden müssen experimentell gelernt und gefestigt werden, und sie können nur sehr begrenzt „gelehrt“ werden.

Der Erwerb und die Vermittlung von Methodenkompetenz gelten in der Berufsbildung als Teil der Entwicklung von Handlungskompetenz. Der zur Vermittlung von Methodenkompetenz zu praktizierende Unterrichtsstil ist der handlungsorientierte Unterricht. Mittels geeigneter Methoden werden Schülerinnen und Schüler zum selbst gesteuerten und selbst organisierten Lernen geführt.

Die Methodenkompetenz der Schüler ist eine bisher vernachlässigte Kompetenzdimension, die gepaart mit der sozial-kommunikativen Kompetenz an Bedeutung gewinnen muss. Zunehmende Bedeutung muss sie auch unter dem Aspekt von Bildung erhalten. Bildung ist nach Goeudevert (2001) „ein aktiver, komplexer und nie abgeschlossener Prozess, in dessen glücklichen Verlauf eine selbstständige und selbsttätige, problemlösungsfähige und lebenstüchtige Persönlichkeit entstehen kann". Bildung zielt auf die Befähigung zur „Selbst-Bildung". Das aber verlangt methodische Kompetenz – nicht nur auf Seiten der Schülerinnen und Schüler, sondern auch auf Seiten der Lehrenden.

Im Zusammenhang mit Methodenkompetenz stehen Lehrende in Unterricht und praktischer Ausbildung vor zwei Herausforderungen:

- eine veränderte Gestaltung des Unterrichts sowie der praktischen Ausbildung
- und damit eine Überprüfung der damit einhergehenden Vorstellungen vom Lernen.

Beiden Herausforderungen stellt sich das Buch (→ Abb. 1).

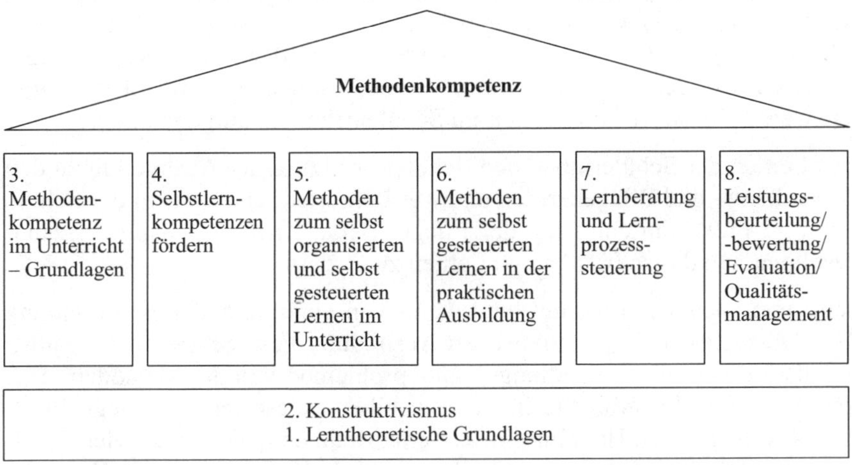

Abb. 1: Übersicht über die Themen des Buches

Die Frage nach dem Lernverständnis steht am Anfang des Buches. Es wird das Lernen aus zwei unterschiedlichen Perspektiven beschrieben, und zwar aus dem lernpsychologischen Verständnis heraus und aus Sicht der Konstruktivistischen Didaktik mit den entsprechenden Schlussfolgerungen für das selbst gesteuerte und das selbst organisierte Lernen.

Kapitel 1 stellt daher Aspekte der Pädagogischen Psychologie mit Schwerpunkt auf die lerntheoretischen Grundlagen vor. Anschließend wird das Verständnis des Konstruktivismus zur Erkenntnis von Umwelt und zum Lernen beschrieben. Selbst organisiertes Lernen wird als selbstreferentieller, autopoietischer Prozess verstanden. Wirklichkeit wird in der Interaktion mit der Umwelt stets subjektiv konstruiert (Kapitel 2).

Die zweite Herausforderung besteht in einer veränderten Gestaltung des Unterrichts. Traditionelles schulisches Lernen ist in die Kritik geraten. Die Diskussion um eine sog. „neue Lernkultur“ unterstellt, dass die bisherige Form des schulischen Lernens nicht mehr angemessen sei. Doch worin liegt der Unterschied zwischen traditionellem und verändertem zukunftsorientiertem Lernen?

Der traditionelle Unterricht ist durch eine aufgabenorientierte, sachlogische Strukturierung der Lernsituation, vermittelt in „Lehrgängen“ charakterisiert. Grundprinzip von Lehrgängen ist, dem Schüler die vom Lehrer vorher geplante Zielstruktur und Arbeitsorganisation zu verdeutlichen. Der Lehrer vertritt dem Schüler gegenüber „die Sache“, und er organisiert deren Bearbeitung aufgrund seiner didaktisch-methodischen Überlegungen.

Wenngleich in der Kritik, so wird doch der „traditionelle“ Unterricht weitgehend praktiziert. Offensichtlich haben beide Lehr-Lern-Formen ihre Berechtigung. Auch der traditionelle Unterricht verlangt Methodenkompetenz. An die Grundlagen wird in Kapitel 3 erinnert. Wann setze ich bei welchen Inhalten welche Methoden ein? ist die Frage, die dann in Kapitel 4 ausgeweitet wird zu der Frage, wie vermittelt man Lernenden Lernstrategien und wie werden diese Anforderungen im Schulcurriculum aufgenommen?

Das Lernen der Schülerinnen und Schüler erfolgt in der Ausbildung zu den Gesundheits- und Pflegeberufen an zwei Lernorten, und zwar in der Schule sowie in Praxiseinrichtungen der Pflege. Beide Lernorte müssen verzahnt ausbilden, um das selbstständige Lernen zu fördern.

Wird von „neuer Lernkultur“ und damit von einer veränderten Gestaltung des Unterrichts und der praktischen Ausbildung gesprochen, so verbinden wir damit vor allem handlungs- und problemorientierte Methoden. Das Lernen in Lernfeldern, wie in den Ausbildungsgesetzen festgelegt, greift dieses Anliegen auf. Handlungsorientierte Methoden, die den größten Spielraum an Selbstorganisation und Selbststeuerung bieten, werden in Kapitel 5 zunächst für den Unterricht aufgezeigt:

- das Lernteamcoaching,
- SOL – Selbstorganisiertes Lernen als integratives Unterrichtskonzept,
- das Lernen in Projekten,
- das Planspiel,
- das Problemorientierte Lernen.

In Kapitel 6 werden Methoden des selbst gesteuerten Lernens für die praktische Ausbildung vorgestellt, die das selbstständige Lernen in Praxiseinrichtungen ermöglichen:

- das Modell der vollständigen Handlung,

- das Problemorientierte Lernen, veranschaulicht am Modell der vollständigen Handlung sowie
- das Lernen mit Leittexten.

Wenn wir von verändertem Lernen und Lehren sprechen, dann wird auch das Rollenverständnis der Lehrenden zum Thema. Agieren Lehrende im traditionellen Lehrverständnis primär in der Rolle der Wissensvermittler, so wandelt sich diese Rolle zum anregenden Wissensanbieter, zum individuellen Lernberater und -moderator, deren Aufgabe es ist, das Lernen zu individualisieren durch Unterstützung der Schülerinnen und Schüler in ihrer Selbsttätigkeit und Eigenverantwortlichkeit. Wie diese Rolle konkret ausgestaltet wird, ist Gegenstand von Kapitel 7.

Lehren und Lernen in einer gewandelten Lernkultur verlangt einen anderen Zugang zur Benotung und Beurteilung von Schülerleistungen. Fremdbeurteilung sollte verschränkt werden mit Selbstbeurteilung. Überhaupt sollten die Leistungen, die Bestandteil des selbst gesteuerten und selbst organisierten Lernens sind, getrennt werden von dem Vorgang der Benotung. Die Basis dafür bilden Kompetenzraster, die es Schülerinnen und Schülern erlauben, ihren Lernzuwachs einzuschätzen, die aber auch eine Basis zur Fremdbewertung bieten. Kapitel 8 erläutert den Unterschied zwischen Leistungsbeurteilung und Leistungsbewertung.

Traditionelles Lernen durch Vorgabe der Lehrenden	Leistungsbeurteilung durch Fremdbeurteilung: Benotung (auf der Basis eines Punkte-Systems)
Selbst gesteuertes Lernen auf der Basis der vollständigen Lernhandlung Selbst organisiertes Lernen durch handlungsorientierte, projekt- und problemorientierte Methoden	Einschätzung des Lernzuwachses durch Selbstbewertung verschränkt mit Fremdbewertung entweder durch Soll-Ist-Vergleich und/oder durch Kompetenzraster
Lernberatung und Lernprozesssteuerung	• Lernprozessteuerung durch: – Arbeitsplan und -bericht – Lerntagebuch – Lehr-Lern-Vereinbarung – Lernplaner – Portfolio • Rolle der Lehrenden und ihre Beratungskompetenz
Qualitätsentwicklung	• Transferqualität • Unterrichts- und Schulevaluation • Qualitätsmanagementkonzepte

Tab. 1: Thematische Aspekte

Die Frage der Bewertung kann aber nicht isoliert bei Schülerleistungen stehen bleiben. Wenn zwei Lernorte miteinander kooperieren, muss die Transferqualität der Lernleistungen überprüft werden. Darüber hinaus ist das Anliegen der Leistungsverbesserung auszudehnen auf den Unterricht und die gesamte Organisation. So wird am Ende des Kapitels die Frage nach der Einbettung von Unterrichtsevaluation in ein Qualitätsmanagementkonzept thematisiert (→ Tab. 1).

Das Buch hat den Anspruch eines Lehr- und Arbeitsbuches, das heißt die Texte sind „didaktisiert". Nach einer Einleitung werden die Ziele dargestellt, die mit Bearbeitung des jeweiligen Kapitels verbunden sind. Ziele ermöglichen einen Überblick und haben die Funktion eines „roten Fadens". Ich habe die Ausführungen durch Beispiele aus meiner eigenen Lehrtätigkeit veranschaulicht, so dass die Übertragbarkeit auf andere Lernsituationen erleichtert wird. Zahlreiche Fallbeispiele verfolgen dasselbe Anliegen. Die dargestellten Inhalte werden zudem durch Übungen begleitet, die die Leserinnen und Lesern zu einer Anwendung auf ihren Unterricht und ihre praktische Ausbildung motivieren.

Und zum Schluss die Frage: Warum ein Lehr- und Arbeitsbuch für Unterricht und Ausbildung zugleich?

Zwar haben wir es mit unterschiedlichen Lernorten, mit unterschiedlichen Zielen und Organisationszwecken zu tun, aber Lehren und Lernen ist m. E. ein unteilbares Anliegen. Meine Erfahrungen in der Lehrerbildung und in der Ausbildung zu Praxisanleitern und anderen Lehrveranstaltungen in Schulen und Praxiseinrichtungen machen mir immer wieder deutlich, dass Bildungsprozesse vom Lernenden aus betrachtet werden müssen. Die didaktisch-methodischen Überlegungen gehen vom Schüler aus und führen zu ihm zurück. Das verbindet beide Ausbildungsbereiche.

Obwohl die Idee des autonomen, selbst bestimmten Lernens nicht neu ist, hat sie sich in der Praxis bislang kaum durchgesetzt. Das selbst gesteuerte und -organisierte Lernen stellt hohe Anforderungen an die Selbstverantwortung, Selbstdisziplin und Selbstbewertung der Schülerinnen und Schüler. Diese bilden sich nicht im traditionellen lehrerzentrierten Unterricht und der traditionellen Schüleranleitung heraus, allenfalls können sie grundgelegt werden. Learning by Doing, so lautet die Devise: Lernende müssen diese Strategien und Verfahren im handlungsorientierten Unterricht und in der praktischen Ausbildung erwerben. Learning by Doing – diese Devise gilt auch für die Lehrenden in Schule und Praxiseinrichtung, packen wir es an und arrangieren Lernsituationen, die das handlungsorientierte, selbst bestimmte Lernen ermöglichen.

Ich grüße Sie herzlich aus dem verschneiten Hamburg
im Februar/März 2010.
Juliane Falk

1. Das Lernen verstehen

Grundlagen der pädagogischen Psychologie und Folgerungen für das Lehren

Die Pädagogische Psychologie ist eine Wissenschaft, die an den Schnittstellen zwischen Pädagogik und Psychologie angesiedelt ist. Aus pädagogischer Sicht beschäftigt sie sich ganz allgemein mit den der Bildung und Erziehung zugrunde liegenden psychischen Fragen und Prozessen. In diesem Verständnis ist es die Aufgabe der Pädagogischen Psychologie, die psychologischen Voraussetzungen für eine optimale Gestaltung von Erziehungs- und Bildungssituationen zu erforschen und zu beschreiben. Sie stellt psychologisches Wissen bereit, die es Lehrenden ermöglicht, individuelle Entwicklungsprozesse zu unterstützen. Im Einzelnen geht es darum,

- Lernprozesse zu optimieren,
- Mittel zu Leistungsbeurteilung/Begutachtung von Schülern (Diagnostik) bereitzustellen,
- Bedingungen abweichenden Verhaltens zu analysieren, die Anforderungen an eine optimale soziale Umwelt zu ermitteln,
- Methoden zum Aufbau von sozialen Einstellungen zu entwickeln.

Aus psychologischer Sicht ist die Pädagogische Psychologie ein Wissenschaftsbereich der Angewandten Psychologie, die sich vor allem mit folgenden Themen befasst: Abweichendes Verhalten, Aggression, Angst, Anlage – Umwelt, Denken, Diagnostik, Einstellung, Gedächtnis, Gefühle, Gruppendynamik, Intelligenz, Kommunikation, Konflikt und Entscheidung, Leistung, Lernen, Moralisches Verhalten, Motivation, Prävention, Problemlösen, Selbstkonzept, Sexualität, Sprache, Verhaltensmodifikation, Wahrnehmung (Edelmann 1996, S. 2).

Die zentrale Aufgabe der Pädagogischen Psychologie liegt in der Erforschung des Lernens. Im Rahmen der Lehrerbildung kommt der Pädagogischen Psychologie die Aufgabe zu, Lehrenden psychologisches Wissen bereitzustellen, das zur Optimierung schulischer Sozialisations- und Erziehungsprozesse beiträgt.

In diesem Kapitel stehen das Lernen und seine Gesetzmäßigkeiten sowie die didaktischen Schlussfolgerungen für das Lehren im Mittelpunkt. Anhand eines „Grundmodells des psychischen Systems“ (Nolting 1987, S. 38 f.) werden an ausgewählten Beispielen Erkenntnisse der Pädagogischen Psychologie, insbesondere der Lernpsychologie, vorgestellt. Dieses Grundmodell ermöglicht es einerseits, das psychische Gesamtsystem im Auge zu behalten statt sich in isolierten Spezialproblemen zu verlieren. So können Zusammenhänge aufgezeigt und der Transfer auf Lernen und Lehren erleichtert werden. Andererseits kann das Modell aber auch zur Analyse von Einzelfällen verwendet werden.

Ziele

Mit dem Kapitel sind folgende Absichten und Ziele verbunden:

Sie setzen sich mit den zentralen Komponenten des psychischen Geschehens im Rahmen der Lernpsychologie auseinander.

Sie wissen, dass sich die Struktur des Gehirns in Abhängigkeit von der Art seiner Nutzung entwickelt; die ersten Spuren dazu neigen, besonders fest zu werden, von daher Kindern und Jugendlichen eine anregende Umgebung geboten werden muss, damit sie „das Richtige“ und kulturell Wünschenswerte für sich herausfiltern.

Sie wissen, dass der Hippocampus der Ort ist, in den zunächst alle zu lernenden Informationen eingehen; diese neuen Informationen werden im Tiefschlaf gespeichert, wenn Zellen zwischen Hippocampus und Großhirnrinde „kurzgeschlossen“ werden.

Sie wissen, dass Lernen ein Prozess ist, durch den Verhalten – in Interaktion mit der Umwelt – relativ dauerhaft entsteht oder verändert wird und dass Menschen auf ihre eigene individuelle Weise lernen je nach Abhängigkeit, welchen Lernstil sie bevorzugen.

Sie wissen, dass Lerntheorien Gesetzmäßigkeiten des Lernens beschreiben, die behavioristischen Lerntheorien ihren Schwerpunkt auf die äußeren Bedingungen des Lernens legen: Auslösung von Reaktionen durch Reize und Belohnung oder Bestrafung des Verhaltens als nachfolgende Konsequenzen. Bei den kognitiven Lerntheorien rückt die innere Repräsentation der Umwelt in den Mittelpunkt des Interesses. Kognitives Lernen wird in besonderer Weise als Informationsaufnahme und -verarbeitung aufgefasst.

Sie wissen, dass das Gedächtnis ein aktiver Informationsspeicher ist. Die Behaltensleistung ist in hohem Maße abhängig von der Aktivität der Lernenden bei der Aneignung.

Sie wissen, dass sich der Mensch lebenslang in Auseinandersetzung mit der Umwelt entwickelt und lernt. Diese Lernprozesse haben Einfluss auf das Selbstkonzept und damit auf die Sicht und das Verstehen von Welt.

Sie wissen, dass Motive als Persönlichkeitsdispositionen aufgefasst werden, die beträchtliche individuelle Unterschiede aufweisen; dass es unterschiedliche Auffassungen über Motivation und ihre Entstehung gibt; moderne Motivationstheorien die Entstehung von Motivation abhängig machen von entsprechenden Anreizsituationen und der entsprechenden individuellen Einschätzung dieser Situation.

Sie wissen, dass Einstellungen die Informationsaufnahme und -verarbeitung beeinflussen.

Sie wissen, dass Gefühle informationsverarbeitende und motivationale Prozesse beeinflussen. Einerseits sind Gefühle das Ergebnis von Lernprozessen, andererseits beeinflussen sie selbst die Informationsaufnahme und -verarbeitung; Angst übt einen negativen Effekt auf die Lernleistung aus. Angst ist daher eng mit Angstbewältigung verknüpft.

Sie wissen, dass sich Vermittlungs- und Unterrichtskompetenz durch Klarheit und Strukturiertheit auszeichnet, somit Klarheit und Strukturiertheit als Gütekriterien eines guten Unterrichts bzw. einer guten Praxisanleitung gelten.

Aspekte der Pädagogischen Psychologie erläutert am „Integrativen Modell des psychischen Systems"

Traditionell nähert man sich einer Wissenschaft wie der Pädagogischen Psychologie über deren Gebiete und Themenbereiche sowie deren Forschungsmethoden. Die Untersuchung und Darstellung der Themen der Pädagogischen Psychologie soll hier nicht unter der fachsystematischen Perspektive behandelt werden. Es wird ein anderer Weg eingeschlagen. Die Darstellung der Themen erfolgt unter Zuhilfenahme des „Integrativen Modells des psychischen Systems" (Nolting 1987, S. 38 f.), in dessen Mittelpunkt das Gefüge verschiedener psychischer Vorgänge steht. Das Modell kann zum Verständnis des Besonderen, des Einzelfalls, verwendet werden, es kann aber auch das Allgemeine, die grundlegenden Aspekte (→Abb. 2), aufzeigen. Das Modell für den konkreten Einzelfall wird am Ende dieses Kapitels noch einmal aufgenommen und im Zusammenhang mit einer Übung erläutert.

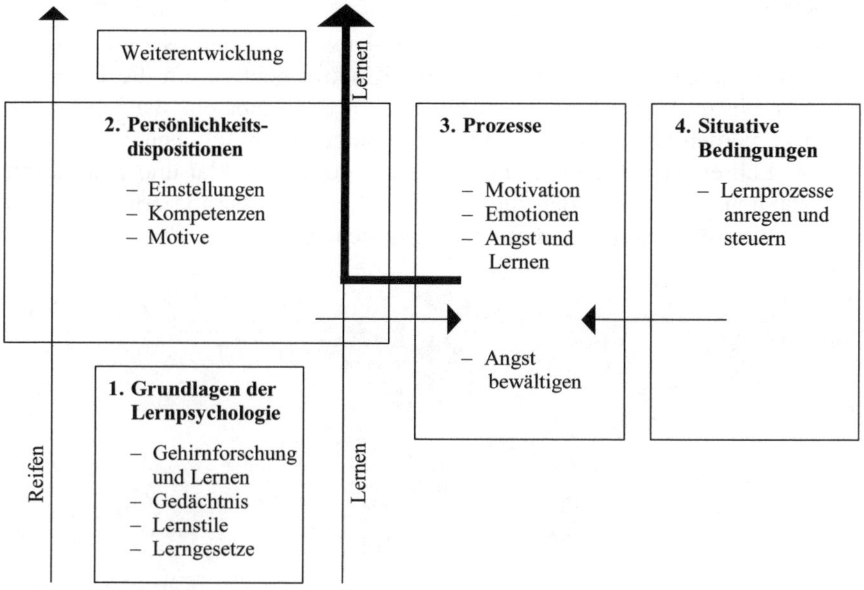

Abb. 2: Aspekte der Pädagogischen Psychologie (modifiziert nach: Nolting 1987, S. 42)

Die zentrale Aufgabe der Pädagogischen Psychologie liegt in der Erforschung des Lernens. Nur weil der Mensch lernfähig ist, ist er auch erziehungs- und bildungsfähig.

Die Grundlagen der Lernpsychologie (1) stehen daher am Anfang des Kapitels. Erkenntnisse aus der Gehirn- und Gedächtnisforschung machen deutlich, welche neuronalen Vorgänge sich im Gehirn in Bezug auf Lernen, Behalten und Vergessen abspielen. Gesetzmäßigkeiten über das Lernen geben darüber Auskunft, in welcher Weise Verhalten geformt wird und wie es verändert werden kann.

Die bisherige Entwicklung wird durch Erfahrungen geprägt in der Dynamik von Anlage und Umwelt. Erläutert werden die personalen Dispositionen (2) am Beispiel von Einstellungen, Kompetenzen und Motive. Einstellungen sind subjektive Bewertungen von Sachverhalten z. B. Personen, Gruppen, Ideen, Objekte. Sie steuern unser Verhalten in sozialen Situationen. Einstellungen wirken selektiv in Bezug auf die Informationsaufnahme und -verarbeitung. Motive beeinflussen menschliches Verhalten und Erleben, Leistungsmotive insbesondere das Lernverhalten. Kompetenzen ermöglichen einen verständigen Umgang mit Anforderungen.

Folgende psychische Prozesse (3), die sich im Zusammenhang mit Lehren und Lernen abspielen, werden behandelt: die Ermöglichung von Motivation, die Bedeutung der Emotionen für das Lernen, insbesondere der Zusammenhang zwischen Angst und Lernen, sowie die Bewältigung von Angst.

Unter Situation (4) werden Fragen der Anwendung lernpsychologischer Kenntnisse auf das Lehren thematisiert. Konkret geht es um die Frage, in welcher Weise die Unterrichts- und Vermittlungskompetenz der Lehrenden gestärkt werden kann. Als situative Voraussetzung ermöglichen diese Inhalte dem Lehrenden Unterricht und praktische Anleitung klar und strukturiert zu gestalten, den Lernenden die aktuellen Lernprozesse (3) erfolgreich zu bewältigen, insgesamt das Interaktionsgeschehen zu verbessern.

1.1 Grundlagen der Lernpsychologie

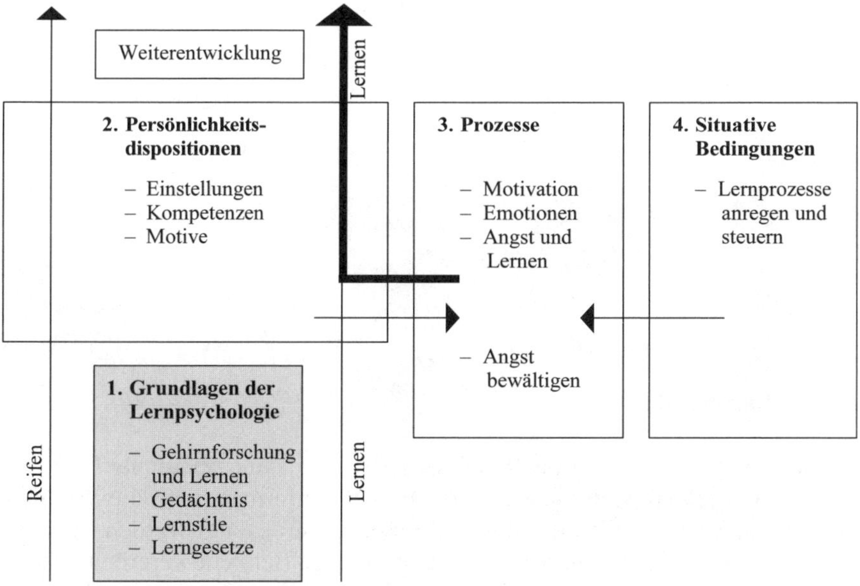

Abb. 3: Thema: „Grundlagen der Lernpsychologie"

1.1.1 Gehirnforschung und Lernen

Unser Nervensystem dient der Nachrichtenübermittlung. Es setzt sich aus vielen Milliarden Nervenzellen, den sog. Neuronen, zusammen. Diese besitzen die Fähigkeit, Informationen in Form von elektrischer Erregung aufzunehmen, zu speichern und weiterzuleiten.

Die Nervenzelle besteht aus einem Zellkörper, dem Soma mit dem Zellkern, sowie verschiedenen Fortsetzen, den Dendriten und dem Axon, der Nervenfaser. Die Dendriten nehmen elektrische Impulse von anderen Zellen auf, das Axon leitet diese Signale an die nächste Nervenzelle weiter. Die einzelnen Nervenzellen sind durch Synapsen vielfältig miteinander verknüpft. Synapsen heißen die Stellen, an denen die Botschaft zwischen den Nervenzellen übermittelt wird. Dabei sind die synaptischen Endkolben von der Oberfläche des Neurons durch einen äußerst schmalen Spalt getrennt (synaptischer Spalt). Das Nervensystem ist also aus isolierten Nervenzellen aufgebaut (→Abb. 4).

Unser Gehirn überwacht und reguliert zusammen mit dem Rückenmark viele unbewusste Körpervorgänge wie den Herzschlag, und koordiniert die meisten willkürlichen Bewegungen. Besonders hervorzuheben ist, dass das Gehirn der Sitz des Bewusstseins und aller intellektuellen Funktionen ist (→Abb 5).

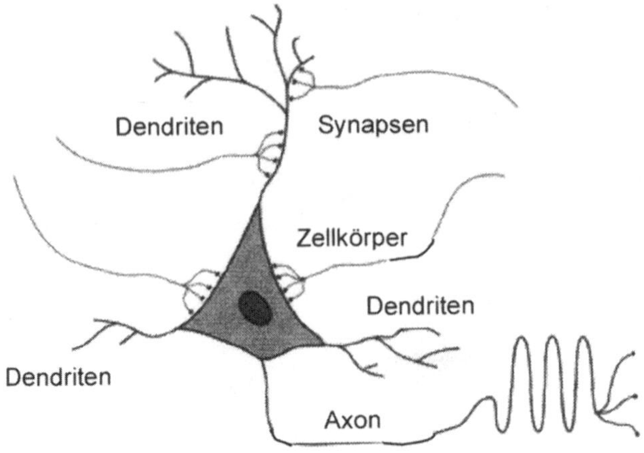

Abb. 4: Nervenzelle

Das auffälligste Merkmal des Großhirns ist seine stark zerfurchte Oberfläche, die bei jedem Menschen anders aussieht. Informationen, die von den Sinnesorganen kommen oder durch Denkprozesse erzeugt werden, werden in verschiedenen Hirnregionen verarbeitet. Einige Bereiche verarbeiten sensorische Daten wie Licht und Klänge, während andere Befehle erteilen, mit denen willentliche Bewegungen ausgeführt und koordiniert werden. Diese Bereiche sind durch Nervenfaserbündel verbunden.

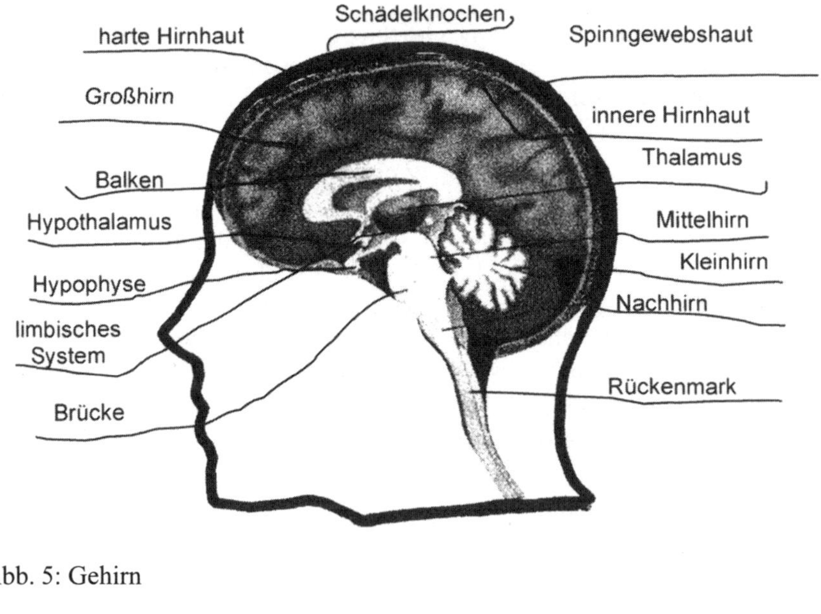

Abb. 5: Gehirn

Der Thalamus im Zentrum des Gehirns ist die Schalt- und Sammelstelle für eintreffende Informationen. Er ist eine Art Relais-Station, die sensorische Nervensignale aussortiert, interpretiert und dirigiert. Diese Signale für Mittelhirn und Rückenmark gelangen zur Hirnrinde, dem Kortex, und den betreffenden Regionen des Großhirns. Der Thalamus ist vom limbischen System umgeben, einer Gruppe von Strukturen, die die Überlebensfunktionen und Emotionen wie Wut und Angst regeln. Das limbische System hat sich früh bei den Vorfahren des Menschen entwickelt; es beeinflusst das unbewusste, instinktive Verhalten. Beim Menschen werden viele dieser angeborenen, „primitiven" Verhaltensweisen von der Hirnrinde gesteuert, der Bereich, der durch Sozialisation und Erziehung beeinflusst wird. Menschen planen ihre Zukunft, empfinden Hoffnung, Freude oder Reue, und ihr Verhalten wird von bewussten moralischen, gesellschaftlichen und kulturellen Regeln geprägt.

Der Hippocampus ist Teil des limbischen Systems und beteiligt an Lernprozessen, an Gedächtnisleistungen und an der räumlichen Wahrnehmung. Er hat in etwa die Form eines Seepferdchens (griech.: *hippocampus* = Seepferdchen). Er bestimmt, welche Ereignisse und Tatsachen gespeichert werden.

Gehirne verarbeiten Sinnenseindrücke

Reize, die unsere Sinnesorgane aktivieren, vermitteln uns ein Bild von der uns umgebenden Welt, aber auch bis zu einem gewissen Grad von den Vorgängen innerhalb unseres Körpers. Die Wahrnehmung ist – ganz allgemein betrachtet – für den Menschen das „Fenster" zur Außenwelt und erlaubt ihm, sich in seiner Umwelt zurechtzufinden. Dabei wandeln die Sinnesorgane physikalisch-chemische Energien in elektrische Impulse um, die im Gehirn als Wahrnehmungen registriert werden. Neben Hören, Schmecken, Riechen und Tasten ist das Sehen die wichtigste Wahrnehmungsmöglichkeit.

Wenn Neuronen elektrische Nervenimpulse erzeugen wollen, müssen diese daher durch einen Reiz ausgelöst werden, der innerhalb oder außerhalb des Körpers eine Reaktion hervorruft. Die Fähigkeit eines Neurons, auf einen Reiz zu reagieren, nennt man Erregbarkeit. Informationen werden als elektrische Impulse an den Fasern der Nervenzellen entlang geleitet und an Synapsen auf chemischem Weg übertragen. Die Synapsenstärken sind unterschiedlich groß. Denn Synapsenstärken ändern sich gebrauchsabhängig. Viele Impulse vergrößern ihre Kontaktfläche (Spitzer).[1]

Wissenschaftler haben schon vor Jahren publiziert, dass bei Gitarren- und Geigenspielern im Gehirn mehr Platz für die Finger der linken Hand vor-

---

1 Prof. Dr. Dr. Manfred Spitzer, Vortrag, gehalten auf der Fachtagung „Umwelt bildet": http://www.izgmf.de/Spitzer-Vortrag.pdf, Zugriff 6.6.2007

handen ist. Denn sie liefern täglich über Stunden Input. Durch Üben kommen aber keine zusätzlichen Neuronen hinzu, sondern es ändert sich die interne Zuordnung der Neuronen.

Ein Neuron unterscheidet sich von allen anderen Körper-, Muskel-, Drüsenzellen usw. durch eine Eigenschaft: Ein Neuron steht für etwas: es repräsentiert Teile des Körpers.

Homunkulus (lat. „Menschlein“) bezeichnet in der Neurowissenschaft die Zuordnung von motorischen und sensorischen Arealen der Großhirnrinde des Menschen zu bestimmten Körperteilen. Das von den Neurophysiologen Wilder Graves Penfield und Theodore Rasmussen um 1950 aufgestellte Konzept ist Ausdruck einer funktionellen Architektonik der Großhirnrinde (Cortex) (→ Abb. 6).

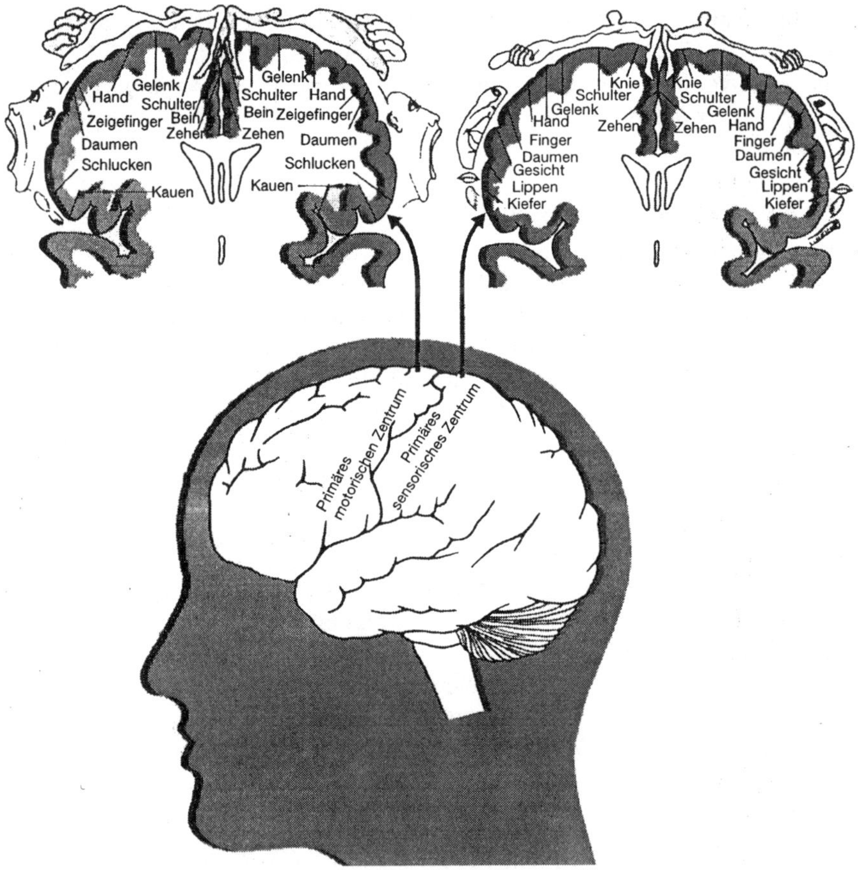

Abb. 6: Veranschaulichung des sensorischen und motorischen Rindenfeldes durch Projektion des gesamten Körpers auf die Hirnoberfläche (Quelle: Zimbardo 1992, S. 129)

Die Plastizität des Gehirns – eine Voraussetzung für Erziehung und Sozialisation

Die Zahl der neuronalen Netzwerke des Gehirns ist nahezu unbegrenzt. Diese Netze sind nicht fest verdrahtet, sondern plastisch und aktivitätsabhängig. *„Wir wissen heute, dass das Gehirn das anpassungsfähigste Organ ist, das wir besitzen."* (Spitzer 2000, S. 11)

Insbesondere das Frontalhirn wird durch Erziehung und Sozialisation strukturiert. Neuere Untersuchungen mittels bildgebender Verfahren zeigen die entwicklungsabhängigen strukturellen Veränderungen des menschlichen Gehirns auf. Bei Kindern von drei bis sechs Jahren kommt es insbesondere in den frontokortikalen Hirnbereichen, welche die Planung und Organisation von Handlungen sowie die Konzentrationsfähigkeit auf bestimmte Aufgaben steuern, zu einer deutlichen Volumenzunahme. Bei Jugendlichen von sechs bis zwölf Jahren lässt sich insbesondere eine verstärkte Ausformung und Vergrößerung in solchen kortikalen Regionen nachweisen, die eine besondere Bedeutung für räumliches Vorstellungsvermögen und abstraktes Denken besitzen. Kurz vor der Pubertät kommt es dann zu einer zweiten Phase des Ausbaus neuronaler Verschaltungen im frontalen Kortex, der erneut mit einer messbaren Volumenzunahme einhergeht. Eine weitere Umstrukturierungsphase beginnt nach der Pubertät. Entweder wir benutzen unser Gehirn in dieser Phase und trainieren es oder wir verlieren diese Fähigkeit weitgehend (Hüther 2006). Denn die Plastizität des Gehirns lässt mit dem Alter nach.

Unser Gehirn lernt immer, aber es lernt nicht immer das, was Lehrende beabsichtigen. Wenn Kinder und Jugendliche über Stunden Gewalt im Fernsehen oder im Computer konsumieren, dann hat das Auswirkungen. Welche Auswirkungen Computerspiele haben, wurde jüngst von Psychologen der Iowa State University untersucht. Gewaltspiele fördern die Aggressivität. Eine Auswertung von 130 Studien mit mehr als 130 000 Teilnehmern zeigte, dass solche Videospiele bei Heranwachsenden aggressives Verhalten und Denken begünstigen und soziale Eigenschaften beeinträchtigen, unabhängig von Alter, Geschlecht und der jeweiligen Kultur (Meldung Hamburger Abendblatt vom 6./7.3.2010).

Das ist deswegen besonders problematisch, weil die ersten Spuren dazu neigen, besonders fest zu werden. Wenn die falschen Spuren im Gehirn eingeprägt sind, bekommt man sie kaum noch weg.

Unser Gehirn lernt Regeln

Unser Gehirn nimmt nicht jede Einzelheit in sich auf. Eine einzelne Erfahrung bleibt eher flüchtig. Das Gehirn bildet die Allgemeinheit hinter den einzelnen Erfahrungen ab. Regeln sind verursacht durch Ähnlichkeiten in der eigenen Erfahrung.

In der Kognitionspsychologie spricht man von expliziten und impliziten Regeln.

- Implizite Regeln sind dadurch gekennzeichnet, dass man weiß, was man macht, man weiß z. B., wie man Fahrrad fährt, man kann die Regeln aber nicht erklären.
- Explizite Regeln sind bewusst; sie sind genau zu erklären.

„Wir glauben, dass sich Wissensvermittlung im Prinzip explizit abspielt. Das ist falsch“, so der Neurowissenschaftler Spitzer, *„die impliziten Regeln sind die wichtigen.“* Ein Großteil des Lernens und Erkennens erfolgt eher unbewusst und implizit.

Dennoch fördert institutionalisierte Lehre vor allem bewusste Wahrnehmungs- und Denkprozesse. Wie kann institutionalisierte Lehre stärker implizite Regeln vermitteln? Die Antwort: *„Das Gehirn braucht ... nicht abstrakte Regeln, sondern gute Beispiele ... Um Regeln aus Inputbeispielen abstrahieren zu können, muss der Input diese Regeln widerspiegeln, d. h. er bedarf einer inneren Struktur ... Es wird besser gelernt, wenn zunächst einfache, aber grundlegende Beispiele trainiert werden.“* (Spitzer 2000, S. 334)

Diese Erkenntnisse, dass unser Gehirn keine abstrakten Regeln, sondern Fälle, Beispiele lernt, bieten Argumente für das exemplarische Lernen.

Nicht nur die frühe Kindheit, sondern die gesamte Jugendphase stellt eine entscheidende Entwicklungsperiode dar, in der das Gehirn durch die Art seiner Nutzung gewissermaßen „programmiert“ wird. Das Ausmaß und die Art der Vernetzung neuronaler Verschaltungen, insbesondere im frontalen Kortex, hängt ganz entscheidend davon ab, womit sich Kinder und Jugendliche besonders intensiv beschäftigen, zu welcher Art der Nutzung ihres Gehirns sie im Verlauf des Erziehungs- und Sozialisationsprozesses angeregt werden. Deshalb müssen Kindern und Jugendlichen die richtige Umgebung geboten werden, damit sie das Richtige herausfiltern (→ Kapitel 2 „Konstruktivismus“).

Das entsprechende anregende Milieu ist auch die Voraussetzung dafür, dass Nervenzellen nachwachsen. *„Wir wissen schon länger, dass Nervenzellen in bestimmten Gehirnbereichen absterben, wenn sie vermehrtem Stress ausgesetzt sind. Seit kurzem wissen wir“,* so Spitzer, *„dass Nervenzellen unter bestimmten Bedingungen nachwachsen, und zwar wenn das entsprechende anregende Milieu vorhanden ist.“ „Das heutige Modell geht davon aus, dass es ein Fließgleichgewicht gibt. Es werden ständig neue Zellen gebildet. Erwachsene Nervenzellen teilen sich nicht, sondern es werden aus Vorläuferzellen neue gebildet. Die neuen Nervenzellen bilden sich im Hippocampus.“*

Der Hippocampus lässt sich in drei Funktionsbereiche gliedern:

1. Ablauf von Lernprozessen,
2. Raumkarte der aktuellen Umgebung und
3. Hauptbestandteil des limbischen Systems, als der er an der emotionalen Bewertung von Ereignissen in der Umwelt des Organismus teilhat.

Bei Schädigung werden Inhalte aus dem Kurzzeitgedächtnis nicht mehr in das Langzeitgedächtnis übernommen.

„In den Hippocampus geht zunächst alles ein, was wir neu lernen und wird dort abgespeichert. Aber die Information bleibt nicht an diesem Ort", so Spitzer, *„das ist im Tierversuch aufgezeigt worden. Wenn eine Maus gelernt hat, sich im Irrgarten zurecht zu finden, und man operiert danach den Hippocampus heraus, dann findet sie sich nicht mehr zurecht. Wenn man aber eine Woche wartet und erst dann die Operation durchführt, findet sie sich zurecht. Offensichtlich hat der Hippocampus nach einer Woche seine Informationen weitergegeben. Bei Menschen dauert der Prozess Monate, vielleicht ein, zwei Jahre, um dauerhaft Informationen im Großhirn abzuspeichern."*

Man nimmt an, dass Nervenzellen neue Proteinmoleküle und Verschaltungen bilden, um Erinnerungen zu speichern. Die Erinnerungen werden jedoch nicht in einem Hirnbereich gespeichert. Der Speicherort hängt ab von der Art der Erinnerung. Wie man die Tastatur des Computers bedient oder Fahrrad fährt, wird in motorischen Arealen festgehalten, während auditive Areale für Musik zuständig sind. Erinnerungen sind die Informationsspeicher des Gehirns.

Gehirnforschung und das Lernen Erwachsener

„Neuronen des Kortex empfangen den überaus größten Teil ihrer Information von anderen Neuronen des Kortex und damit indirekt von sich selbst. Unser Gehirn ist voll von ‚Rückkopplungsschleifen'." (Spitzer 2000, S. 204) Im Lernprozess werden Assoziationsareale, in denen Gedächtnisinhalte und Erfahrungen gespeichert sind, aktiviert und verknüpft. Das Lernen Erwachsener ist vor allem biografie- und erfahrungsorientiertes „Anschlusslernen". In der Erwachsenenbildung geht es daher vorrangig um eine Vertiefung und Umstrukturierung bereits bestehender Strukturen, selten um ein Neulernen.

Die Neurowissenschaften bestätigen Erkenntnisse, die die Psychologie in Bezug auf flüssige und kristalline Intelligenz bereits beschrieben hat. Die flüssige Intelligenz nimmt mit dem Alter ab, dagegen nimmt die kristalline Intelligenz, die auf Wissen und Erfahrung basiert, zu – unter der Bedingung der Offenheit und Lernfreude für Neues. Auch die Neurowissenschaften belegen, dass die Geschwindigkeit von Lernprozessen (flüssige Intelligenz) im Alter abnimmt, was, wie der Gehirnforscher Spitzer feststellt (2003), nicht eigentlich ein Problem darstellt. Denn das langsame Lernen bietet einen entscheiden Vorteil: *„Ältere Menschen ... lernen immer langsamer, können jedoch genau deswegen die zu lernenden Werte immer präziser in* *sich abbilden"* (S. 40) – dies allerdings unter der Voraussetzung einer stabilen Umwelt. Ältere Menschen sind besser in der Lage als jüngere, neues Wissen in vorhandenes Wissen zu integrieren. *„Da Lernen zu einem nicht geringen Teil im Schaffen solcher internen Verbindungen besteht, haben ältere Menschen beim Lernen sogar einen Vorteil. Wissen kann helfen, neues Wissen zu strukturieren, einzuordnen und zu verankern. Es kommt darauf an, die Lernbedingungen so zu gestalten, dass die Vorteile des Alters genutzt und die Nachteile im Hinblick auf die Geschwindigkeit ausgeglichen werden."* (Spitzer 2003, S. 40)

Zur Veranschaulichung sind in Tabelle 2 die Unterschiede der Lernfähigkeit von Kindern und Erwachsenen gegenüber gestellt (Kerres/Falk 1996): Im Bereich des kognitiven Lernens sind Erwachsene Kindern überlegen, weil sie auf mehr Erfahrungen zurückgreifen können, über mehr Hintergrundwissen verfügen, in das sie neue Erkenntnisse einordnen können.

Die Menge des Lernstoffes sowie die Schnelligkeit des Lernens sind bei Kindern größer als bei Erwachsenen. Für die Nachhaltigkeit und die Anregbarkeit gilt umgekehrtes. Hier sind die Erwachsenen den Kindern eher überlegen. Die Lernintensität ist für beide Gruppen ähnlich gut.

Kriterien der Lernfähigkeit	Kinder im Vergleich zu Erwachsenen:
1. Kapazität (Menge und Geschwindigkeit):	größer
2. Leichtigkeit:	größer
3. Nachhaltigkeit (Verarbeitungstiefe):	geringer
4. Anregbarkeit:	geringer
5. Lernintensität:	gleich
Weitere Unterschiede zeigen sich, wenn	
• Aufmerksamkeit auf zwei Dinge gerichtet:	größer
• Bedeutung des Inhaltes unklar ist:	größer
• Logische Inhalte im Zusammenhang mit Erfahrung:	kleiner
• Info. im Widerspruch zur Erfahrung steht:	größer
• die freie Wiedergabe ohne Hinweisreiz:	größer
Erwachsene sind im Vergleich zu Kindern	
• verantwortungsvoller	
• zielorientierter	
• freiwillige Teilnehmer	
• eine sehr heterogene Gruppe	
• lebenserfahren	
• praxisorientierter	
• zeitlich weiter orientiert	

Tab. 2: Unterschiede in der Lernfähigkeit zwischen Kindern und Erwachsenen

Weitere Unterschiede zwischen der Lernfähigkeit von Kindern und Erwachsenen zeigen sich, wenn die Aufmerksamkeit auf zwei Dinge gleichzeitig gerichtet wird oder wenn die Bedeutung des Inhaltes unklar ist. Kinder sind in solchen Fällen Erwachsenen eher überlegen. Genauso ist es, wenn Informationen im Widerspruch zur Erfahrung stehen oder wenn der Abruf von Gelerntem ohne Hinweisreiz erfolgen soll. Erwachsene sind Kindern lediglich dann im Vorteil, wenn die zu lernende Information in den bereits bestehenden Erfahrungsschatz passt.

Daraus ergeben sich Konsequenzen für das Lehren, die sich wie folgt zusammenfassen lassen: Erwachsene

- lernen und arbeiten selbstverantwortlich,
- arbeiten mit der Erfahrung,
- kennen das Lernziel,
- werden „da abgeholt, wo sie stehen",
- werden sozial eingebunden, z. B. durch Gruppenarbeit,
- kennen den Ein- und Ausstieg, um „den roten Faden" im Blick zu halten,
- erhalten Erklärungen/Informationen in verständlicher Sprache,
- benötigen eine klar strukturierte Stunde,
- erfahren ein positives Lernklima,
- brauchen ein motivierendes, ermutigendes Lehrerverhalten,
- benötigen ein dosiertes Lerntempo,
- erhalten Informationen, die Interferenzen vermeiden (→ Kapitel 4).

Beim Lehren in der Erwachsenenbildung wird das Vorwissen bewusst miteinbezogen, wird von Bekanntem zum Neuen übergegangen, wird von einem Überblick ausgegangen, erst das Netz vorbereitet, in das die Einzelheiten eingeknüpft werden können. Neue Inhalte werden mit bereits gespeicherten verglichen, geordnet und umgesetzt.

Emotionen hemmen oder fördern die Entwicklung und das Lernen

Das Lernen funktioniert bei Kindern wie bei Erwachsenen immer dann am besten, wenn die emotionalen Zentren im Gehirn aktiviert werden und all jene Botenstoffe vermehrt gebildet und freigesetzt werden, die das Knüpfen neuer Verbindungen zwischen den Nervenzellen fördern (Hüther 2006).

Im Frontal- oder Stirnlappen werden die dafür zuständigen komplexen, nutzungsabhängigen neuronalen Verschaltungen letztendlich geformt. Dieser entwickelt sich beim Menschen zuletzt und am langsamsten. Es ist diejenige Hirnregion, die in besonderer Weise daran beteiligt ist, aus anderen Bereichen des Gehirns eintreffende Erregungsmuster zu einem Gesamtbild zusammenzufügen, und auf diese Weise von „unten", aus tiefer liegenden und früher ausgereiften Hirnregionen eintreffende Erregungen und Impulse zu hemmen und zu steuern. Ohne Frontalhirn kann man keine zukunftsorientierten Handlungskonzepte und inneren Orientierungen entwickeln, kann man nichts planen, kann man die Folgen von Handlungen nicht abschätzen, kann man sich nicht in andere Menschen hineinversetzen und deren Gefühle teilen, auch kein Verantwortungsgefühl empfinden.

Unsicherheit und Angst stören die Integration und Organisation komplexer Wahrnehmungen und Reaktionsmuster. Sie zwingen den Lernenden zu raschen, eindeutigen Entscheidungen und damit zum Rückgriff auf ältere, bereits gebahnte Bewältigungsstrategien. Unter Angst und Überforderung gelingt keine über die bereits vorhandenen Möglichkeiten hinausgehende Fortentwicklung der eigenen Fähigkeit zur Integration, Bewertung und Filterung komplexer Wahrnehmungen. Ihre Wahrnehmungen können Lernende nur dann integrieren, wenn diese in einem zusammenhängenden Kontext erlebt werden und neue Wahrnehmungen an bereits vorhandene Erfahrungen anknüpfen (Hüther 2006).

Emotionen sind der eigentliche Kontrolleur des Lernerfolgs. Bei der Verarbeitung und Speicherung von Informationen spielt das limbische System eine entscheidende Rolle.

Das limbische System bildet das zentrale Bewertungssystem unseres Gehirns. Dieses System bewertet alles danach, ob es gut, vorteilhaft, lustvoll und entsprechend wiederholt werden sollte, oder schlecht, nachteilig, schmerzhaft und entsprechend zu meiden ist. Es legt diese Bewertungen im emotionalen Erfahrungsgedächtnis nieder, das weitgehend unbewusst arbeitet. In jeder Situation wird vom limbischen System geprüft, ob diese Situation bereits bekannt ist bzw. einer früheren ähnelt, und welche Erfahrungen wir damit gemacht haben. Dabei kommen die Details der Geschehnisse nicht aus den limbischen Zentren im engeren Sinne selbst, sondern werden über das deklarative Gedächtnis – das ist das bewusstseinsfähige Gedächtnis – vom Hippocampus hinzugefügt (Roth 2003, S. 22 f.). Dieses System entscheidet grundlegend über den Lernerfolg, als es bei jeder Lernsituation fragt: Was spricht dafür, dass Hinhören, Lernen, Üben usw. sich tatsächlich lohnen?

Das limbische System und der Kortex sind miteinander verknüpft, d.h. Kognition und Emotion bilden eine untrennbare Einheit. Emotionen haben eine motivierende Funktion. Im vorliegenden Fall heißt dies, dass die Lernsituation dem Schüler in irgendeiner Weise attraktiv erscheinen muss. Hierüber wird die allgemeine Lernbereitschaft gesteuert, und zwar über Aufmerksamkeit und die Ausschüttung spezifischer lernfördernder Stoffe wie Noradrenalin und Acetylcholin. Das Gehirn des Schülers entwickelt im Zusammenhang mit schulischem Lernen schnell Belohnungserwartungen, die erfüllt oder enttäuscht werden können.

Ein leichter, anregender Stress gilt generell als lernfördernd. Lernen muss als positive Anstrengung empfunden werden. Starker Stress hingegen, verbunden mit Versagensangst und Bedrohtheitsgefühl, führt zu starker Hemmung des Lernerfolges (Roth 2003, S. 25).

1.1.2 Gedächtnis

Neurowissenschaftler haben experimentell untermauert, was im Alten Testament steht: *Den Seinen gibt es der Herr im Schlaf* (Psalm 127). Wir verarbeiten Informationen, wenn wir uns dessen nicht bewusst sind, nämlich während wir schlafen.

Was uns tagsüber bewusst wird, haben wir uns nachts erarbeitet. Wir speichern Informationen, die wir lernen nicht nur ab, sondern unser Gehirn bearbeitet im Schlaf den Inhalt weiter, bevor wir ihn behalten. Der Hippocampus ist eine Art Zwischenspeicher. An diesen Teil des Gehirns schickt das Großhirn das Gelernte zunächst in Kopie. Im Tiefschlaf wird diese Kopie wieder aktiviert. Das Gelernte wird im Hippocampus neu abgespielt, auf Bedeutung überprüft, bearbeitet und dann an die Großhirnrinde zurückgeschickt, wo es dann langfristig abgespeichert wird. Versuchsanordnungen mittels Magnet-Resonanztomografen (MRT) zeigen auf, dass im Tiefschlaf tatsächlich nur der Hippocampus aktiv wird. Er ist die entscheidende Struktur, damit Informationen ins Langzeitgedächtnis gelangen.

Die drei Schlafphasen

Beim Schlaf durchleben wir unterschiedliche Schlafstadien, die im Schlaflabor durch Messung verschiedener Hirnströme voneinander abgegrenzt werden können. Diese Messungen ergeben unterschiedliche Muster, weil die Nervenzellen im Gehirn je nach Schlafstadium unterschiedlich pulsieren. Die Forscher kennen zum einen den traumreichen sog. REM-Schlaf (engl.: *rapid eye movements*). Er erhielt seinen Namen, weil sich unter den geschlossenen Lidern die Augen schnell bewegen. Zum andern wird der Non-REM-Schlaf wiederum in Stadien unterteilt: Auf die Einschlafphase mit leichtem Non-REM-Schlaf folgt der Tiefschlaf.

Während der Nacht beginnt etwa alle neunzig Minuten ein neuer Schlafzyklus, in dem die drei Schlafstadien in unterschiedlicher Länge durchlaufen werden. Das Gehirn verarbeitet die Informationen zunächst im Tiefschlaf. Nach einer dreiviertel Stunde folgt der REM-Schlaf. In der REM-Phase wird weiter verarbeitet: durch Assoziieren, Komprimieren, Dekomprimieren, neu Verknüpfen usw. – zwanzig Minuten lang. Dann folgt wieder eine Re-Analyse. Das machen wir fünf, sechs Mal pro Nacht.

Unser Gehirn sammelt nicht nur objektive Fakten, sondern es bewertet sie nach seinen eigenen Maßstäben. So konstruiert jeder Mensch in seinem Gehirn seine individuelle Wirklichkeit, die sich von anderen Menschen unterscheidet (→ Kapitel 2 „Konstruktivismus“).

Wie unser Gedächtnis funktioniert

Das Gedächtnis ist der Informationsspeicher, aus dem wir Nachrichten über vergangene Ereignisse abrufen können. Das Speichern selbst wird als Einprägen, das Abrufen als Erinnern bezeichnet. Vergessen ist der gegenläufige Begriff von Behalten und Erinnern.

Wer an sich den Anspruch stellt, nichts zu vergessen, verkennt, wie das menschliche Gedächtnis funktioniert. Es ist nicht darauf angelegt, alles zu behalten, was wir erleben oder was um uns herum vorgeht. Zunächst nehmen wir nur einen Teil, einen Ausschnitt unserer Umgebung wahr. Mit einem Teil dessen, was wir wahrnehmen, setzten wir uns bewusst auseinander und davon speichern wir wiederum nur einen Teil.

Wichtig ist es deshalb dafür zu sorgen, dass wir die richtigen Informationen abspeichern.

Die Qualität des Gedächtnisses (Merkfähigkeit) ist individuell sehr variabel und hängt von verschiedenen Faktoren ab. Grundsätzlich gilt, nur was für uns bedeutsam ist und was wir mit bereits vorhandenem Wissen sinnvoll verknüpfen können, vergessen wir nicht.

Denken Sie an die Nachrichtensendungen im Fernsehen. Für den einen sind bestimmte Nachrichten zusammenhanglose Einzelheiten, für den anderen, für den die Hintergründe und Zusammenhänge bekannt sind, werden die Informationen behalten, weil sie für ihn Sinn machen.

Wir haben drei Arten von Gedächtnis:

- das Ultrakurzzeitgedächtnis,
- das Kurzzeitgedächtnis,
- das Langzeitgedächtnis.

Alle Informationen, die wir über unsere Sinnesorgane – über Augen, Nase, Mund, Ohren, Haut – aufnehmen, gelangen zuerst einmal in das

Ultrakurzzeitgedächtnis (oder Sinnesgedächtnis)

Hier kreisen die Informationen in Form elektrischer Strömungen und Schwingungen umher. Nach 10 bis 20 Sekunden klingen die einzelnen Informationen wieder ab, und der elektrische Strom erlischt. Damit erlöschen auch die meisten Informationen und gehen verloren. Wir haben also schon nach 20 Sekunden das meiste vergessen. Das ist eine notwendige Reaktion des Körpers, weil dadurch ein Übermaß von Informationen vermieden wird.

Wird jedoch eine Information für längere Zeit als wichtig angesehen, so erlöscht die Information nicht mit dem Strom, sondern sie wird weitergegeben in unser

Kurzzeitgedächtnis

Hier läuft ein Umwandlungsprozess ab. Von dem flüchtigen elektrischen Strom wird die Information übertragen auf eine chemische Substanz, die ca. 20 bis 30 Minuten lang stabil bleibt. Die Information wird in Form von chemischen Ketten, den sog. Nukleinsäureketten (Ribonukleinsäure =

RNA) gespeichert. Das Kurzzeitgedächtnis hat somit eine Übertragungsfunktion: Die Information ist bereits gespeichert, kann jedoch nach 30 Minuten auch wieder gelöscht werden. Somit dient auch das Kurzzeitgedächtnis als Filter. Nur das Wichtigste wird weitergegeben an das

Langzeitgedächtnis

Die Umwandlung von Informationen des Kurzzeitgedächtnisses ins Langzeitgedächtnis erfordert Aufmerksamkeit, Wiederholung und Assoziationen. Auch hier läuft ein chemischer Umwandlungsprozess ab. Von den Nukleinsäureketten des Kurzzeitgedächtnisses gespeicherten Informationen werden „Kopien" in Form von Eiweißmolekülen hergestellt und fest gelagert. Die Information kann abgerufen werden, wenn sie gut „umgewandelt" worden ist.

Vergessen kann auf zwei Stufen eintreten:

Zum einen das völlige Vergessen, wenn eine Information nicht aus dem Ultrakurzzeitgedächtnis über das Kurzzeitgedächtnis ins Langzeitgedächtnis gelangt.

Zum andern das Vergessen von Informationen, die bereits im Langzeitgedächtnis gespeichert sind, die man jedoch nicht mehr findet, weil neue Informationen und ein neues Wissen sie überlagern. Die zweite Art des Vergessens ist eigentlich nur die Unfähigkeit, den Weg zu einer gespeicherten Information zu finden, weil ihr Zugang blockiert ist.

1.1.3 Lernstile

Menschen lernen auf ihre ganz individuelle Weise je nach Abhängigkeit, welchen Lernstil sie bevorzugen. Um effektiv lernen zu können, ist es hilfreich, den persönlichen Lernstil zu kennen, um dementsprechend den Lernstoff aufzubereiten.

Wie erklärt sich lernpsychologisch die unterschiedliche Art und Weise zu lernen? Zwei Erklärungsansätze seien vorgestellt:

1. **Bei dem ersten geht es um den Einfluss der rechten und der linken Hemisphäre des Großhirns auf unsere Denk- und Aneignungsprozesse:**

Eine Längsspalte teilt das Gehirn in zwei Gehirnhälften, die Hemisphären, die miteinander kommunizieren. Der amerikanische Neurophysiologe Roger Sperry entdeckte Ende der 1960er Jahre, dass die beiden Gehirnhälften unterschiedliche Aufgaben wahrnehmen und in bestimmter Weise spezialisiert sind – obwohl beide Teile des Großhirns grundsätzlich in der Lage sind, alle Funktionen zu erfüllen. Für diese Entdeckung bekam er 1981 den Nobelpreis.

Die linke Gehirnhälfte Die linke Hemisphäre des Großhirns hat eine Dominanz in folgenden Bereichen:	**Rechte Gehirnhälfte** Die rechte Hemisphäre hat eine Dominanz in folgenden Bereichen:
• verbale Sprache und Schrift • Ratio und Logik • Analyse, Details erkennen • Regeln und Gesetze • Wissenschaft • lineares Denken, Vorgehen • Verständnis von der Zeit • Umgang mit Symbolen (Buchstaben, Zahlzeichen, Rechenzeichen, Satzzeichen) • logisches, aufbauendes, sprach- und textbetontes Arbeiten	• Körpersprache • bildliche Vorstellungskraft und Tagträume • Intuition und Gefühl • Synthese, einen Überblick bekommen • Kreativität • Kunst, Musik, Tanz • ganzheitliches Denken • räumliches Bewusstsein • ganzheitliches, intuitives Erfassen von Sachverhalten und Beziehungen • musisch-künstlerische Veranlagung

Tab. 3: Einfluss der rechten und linken Hemisphäre auf Denk- und Aneignungsprozesse

Je nach Ausprägung sind die Menschen eher rechts- oder linkshirnorientiert. Ein Beispiel zur Veranschaulichung: Durch bildgebende Verfahren – bei der Positronemissionstomografie (PET) – konnte nachgewiesen werden, dass geübte Musiker beim Musikhören die dominante linke Gehirnhälfte gebrauchen, die für das logische Denken zuständig ist. Ungeübte Musiker verwenden dagegen die rechte, intuitive Gehirnhälfte, mit der die Dinge ohne folgerichtiges Analysieren erfasst werden.

In unserer westlichen Kultur wird die linke Gehirnhälfte stärker gefordert als die rechte. In der Schule stehen logisch-analytische Denkprozesse im Vordergrund; die Schwerpunkte liegen auf Sprache, Mathematik und Naturwissenschaften. Unterricht sollte ermöglichen, dass beide Hemisphären des Großhirns gefordert sind, die rechte Gehirnhälfte in Denk- und Lernprozessen also einbezogen wird.

Eine Methode, beide Gehirnhälften zu aktivieren, ist das Arbeiten mit Mindmaps. Mindmaps beziehen beide Gehirnhälften mit ein. Durch die bildhafte Darstellung, das Zeichnen der Äste und ergänzende Zeichnungen und Bildchen stimulieren wir die rechte Gehirnhälfte. Durch die sprachlichen Elemente wie Schlüsselwörter und Symbole beanspruchen wir den linken Teil des Großhirns. Mit dieser beidseitigen Forderung unseres Gehirns fördern wir ganzheitliches Denken.

Übung

Erstellen Sie eine Mindmap zum Thema „Gehirnforschung und Lernen".

2. Der zweite Ansatz bezieht sich auf den Einfluss der „Eingangskanäle" auf sinnorientierte Lern- und Denkarten:

Lernende verfügen über bestimmte individuelle Methoden, sich Informationen anzueignen. Unser Lernstil hängt davon ab, welchen unserer Sinne wir bevorzugt benutzen. Die Einteilung von Lernern nach ihren bevorzugten Lernaktivitäten wurde von Frederic Vester in seinem Buch „Denken, Lernen, Vergessen" (1978) beschrieben. Die Grundmuster sind visuell, auditiv und kinästhetisch. Vester fasst das olfaktorische (Riechen), das goustatorische (Schmecken) und das haptische Erfassen gemeinsam mit der Gefühlsebene als kinästhischen Eingangskanal zusammen. Es gibt Menschen, die besser über das Sehen, andere über das Hören und wieder andere über das eigene Tun oder andere Sinneseindrücke wahrnehmen und diese Wahrnehmungen auch schwerpunktmäßig so verarbeiten und abspeichern.

Die Bedeutung der „Eingangskanäle" auf das Denken und Lernen

visuell

auditiv

kinästhetisch:
- olfaktorisch
- goustatorisch
- haptisch
- affektiv

Abb. 7: Eingangskanäle

Je nach individuellem Grundmuster suchen die ankommenden Informationen ihre Eingangskanäle. Was gilt es nun zu beachten, wenn wir lernen? Wir müssen unsere verschiedenen Vorlieben und Vorgehensweisen kennen; wir müssen also wissen, welchen Lernstil wir bevorzugen. Wir erfahren dies, indem wir uns fragen, welche Sinnesorgane beim Lernen im Vordergrund stehen, auf welche Art wir die Informationen am leichtesten aufnehmen:

- Wer durch Sehen und Beobachten lernt, präferiert den visuellen Lernstil. Der- oder diejenige braucht Texte zum Lesen, Graphiken zum Anschauen, Bilder und Illustrationen, um Sachverhalte zu verstehen. Visuell orientierte Menschen lernen am besten mit Überblickstafeln. Sie brauchen darüber hinaus eine schöne Lernumgebung.
- Wer durch eigenes Tun und nachvollzogene Handlungen lernt, bevorzugt den kinästhetischen Lernstil. Ein kinästhetisch orientierter Mensch lernt am besten dadurch, dass er selbst etwas tut, z. B. durch Ausprobieren, Rollenspiele, Übungspräsentationen oder Gruppenaktivitäten.
- Beim auditiven Lernstil steht das Zuhören im Vordergrund. Ein auditiver Lerntyp lernt am besten, wenn er den Lernstoff hören kann, z. B. auf

Kassettenprogrammen, in dem er sich selbst den Text laut vorliest oder einem anderen dabei zuhört.

Selbstverständlich kommen die verschiedenen Lernstile nicht in reiner Form vor. Nicht immer ist der bevorzugte Lernstil eindeutig festzulegen. Dennoch: auch wenn man nur grob seinen eigenen Lernstil kennt, kann man sich das Lernen wesentlich vereinfachen, indem man den Lernstoff entsprechend des bevorzugten Lernstils aufbereitet. Für einen visuellen Typ sind Mindmaps und Lernposter gut geeignet. Ein auditiver Lerner kann sich eigene Lernkassetten erstellen. Und ein kinästhetischer Lerntyp kann sich den Stoff durch Handeln aneignen.

Viele scheinbare Lernschwierigkeiten von Schülern beruhen darauf, dass in der Schule in aller Regel ein bestimmter Wissensvermittlungstyp, nämlich derjenige des sprachlich vermittelten Lernens dominiert, den keineswegs alle Schülern präferieren. Wie können Lehrende diesen unterschiedlichen Lernstilen in Anleitung und Unterricht gerecht werden? Die Vielfalt ermöglichen ist das Stichwort, das in den folgenden Kapiteln wieder aufgegriffen wird.

Übung

Das eigene Lernverhalten kennen lernen

Jeder Mensch ist einmalig in der äußeren Erscheinung, er ist auch einmalig in seiner Art zu denken, zu lernen und zu arbeiten. Kommen Sie Ihrer Einmaligkeit auf die Spur! Welchen Lernstil bevorzugen Sie? Beim Lernen sind viele verschiedene Vorgehensweisen möglich. Ein Fragebogen soll Ihnen helfen, sich Klarheit über Ihren persönlichen Lernstil zu verschaffen.

Wie lernen Sie am besten?
Überlegen Sie, welche von den nachstehend aufgeführten Lernarten Sie schon angewandt haben, und kreuzen Sie die entsprechenden Spalten an. Sie können die Intensität durch ein oder zwei Kreuze bestimmen.

Häufigkeit: × = habe ich schon öfter gemacht
×× = so gehe ich meistens vor

Einstellung: × = so lerne ich gerne
×× = so macht es mir am meisten Spaß

Erfolg: × = damit habe ich gute Erfahrungen gemacht
×× = dabei ist der Lernerfolg am größten

Es gibt keine richtigen oder falschen Antworten.

a. Vermittlung durch andere	Häufigkeit	Einstellung	Erfolg
Ich erhalte gute mündliche Erklärungen.			
Ich betrachte Abbildungen, Grafiken, Kurven dazu.			
Ich sehe einen Film.			

Ich lese ein gut aufgebautes Fachbuch. Ich schaue bei fachgerechten Experimenten oder bei der Handhabung eines Gerätes zu. Fachleute planen für mich. Der Stoff ist einfach. Das Lernen macht mir Spaß Die größeren Zusammenhänge werden mir erklärt. Ich erhalte viele Beispiele. Jemand stellt mir Fragen dazu. Ich erhalte zuerst einen Überblick, eine Zusammenfassung. Ich lerne möglichst frühzeitig auswendig. Ich weiß genau, was von mir verlangt wird. Ich erhalte genügend Rückmeldungen über meine Lernfortschritte.			
b. Eigenes Erarbeiten			
Ich setzte selbst die Ziele. Der Lernstoff ist für mich sehr wichtig. Ich kontrolliere selbst meine Fortschritte. Ich kann die Schlussfolgerungen aus früheren Kenntnissen ableiten. Ich kann einen Vorgang genau beobachten. Ich suche selbst passende Texte, ich suche Informationen aus verschiedenen Büchern zusammen. Ich kann selbst Schwerpunkte setzen. Ich kann in meinem eigenen Tempo vorangehen. Ich überlege mit die beste Reihenfolge und Lernmethode. Ich kann etwas selbst machen, ausprobieren, durchführen. Ich stelle einem Fachmann Fragen. Ich wiederhole den Stoff am Abend oder am nächsten Tag. Ich mache mir Notizen. Ich erstelle selbst Tabellen oder Karteikärtchen. Ich zeichne selbst Grafiken oder Kurven. Ich kann einen Gegenstand anfassen und bewegen.			

Der Stoff ist kompliziert, ich muss mich anstrengen.			
Ich überlege zuerst, welches die wichtigsten Punkte sind.			
Der Lernstoff hängt mit meinen persönlichen Erfahrungen zusammen.			
Ich kann meine früheren Kenntnisse einbringen.			
Ich kann verschiedene Meinungen und Informationen miteinander vergleichen.			
Es kommt auf Schnelligkeit an.			
Es kommt auf Genauigkeit, Gründlichkeit an.			
Ich gliedere und ergänze den Stoff selbst.			
c. Soziale Situation			
Ich erkläre den Stoff jemand anderem.			
Ich kann den Stoff mit anderen diskutieren.			
Ich stehe in einem Wettbewerb mit anderen.			
Ich setze mich allein mit dem Stoff auseinander.			
Ich habe Kollegen/Partner mit einem ähnlichen Wissensstand.			
Ich kann von erfahrenen Lehrern profitieren.			
Die Atmosphäre ist entspannt.			
In der Gruppe wird auch gelacht.			
Bei schöner Hintergrundmusik.			

Auswertung

Prüfen Sie Ihre Antworten: Welches Vorgehen haben Sie bisher am häufigsten gewählt?

Welches macht Ihnen am meisten Spaß? In welcher Lernsituation fühlen Sie sich besonders wohl (einzeln oder unabhängig in einer Gruppe, durch Sehen und Lesen oder durch Hören und Diskutieren, in einem bestimmten äußeren Rahmen oder möglichst den eigenen Bedürfnissen angepasst?)

Mit welchem haben Sie den größten Erfolg?

Stimmen die drei Spalten überein?

ja	weitgehend	teilweise	kaum	nein

Welche Schlussfolgerungen wollen Sie daraus ziehen?

Übung

Entwickeln Sie Leitlinien, wie Sie Schülerinnen und Schüler in ihrem Lernen unterstützen können.

1.1.4 Lerngesetze

Die Neurobiologie befasst sich zwar mit der Frage, wie wir lernen, aber nicht, was und warum wir lernen. Hier setzen Psychologie und Pädagogik an.

Es gibt einen eher umgangssprachlichen Begriff von Lernen, mit dem wir das schulische Lernen verbinden, das mit einer Zunahme an abfragbarem Wissen verbunden ist. Im Folgenden beschäftigen wir uns mit dem Lernbegriff der Psychologie.

Das Thema „Lernen“ findet an zwei Stellen innerhalb der Systematik der Psychologie ihren Platz (Edelmann 1996):

1. Einmal ist Lernen Gegenstand der Allgemeinen Psychologie, bei der es um die Lehre von grundlegenden psychischen Funktionen geht, wie Wahrnehmung, Gedächtnis, Wissen, Denken, Fühlen, Handeln. Lernen ist hier Gegenstand der meist experimentellen Lernforschung, welche allgemeine Gesetzmäßigkeiten des Lernens bei Menschen und Tieren untersucht.
2. Lernen ist im Weiteren Gegenstand der Pädagogischen Psychologie, in der es um die Anwendung lerntheoretischer Befunde in Beruf und Alltag geht.

Lernen umfasst in diesem Verständnis alle Erfahrungen, die menschliches Verhalten in der Auseinandersetzung mit der Umwelt beeinflussen. Unter Lernen werden alle mehr oder weniger dauerhaften Verhaltensänderungen verstanden, die auf die Interaktion mit der Umwelt zurückzuführen sind. Gelernt werden motorische Reaktionen – weglaufen, wenn ein Hund sich nähert – wie komplexe Handlungsmuster z.B. ein Projekt durchführen. Auch soziale Verhaltensweisen werden gelernt z.B. aggressives Verhalten. Dabei ist auszuschließen, dass diese Änderungen zustande kommen etwa durch angeborene Reaktionsweisen, Reifungsvorgänge oder auch vorübergehende körperliche Vorgänge. Ebenso wenig gehören dazu Verhaltensänderungen, die durch Medikamente bewirkt worden sind.

Arten des Lernens/Lerntheorien

Lerntheorien zeigen Gesetzmäßigkeiten auf zu den Bedingungen von Lernen, Verhalten und Vergessen. Im Laufe von fast 100 Jahren psychologischer Lernforschung lassen sich drei Richtungen in zeitlicher Reihenfolge unterscheiden:
1. Verhaltenstheorien
2. Kognitive Lerntheorien
3. Handlungstheorien

Abbildung 8 zeigt die zwei großen Hauptgruppen der Lerntheorien: den Behavioristischen Lerntheorien und den Kognitiven Lerntheorien, wobei die Handlungstheorien den Kognitiven Lerntheorien zuzurechnen sind (Edelmann 1996).

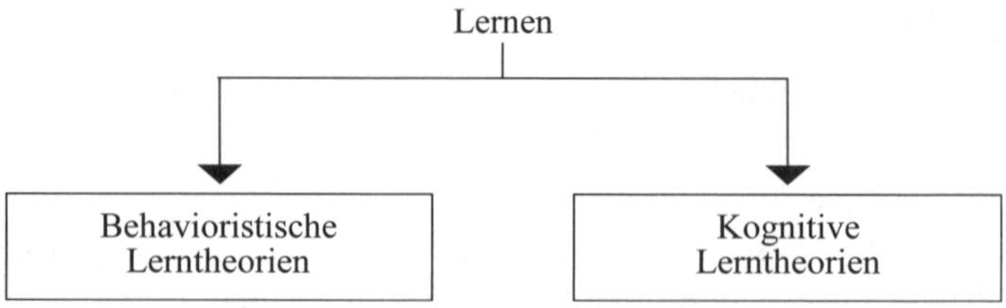

Abb. 8: Hauptgruppen der Lerntheorien

Behavioristische Lerntheorien/Verhaltenstheorien

Behavioristische Lerntheorien (*behavior* = Verhalten) sind die ältesten Theorien und beschreiben schwerpunktmäßig die äußeren Bedingungen des Lernens durch Auslösung von Reaktionen durch Reize sowie Belohnung oder Bestrafung des Verhaltens durch nachfolgende Konsequenzen.

Auf ein Individuum wirken bestimmte Reize ein (Reizsituation). Das Individuum reagiert mit einer beobachtbaren Verhaltensänderung. Zwischen Reizsituation und Verhaltenresultat, die beide beobachtbar sind, spielen sich im Individuum nicht beobachtbare Prozesse ab, die in der sog. Black Box (= Schwarzer Kasten) lokalisiert werden (→Abb. 9). Die Zwischenschritte – inneren Vorgänge im menschlichen Gehirn – bleiben verschlossen. Da das Lernen selber sich der Beobachtung entzieht, steht für die Verhaltenstheorie die Frage im Zentrum, welche Bedingungen für das Zustandekommen des Lernens verantwortlich sind. Dieser Zusammenhang wird vor allem in lernpsychologischen Experimenten untersucht. Das vorrangige Ziel der behavioristischen Analyse besteht darin zu verstehen, wie bestimmte Stimuli (Reize) in der Umwelt bestimmte Reaktionen „bedingen" (Zimbardo 1992, S. 7).

Gegenstand der behavioristischen Untersuchungen sind demnach die beobachtbaren Zusammenhänge zwischen Reiz (Stimuli) und Reaktion (Response). Aufgrund dessen bezeichnet man diesen Teilbereich des Lernens auch als Reiz-Reaktions-Lernen.

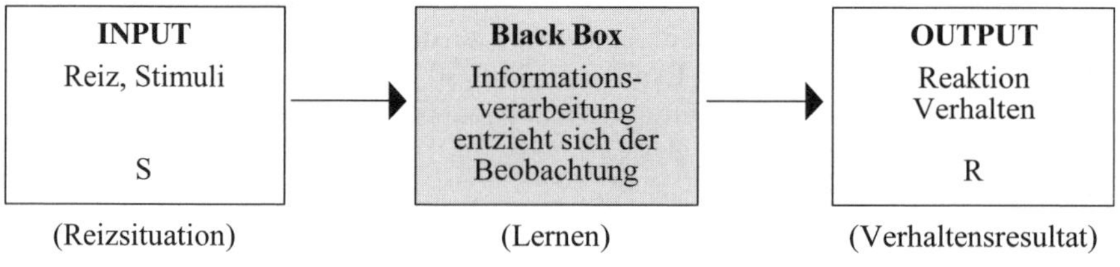

Abb. 9: Black-Box-Modell des Lernens

Das Reiz-Reaktions-Lernen wird unter dem Thema „Klassische Konditionierung" vorgestellt, Verhaltensauf- bzw. -abbau durch nachfolgende Konsequenzen behandelt das „Instrumentelle Lernen".

Klassische Konditionierung

Das Klassische Konditionieren – auch Signallernen, Reiz-Reaktions-Lernen, assoziatives Lernen genannt – wurde als erster Lerntyp experimentell von dem russischen Physiologen Pawlow (1849–1936) untersucht (konditionieren = bedingen).

Übung

Zur Einstimmung zunächst einige Fragen zu Ihrer eigenen Lerngeschichte:
Welche Fächer haben Ihnen in der Ausbildung Spaß gemacht?
Welche lagen Ihnen gar nicht?
Können Sie Ihre Vorlieben und Abneigungen begründen?
Wo liegen Ihre Stärken beim Lernen?
In welchen Bereichen trauen Sie sich wenig zu?

Ängste, Widerstände und Gefühle, die auf frühere Erfahrungen zurückzuführen sind, können unser Lernen beeinflussen und blockieren. Erwachsene lernen ebenso wenig wie Kinder nur mit dem Kopf. In jeder Situation, bei der Arbeit ebenso wie im Unterricht, im Gespräch und beim Lernen reagieren wir mit Kopf, Herz und Hand, also ganzheitlich. Negativ[2] empfundene Gefühle, Ängste, Widerstände können uns blockieren. Positive Einstellungen, Freude und Selbstvertrauen dagegen beflügeln. Wir gehen Situationen aus dem Weg, die uns ängstigen oder belasten, und wir suchen solche, in denen wir uns gut fühlen.

Signallernen gilt als elementarste Lernform. Eindrücke oder Ereignisse, die miteinander auftreten, werden in der Erinnerung miteinander verbunden. Die Gefühle, die mit der einen Erfahrung verbunden waren, werden auch auf andere übertragen.

Wie hat man dieses Lernprinzip entdeckt? Der russische Physiologe Pawlow hat dieses Lernprinzip mittels seines „klassischen“ Hunde-Experimentes erkannt:

Die Darbietung des Futters ist für einen Hund ein Reiz, der die Reaktion Speichelabsonderung auslöst. Die Verbindung von Reiz und Reaktion nennt man Reflex. Da dieser Reflex ein natürlicher, angeborener ist, wird er als unbedingter Reflex bezeichnet. Der Glockenton steht in keinem Zusammenhang mit der Reaktion Speichelabsonderung. Er ist ein neutraler Reiz.

Erst durch die mehrfache gemeinsame Darbietung des Futters mit dem Glockenton entsteht eine neue Reiz-Reaktionsverbindung. Der Glockenton al-

2 Die Unterscheidung zwischen positiven und negativen Emotionen/Gefühlen ist nur mit Blick auf mögliche Gesundheitsgefährdungen angemessen, ansonsten zu vermeiden, weil alle Emotionen eine für die Person bedeutende Orientierungsfunktion haben.

lein löst die Speichelabsonderung aus. Es wird eine neue Verbindung von Reiz und Reaktion gelernt, genannt bedingter Reflex.

Futter (unbedingter Reiz)	**Speichelabsonderung** (unbedingte Reaktion)
unbedingter Reflex	
Glockenton (neutraler Reiz)	**keine Reaktion**
Futter und Glockenton (unbedingter und neutraler Reiz)	**Speichelabsonderung** (unbedingte Reaktion)
Glockenton (bedingter Reiz)	Speichelabsonderung (bedingte Reaktion)
bedingter Reflex	

Tab. 4: Das Pawlow'sche Hunde-Experiment

Im Zusammenhang mit dem Klassischen Konditionieren gibt es weitere Gesetzmäßigkeiten:

Verallgemeinerung (Generalisierung): Die Reaktion kann sich verallgemeinern, insofern sie nicht nur auf einen bestimmten Reiz, sondern auf eine ganze Gruppe ähnlicher Reize erfolgt, z. B. generelle Schulangst.

Unterscheidung (Diskrimination): Die Reaktion erfolgt nur auf bestimmte Reize, auf andere ähnliche Reize hingegen erfolgt sie nicht. So kann eine Person, die Angst vor Hunden hat, dem kleinen Hund der Nachbarin ohne Angst begegnen, jedoch nicht den Hunden in der Umgebung.

Löschung (Extinktion): Eine bedingte Reaktion wird gelöscht, wenn der bedingte Reiz mehrfach ohne den unbedingten Reiz auftritt. Bezogen auf das Hunde-Experiment heißt dies, dass auf Dauer der Glockenton keinen Speichelfluss auslösen wird.

Zur Generalisierung ein Beispiel aus der Altenpflege: Bei einem Umzug in ein Pflegeheim sollten die zukünftigen Bewohner ihre eigenen Möbel mitnehmen. Warum? Die Möbel sind die Repräsentanten für die Erlebnisse in früherer Zeit. Sie vermitteln stellvertretend Geborgenheit, Sicherheit und Wohlbefinden.

Ein Beispiel aus dem Unterricht: Mathematikunterricht gekoppelt an einen wenig einfühlsamen Lehrer, der zudem nicht in der Lage ist zu erklären, kann Schülern die Freude an der Mathematik grundsätzlich verleiden.

Viele emotionale Reaktionen wie Gefühle, Empfindungen und Einstellungen lassen sich durch diese Lerntheorie erklären. Ebenso wird diese Lerntheorie zur Erklärung psychosomatischer Erkrankungen herangezogen, da bei der klassischen Konditionierung häufig auch körperliche Reaktionen im

Vordergrund stehen. Auch für die Veränderung emotionaler Reaktionen, z. B. Abbau von Ängsten, ergeben sich Ansatzpunkte. Denn Einstellungen, Verhaltensweisen, die durch negativ empfundene Gefühle zustande gekommen sind, lassen sich durch Signallernen auch wieder auflösen.

Gegenkonditionierung

Die Konditionierung geht davon aus, dass unter bestimmten Bedingungen Verhaltensänderungen möglich sind, das heißt dass konditionierte Verhaltensweisen verlernt und neue aufgebaut werden können.

Nehmen wir das Beispiel des Essverhaltens von übergewichtigen Menschen. Im Mittelpunkt der Verhaltensänderung steht die Reizkontrolle. Essverhalten wird in der Regel durch eine Reihe verschiedener Reize ausgelöst, z. B. durch den Geruch von Kuchen, Sehen von Schokolade, Pralinen usw. Eine Analyse des Essverhaltens von Übergewichtigen zeigt, dass diese Menschen zu vielen Gelegenheiten essen und naschen. Eine verhaltensorientierte Intervention würde bei der Kontrolle der Reizbedingungen ansetzen. Gelernt wird ein Essverhalten, dass ausschließlich an „bestimmte" Reize gekoppelt ist (→Absatz „Diskrimination"). So werden Unterscheidungsreize eingeführt, z. B. zu einer bestimmten Uhrzeit essen, nur an einem bestimmten Tisch, mit einer bestimmten Tischdekoration. Am Beispiel dieses „Interventionsaufbaus" lernen die Personen nur noch dann zu essen, wenn die Unterscheidungsreize, die auf „Essen ist erlaubt" hinweisen, vorhanden sind.

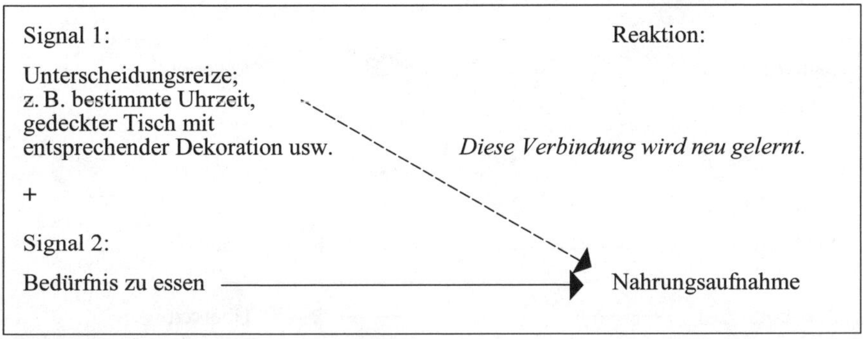

Abb. 10: Reizkontrolle des Essverhaltens

Weitere Verfahren zum Abbau bestimmter Reiz-Reaktionsverbindungen im Rahmen der Gegenkonditionierung sind die „Systematische Desensibilisierung" und die „Aversionstherapie".

Die Systematische Desensibilisierung

Mit systematischer Desensibilisierung bezeichnet man die schrittweise Annäherung z. B. an ein Angstobjekt. Man benötigt dabei eine Reiz-Reaktions-

Verbindung, die mit Angst (Furcht) unvereinbar ist und die jeweils stärker als die Angstreaktion ist. Während man bei Kindern deren Lieblingsspeise oder Spielen wählt, wird bei Erwachsenen Entspannung als Reaktion eingesetzt. Tiefe körperliche und seelische Entspannung ergibt ein Gefühl von Sicherheit, das mit dem Gefühl von Angst unvereinbar ist (Edelmann 1996, S. 76 f.). Mit dem Klienten wird also zunächst ein Entspannungstraining durchgeführt. Während dieser Zeitspanne (etwa vier Wochen) wird von dem Klienten eine Angsthierarchie erstellt. Diese ist eine Liste von den schwächsten bis zu den am stärksten Angst auslösenden Situationen. Zu immer stärkeren Angstzuständen fortschreitend, wird der Klient im Verlauf der Therapie auf jeder Stufe gegenkonditioniert. Die Systematische Desensibilisierung hat sich insbesondere bei der Behandlung von Phobien bewährt.

Nach neueren Auffassungen wird durch dieses Verfahren eigentlich kein Abbau einer Reiz-Reaktions-Verbindung erzielt, sondern vielmehr eine Gewöhnung (Habituation). Beispielsweise verschwindet nach einem speziellen Training die Flugangst nicht vollständig, aber statt panikartiger Anfälle ist der Person das Fliegen nur noch unangenehm.

Aversionstherapie

Bei der Gegenkonditionierung kann eine als angenehm erlebte Reiz-Reaktions-Verbindung durch Darbietung eines starken aversiven Reizes abgebaut werden. Diese Art der Gegenkonditionierung findet z. B. bei der Behandlung von Alkoholabhängigen statt.

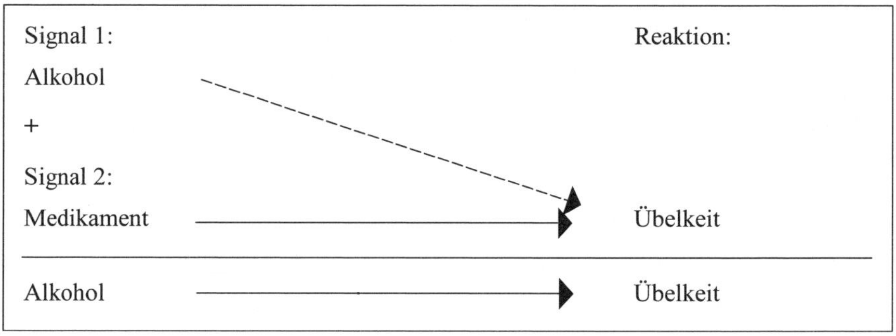

Abb. 11: Aversionstherapie bei Alkoholikern

Bei der Suchtbekämpfung hat diese einzelne Maßnahme jedoch auf die Dauer keine Wirkung, wenn nicht die Therapie eingebettet ist in ein Gefüge von Maßnahmen zur Stabilisierung der Persönlichkeit und des sozialen Umfelds des Patienten.

Transfer verhaltenstherapeutischer Prinzipien auf Ausbildung und Erziehung

Lehrende und Erzieher können, obwohl sie nicht verhaltenstherapeutisch ausgebildet sind, verhaltenstheoretische Prinzipien anwenden, vor allen Dingen bei der Verhinderung von Angst im Zusammenhang mit Lernen, aber auch bei der Gegenkonditionierung von Angst vor allem durch sicherheitsvermittelnde Interventionen. Statt der in der Verhaltenstherapie üblichen körperlichen Entspannung können die in der Gesprächspsychotherapie hervorgehobene emotionale Wärme und Freundlichkeit, Wertschätzung und verständnisvolle Zugewandtheit, Sicherheit und Ruhe wirksam werden.

Instrumentelles Lernen/Lernen am Erfolg

Anhand lerntheoretischer Konzepte ist es möglich sich selbst, aber auch andere systematisch positiv zu motivieren. Belohnung, Bekräftigung und Ermutigung sind wesentlich für das Selbstwertgefühl eines Menschen. Bei der Lerntheorie des Instrumentellen Lernens/Konditionierens stehen diese Inhalte im Mittelpunkt.
Für die Bezeichnung instrumentelles Lernen werden häufig auch die Begriffe wie „operante Konditionierung", „Lernen nach Versuch und Irrtum" oder „Lernen am Erfolg" verwandt.

Während beim Reiz-Reaktions-Lernen vorausgehende Reize die Reaktion auslösen, steht beim instrumentellen Lernen das Verhalten in Verbindung mit den Ereignissen, die ihm nachfolgen. Verhalten hat bestimmte Konsequenzen und diese entscheiden über das zukünftige Auftreten. Wir sprechen beim instrumentellen Lernen vom „Verhalten", da es sich meist um komplexere Verhaltensmuster handeln, die ge- oder verlernt werden. Der zentrale Begriff des instrumentellen Lernens ist der Begriff der Kontingenz. Man könnte Kontingenz als Wenn-dann-Beziehung beschreiben. Der Aufbau solcher Beziehungen zwischen Verhalten und Konsequenz erhöht oder vermindert die Auftretenswahrscheinlichkeit eben dieses Verhaltens (Edelmann 1996, S. 110; →Abb. 12):

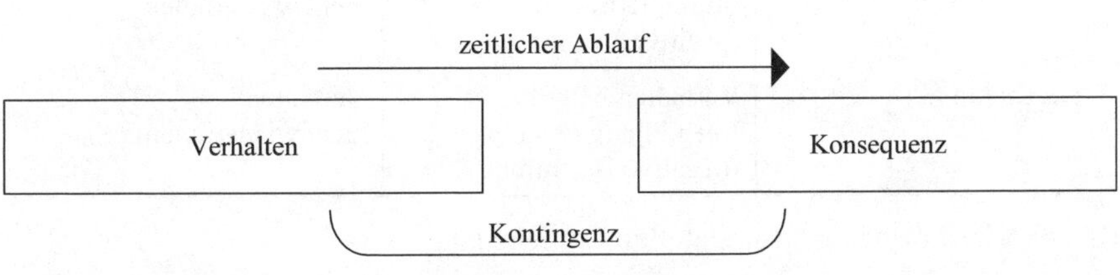

Abb. 12: Auftretenswahrscheinlichkeit des Verhaltens

Wie ist das Lernen, das nach dem Prinzip von Versuch und Irrtum abläuft, erkannt worden? Auch hier spielen Experimente mit Tieren eine entscheidende Rolle: Skinner entwickelte für seine Tierversuche einen geschlossenen Käfig, die sog. Skinnerbox. Die Käfige enthielten verschiedene Tasten. Wenn eine Taste bedient wurde, fiel eine Futterpille in den Käfig. Versuchstiere, die Skinner in die Box setzte, erforschten die neue Umgebung und drückten dabei auch irgendwann die Taste hinunter, die eine Futterpille freigab. Es zeigte sich, dass die Tiere im Laufe der Zeit lernten, diese Taste regelmäßig zu bedienen, mit der sie durch Futter belohnt wurden.

Übertragen auf das menschliche Lernen heißt dies, eine Person zeigt zufällig ein bestimmtes Verhalten und erfährt unmittelbar darauf eine Belohnung oder Befriedigung (Bekräftigung, Verstärkung). Da die Zeit zwischen Reaktion und Bekräftigung sehr kurz ist, betrachtet das Individuum die zufällig gezeigte Reaktion (bewusst oder unbewusst) als Mittel (Instrument), die Verstärkung zu erlangen. Infolgedessen reagiert das Individuum in späteren ähnlichen Situationen schneller und häufiger mit der entsprechenden Verhaltensweise.

Verhaltensweisen, die angenehme belohnende Konsequenzen (positive Verstärker) bringen (z. B. Lob, materieller Gewinn), werden häufiger auftreten. Verhaltensweisen, die unangenehme bestrafende Konsequenzen (negative Verstärker) bringen (Tadel, materieller Verlust), werden vermieden.[3]

Eltern, Lehrer, Anleiter wenden dieses Lernprinzip an, wenn sie durch Lob oder Tadel das Verhalten der Kinder/Schüler beeinflussen wollen.

Situation	**Verhalten hat Konsequenzen**	**Ergebnis**
1. neutral (+/–)	Verhalten bewirkt Lob, Anerkennung von (+) (positive Verstärkung)	Verhalten wiederholen
2. unangenehm (–)	Verhalten bewirkt Beendigung von (–) (negative Verstärkung)	Verhalten wiederholen
3. neutral (+/–)	Verhalten bewirkt Strafe, Kritik von (–) (positive Bestrafung)	Verhalten nicht wiederholen
4. angenehm (+)	Verhalten bewirkt Beendigung von (+) (negative Bestrafung)	Verhalten nicht wiederholen

Tab. 5: Vier Formen instrumentellen Lernens I

3 In diesem Zusammenhang muss auf eine Besonderheit des verhaltenstheoretischen Sprachgebrauchs hingewiesen werden. Der Begriff „positiv" meint Darbietung oder Auftreten einer Konsequenz, der Begriff „negativ" bedeutet Entzug oder Verschwinden. Beide Begriffe sind nicht wertend gemeint.

Der Aufbau eines Verhaltens kann auf zweierlei Art geschehen: durch Darbietung einer angenehmen oder Entzug einer unangenehmen Konsequenz (positive und negative Verstärkung). Der Abbau erfolgt durch die Darbietung einer unangenehmen oder Entzug einer angenehmen Konsequenz (positive und negative Bestrafung) (→ Tab. 5).

Die vier Formen des instrumentellen Lernens sollen an Beispielen veranschaulicht werden:

1. Verhaltensaufbau durch das Einsetzen angenehmer Konsequenzen

   Ein Schüler wird von seinem Lehrer gelobt, weil er sich in der Stunde mehrmals überzeugend eingebracht hat. Die positive Rückmeldung des Lehrers hat Einfluss auf die Häufigkeit des Verhaltens des Schülers. Er wird sich vermutlich anstrengen und sich auch zukünftig im Unterricht beteiligen.
   Soziale Kontakte gelten als wirksame Verstärker. Soziale Kontakte verstärken die Auftretenswahrscheinlichkeit von Verhaltensweisen. So haben schwer pflegebedürftige Menschen aufgrund ihrer Problemlage häufiger Kontakt zu Pflegenden als dies selbstständigere Personen haben. Unter Umständen kann durch die verstärkte pflegerische Aufmerksamkeit inkontinentes Verhalten verstärkt, also gelernt werden, nämlich dann, wenn es im Allgemeinen auf der Etage an sozialen Kontakten und Aufmerksamkeit mangelt.

2. Verhaltensaufbau durch das Aufhören unangenehmer Konsequenzen

   Ein bestimmtes Verhalten kann auch durch den Wegfall unangenehmer Konsequenzen in seiner Auftrittswahrscheinlichkeit verstärkt werden. Diese Form der Verstärkung wird „negative Verstärkung“ genannt. Das Einnehmen von Medikamenten bei Unwohlsein führt dazu, dass die unangenehme Situation aufhört. Stressige Situationen werden durch Alkoholkonsum möglicherweise erträglicher. Im Extremfall führt dies zu einem Missbrauch von Medikamenten oder gehäuftem Alkoholkonsum.

3. Verhaltensabbau durch das Einsetzen unangenehmer Konsequenzen

   Folgen auf ein Verhalten unangenehme Konsequenzen, so wird wahrscheinlich dieses Verhalten in Zukunft weniger häufig auftreten. Verhaltensweisen können so „verlernt“ werden. Reagiert ein Lehrer ständig auf einen freundlichen Gruß eines Kollegen unwirsch, wird der Kollege seinen Gruß früher oder später einstellen.
   Unangenehme Konsequenzen sind vor allen Dingen Kritik, Bloßstellen, Missachtung der Person. Das sind Konsequenzen, die dem Selbstwertgefühl eines Menschen schaden.
   Nun können aber diese für die meisten Menschen negative Konsequenzen für andere geradezu ein Anreiz sein, das „unerwünschte“ Verhalten weiterhin zu zeigen. Denken Sie an den berühmten Klassenclown: Er

stört, macht Blödsinn und erfährt prompt eine Zurechtweisung des Lehrers. Deswegen hört er aber nicht auf, im Gegenteil: die Antwort des Lehrers ist ihm Ansporn. Die Aufmerksamkeit, die der Klassenclown durch Lehrer und Mitschüler erhält, wirkt auf ihn wie ein positiver Verstärker. Vielleicht, weil es in seiner Vergangenheit an wirklich positiven Verstärkern gemangelt hat.

4. Verhaltensabbau durch das Aufhören angenehmer Konsequenzen

   Ein Verhalten, das den Entzug angenehmer Konsequenzen bewirkt, wird in Zukunft seltener auftreten. Hat man beispielsweise eine beruflich vertrauensvolle, privilegierte Stellung inne und zeigt unzuverlässiges Verhalten, dann wird die heraus gehobene Stellung im Kollegenkreis und bei den Vorgesetzten vermutlich enden. Sinkendes soziales Ansehen oder auch Liebesentzug sind negative Konsequenzen, die dazu führen, dass die Verhaltensweisen wahrscheinlich nicht wiederholt werden.

Die beiden Formen 3 und 4 sind nur theoretisch auseinander zu halten. In Praxis ist „Privilegienentzug" (Schüler dürfen nachmittags nicht mehr in den Computer-Raum) oder „sozialer Ausschluss" (z. B. Schüler aus dem Zimmer schicken) ein einheitliches Phänomen und kann unter „Bestrafung" zusammengefasst werden.

Im Zusammenhang mit der Verhaltensmodifikation spricht man von „Löschung", d. h. dem Verhalten folgen weder angenehme noch unangenehme Konsequenzen. Verhalten wird demnach verlernt, wenn man ihm keine Aufmerksamkeit schenkt. Der Schüler sagt z. B. während des Unterrichts laut und vernehmlich „Scheiße". Wenn der Lehrer nicht wünscht, dass der Ausdruck gebraucht wird, wird er weder lachen noch das Verhalten verurteilen noch sonst eine Reaktion zeigen, sondern die Äußerung konsequent nicht beachten (→ Kap. 7.3).

Nimmt man die Löschung hinzu, lassen sich wiederum vier Formen des instrumentellen Lernens zusammenfassen: die positive Verstärkung, die negative Verstärkung, die Bestrafung (3 und 4) und die Löschung.

Aufbau	**Abbau**
1. positive Verstärkung 2. negative Verstärkung	3. Bestrafung 4. Löschung

Tab. 6: Vier Formen instrumentellen Lernens II (Edelmann 1996, S. 113)

Die Rolle der Verstärker

Ob ein Verstärker als angenehm oder unangenehm erlebt wird, hängt vom betreffenden Menschen ab. Das Erleben der Verstärker ist für jeden einzelnen Menschen unterschiedlich. Was der eine als angenehm empfindet, wird von dem anderen als unangenehm erlebt. Im Einzelfall muss immer die subjektive Seite des entsprechenden Verstärkers geklärt werden.

Übung

Welche Verstärker sind für Sie wichtig?

Erstellen Sie eine Liste von Verstärkern, die Ihnen zur Beeinflussung des Lernverhaltens von Schülern zur Verfügung stehen.

Welche Verstärker stehen Schülerinnen/Schülern zur Verfügung, um Sie in Ihrem Verhalten zu beeinflussen?

Kognitive Lerntheorien (Wissenserwerb)

Die Vorherrschaft des Behaviorismus wurde durch die „kognitive Wende“ in den 60er Jahren zurückgedrängt. Kognitive Theorien erklären menschliches Erleben und Verhalten nicht aufgrund von Umweltbedingungen (Behaviorismus), sondern über kognitive Prozesse. Das lateinische Wort „cognito“ bedeutet Erkenntnis, Erkennen bzw. die Erkenntnis betreffend. Im kognitiven Modell wird angenommen, dass es die Prozesse der Informationsverarbeitung sind, die festlegen, wie ein Individuum sich verhalten wird (Zimbardo 1992, S. 9).

Unter Kognition versteht man jene Vorgänge, durch die ein Organismus Kenntnis von seiner Umwelt erlangt. Mit kognitiven Prozessen sind Wahrnehmung, Urteilen, Aufmerksamkeit, Verstehen, Problemlösen, Erkennen, Schließen und Lernen gemeint.

Die kognitive Sichtweise betrachtet das Individuum als informationsverarbeitendes Wesen (→ Abb. 13). Kognitive Prozesse beziehen sich auf den Erwerb, die Organisation, die Speicherung und Anwendung von Wissen.

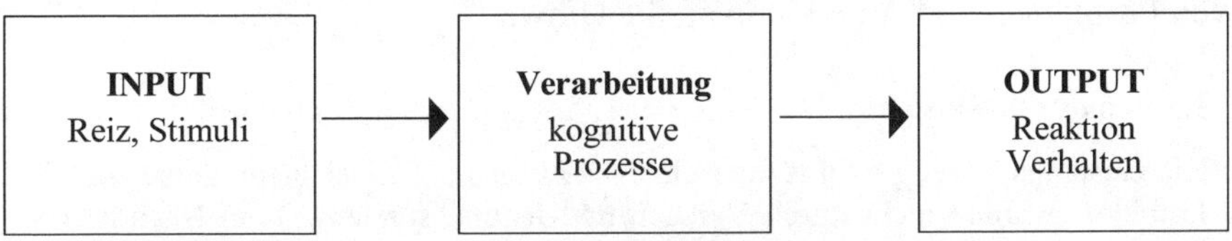

Abb. 13: Kognitives Modell

Lernen wird als Instruktion, als Verarbeitung und Abspeichern des angebotenen Lernstoffs aufgefasst. Durch Kognitives Lernen wird Wissen erworben. Diese Kennzeichnung weist auf zwei Merkmale hin:

- Es handelt sich um einen Prozess, an dem die Person aktiv beteiligt ist.
- Das Ergebnis dieser Art von Lernen sind Strukturen und nicht relativ isolierte Verbindungen zwischen Reiz und Reaktion oder zwischen Verhalten und Konsequenz.

Das Erfassen von Beziehungen und deren sprachlich-begriffliche Formulierung führen zur Organisation und Strukturierung von Erfahrung. Bei Begriffsbildung und Wissenserwerb handelt es sich um aktive kognitive Strukturierungsprozesse. Kognitive Strukturen sind jedoch kein „Abbild“ der Umwelt, sondern mentale Konstruktionen.

Der Ursprung des Kognitivismus wird in der deutschen Gestaltpsychologie gesehen. Grundprinzip menschlicher Wahrnehmung ist, dass wir versuchen, mit Hilfe unserer Wahrnehmung Ordnung und Geschlossenheit in die Reize der Umwelt zu bringen. Gesetzmäßigkeiten zu suchen und Ordnung in unsere Erfahrungen – im Sinne einer Strukturbildung – zu bringen, ist ein menschliches Bedürfnis. Wenn wir Wolken am Himmel sehen, entdecken wir Figuren darin. Der Mond bekommt beim Hinsehen „ein Gesicht“. Wir verknüpfen Beobachtungen mit früheren Erfahrungen, vergleichen, suchen Zusammenhänge und Gesetzmäßigkeiten. Wir versuchen neue Inhalte mit früheren Erfahrungen in Verbindung zu bringen. Wissen, Strukturen, die uns helfen, Informationen zu ordnen, Klarheit in unsere Gedanken zu bringen, sind wichtig (vgl. Klarheit und Strukturiertheit in der Vermittlungskompetenz als Qualitätsmerkmal eines guten Unterrichts, → Abschnitt 1.4.1).

Die Gestaltpsychologen (Wertheimer, Duncker, Köhler) gehen davon aus, dass unsere Wahrnehmungen und Ideen ganzheitliche Eigenschaften haben und nicht in einen Satz konstitutiver Elemente zerlegt werden können. Ähnlich dem aristotelische Ausspruch „Das Ganze ist mehr als die Summe seiner Teile“ vertreten sie die Überzeugung, dass das Ganze neue Eigenschaften hat, die in den Teilen nicht erkennbar sind.

Beim kognitiven Lernen werden Wahrnehmung, Gedächtnis, Vorstellungen, Urteilen, Sprache so miteinander kombiniert, dass damit allgemeine Gesetzmäßigkeiten in der Umwelt des Menschen erkannt werden können. Dieses Erkennen von Gesetzmäßigkeiten ist die Voraussetzung zur Lösung von Problemen und Anpassung an die Umwelt.

Lernen durch Einsicht

Die Gestaltpsychologie führt menschliches Lernen auf Einsichtsprozesse zurück. Probleme werden nicht durch Versuch und Irrtum, sondern durch Nachdenken gelöst. Gedanklich wird das Problem umstrukturiert und neu organisiert. Als Ergebnis dieses Denkprozesses zeigt sich geändertes oder neuartiges Verhalten (Hobmair 1996, S. 176).

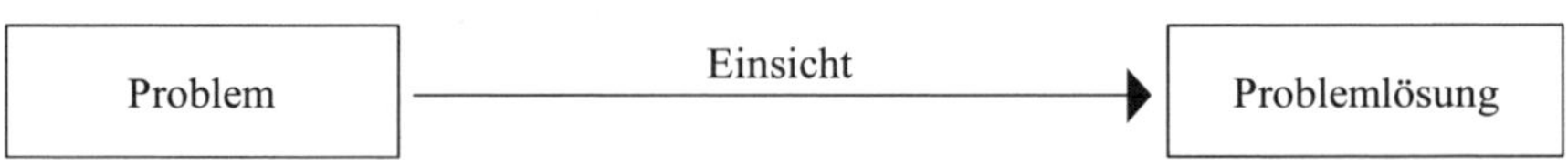

Abb. 14: Lernen durch Einsicht

Was versteht man unter „Lernen durch Einsicht"? Beim Lernen durch Einsicht wird einem Lernenden klar, wie die Lösung auf ein gestelltes Problem aussieht. Der Schüler kommt zu einer „Erkenntnis". Um zu einer Erkenntnis bzw. Einsicht zu gelangen, ist es in der Regel notwendig, die Wahrnehmungsstruktur zu verändern. Betrachtet man ein Problem starr aus einer Sichtweise, ist es häufig schwer, eine Lösung zu finden. Zur Veranschaulichung ein Beispiel: Vergegenwärtigen Sie sich das 9-Punkte-Problem (→ Abb. 15). Die Aufgabe besteht darin, die 9 Punkte mit 4 geraden Linien zu verbinden, ohne den Stift abzusetzen. Dabei darf kein Punkt 2 Mal berührt werden. Versuchen Sie es!

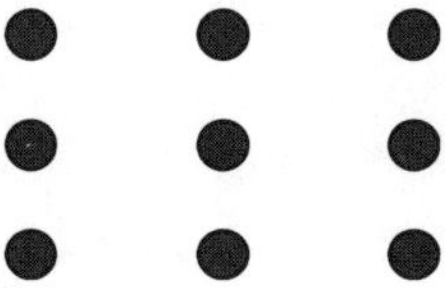

Abb. 15:
Änderung der Wahrnehmungsstruktur beim 9-Punkte-Problem

Bleibt Ihre Wahrnehmung in der Struktur der 9 Punkte, d.h. im Quadrat, verhaftet, werden Sie das Problem nicht lösen. Erst wenn sich Ihre Wahrnehmung verändert und sich außerhalb der 9 Punkte bewegt, können Sie das Problem lösen:

Wer sagt denn, dass Sie Ihre Linie nicht über einen der Eckpunkte hinaus verlängern können?

Einsicht erfolgt oft erst nach einer Neukonstruktion der Betrachtungsweise bzw. der Wahrnehmungsstruktur. Lernen durch Einsicht meint den Prozess, bei dem eine Person ein Problem denkend umstrukturiert und neu organisiert und so Handlungsstrategien zu dessen Lösung herausfindet. Als Ergebnis dieses Prozesses zeigt sich häufig ein geändertes oder neuartiges Verhalten (Hobmair 1996, S. 173).

Ablauf kognitiver Lernprozesse – eine Zusammenfassung

Menschliche Informationsverarbeitung ist nur eine andere Bezeichnung für Lernen und Gedächtnis (Edelmann 1996, S. 7). Die vier Phasen des Lernprozesses verdeutlichen, dass Lernen, Behalten, Erinnern eng miteinander verknüpft sind (→ Abb. 16).

Die Reizsituation, die der Schüler zu Beginn des Lernprozesses antrifft, ist z.B. eine bestimmte Aufgabenstellung.

- Vorbereitungsphase:

  In der Vorbereitungsphase laufen Aufmerksamkeits- und Wahrnehmungsprozesse ab. Durch Aufmerksamkeit konzentriert sich der Lernende auf die Aufgabe. Das menschliche Gehirn verfügt dabei offenbar über einen „Relevanzdetektor" und einen „Neuigkeitsdetektor". Informationen, die

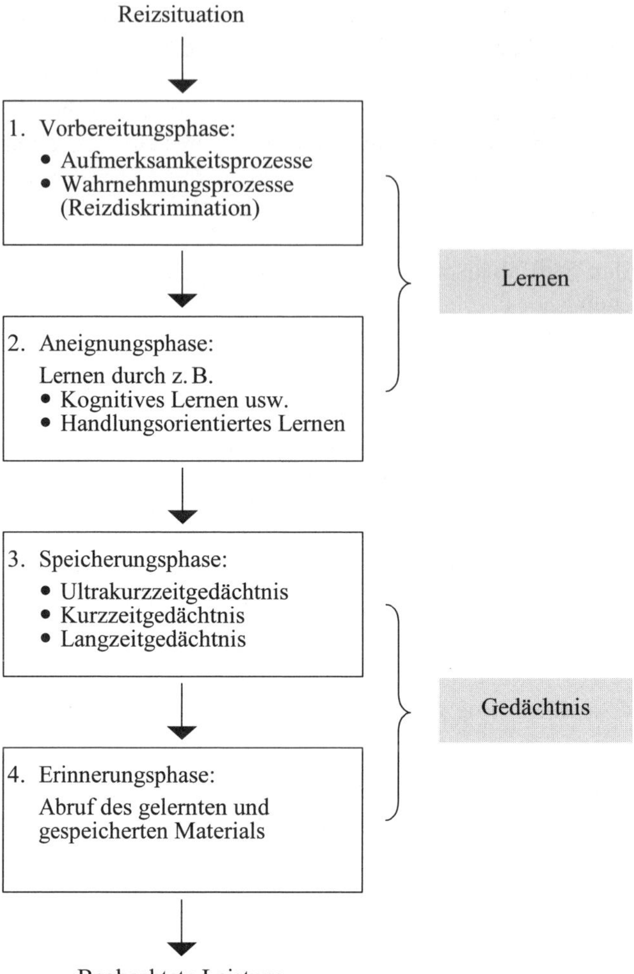

Abb. 16: Prozess der Informationsverarbeitung (Bredenkamp 1980, S. 616)

als bedeutungslos und bekannt erscheinen, werden zum „Rauschen“. Da diese Relevanz- und Neuigkeitsdetektoren biografie- und erfahrungsabhängig sind, nehmen verschiedene Personen in Bildungsveranstaltungen sehr Unterschiedliches wahr. Je nach Interesse und Vorkenntnissen werden „gezielt kortikale Strukturen aktiviert“ (Spitzer 2000, S. 156). Aufmerksamkeitsprozesse können durch den Lehrer gefördert werden. Im Sinne des Modelllernens werden Aufmerksamkeitsprozesse unterstützt durch bestimmte Charakteristika der Modellperson, vor allem durch ein positives Beziehungsverhältnis zwischen Lehrenden und Lernenden, möglicherweise auch Prestige und Kompetenz des Lehrers. Auf Seiten der Lernenden spielen bei der Aufmerksamkeit hingegen Charakteristika wie Engagement, Neugierde und Interesse eine entscheidende Rolle. Mittels Wahrnehmung erfasst der Lernende die Aufgabenstellung. Dabei kommt der Prozess der Reizdiskrimination ins Spiel, insofern die spezifische Aufgabenstellung von anderen Reizen unterschieden wird. Wahrnehmungsvorgänge sind für psychische Phänomene und Prozesse sowie für die Kommunikation mit anderen Menschen aber auch für Lernvorgänge von zentraler Bedeutung. Nun wissen wir aus der Lernbiologie und dem Konstruktivismus, dass die Wahrnehmung nie objektiv, immer subjektiv ist und im Austausch mit Anderen überprüft und verändert wird. Dies gilt im Besonderen für den Unterricht, der zum Austausch und zum Selbstlernen anregen will.

- Aneignungsphase:

  Im Abschnitt Lernbiologie haben wir gesehen, dass zunächst die Plastizität des Gehirns nahezu unbegrenzt ist. Sie wird zunehmend begrenzt durch Strukturen, die der Mensch im Verlauf seiner Lernbiografie entwickelt. Wahrnehmungen, Denken, Fühlen, Lernen erfolgen also „strukturdeterminiert“ (Maturana/Varela 1987, S. 107), d. h. neue Inhalte können nur im Rahmen dieser Strukturen verarbeitet werden. Methoden des selbst bestimmten und selbst organisierten Lernens sowie handlungsorientierte Methoden eigenen sich in besonderer Weise für ein „Anschlusslernen“.

- Speicherungs- und Erinnerungsphase:

  Lernen und Gedächtnis sind nicht zwei unterschiedliche Erscheinungen. Wenn man von Lernen spricht, meint man schwerpunktmäßig die Prozesse der Aneignung und bei Gedächtnis die Vorgänge der Speicherung und des Erinnerns und Abrufens. Ergebnisse des Lernprozesses sind beobachtbar und zeigen sich in veränderten Verhaltensweisen.
  Die Behaltensleistung ist in hohem Maße abhängig von der Aktivität der Lernenden bei der Aneignung. Es besteht ein enger Zusammenhang zwischen Aneignung und Abrufen können. Folgenden Regeln sollte dabei Beachtung geschenkt werden:

  1. Rechtzeitig wiederholen
     Den Übergang vom Kurzzeitgedächtnis ins Langzeitgedächtnis kann man gezielt verbessern, indem man rechtzeitig Informationen wiederholt – also schon nach 15 Minuten. Damit wird die Übergangsphase verlängert, das Kurzzeitgedächtnis gibt wiederholt die Informationen an das Langzeitgedächtnis weiter. Je häufiger eine Information wiederholt wird, desto größer ist die Wahrscheinlichkeit, dass etwas behalten wird. Auswendiglernen eignet sich eher für ein Lernen für Kinder; erwachsenengerechtes Lernen beinhaltet, dass neue Informationen in ein komplexes, Zusammenhänge durchschauendes problemorientiertes Wissen eingeordnet werden kann.

2. Gefühle beachten
   Wenn eine Information fesselnd, packend, aufregend für Lernende ist, desto eher werden sie behalten. Auch Gefühle sind Reize, die im Gehirn gespeichert werden. Mit der Speicherung der Gefühle werden zugleich die entsprechenden Informationen gespeichert. Folglich sollte man sich überlegen, wie man eine Sache aufregend und anregend gestalten kann, wenn man sie im Gedächtnis speichern will.

3. Verschiedene Sinneskanäle berücksichtigen
   Informationen können über verschiedene Sinneskanäle in unser Ultrakurzzeitgedächtnis gelangen. Gelangt eine Information nur über einen Sinneskanal dorthin, so hat sie eine geringere Wahrscheinlichkeit weitergegeben zu werden. Eine Information, die über mehrere Sinneskanäle dorthin gelangt, hat also größere Chancen erinnert zu werden. Darum sollten wir eine Information nicht nur hören oder sehen bzw. lesen. Wir müssen Hören und Sehen koppeln. Noch nachhaltiger lernen und erinnern wir uns, wenn wir über sie diskutieren, weil wir die Informationen dadurch handelnd aufnehmen (→ Abschnitt „Lernstile“).

4. Gedächtnisstützen benutzen
   Man kann das Gedächtnis entlasten durch bestimmte Techniken oder Hilfen: Man benutzt z. B. Projekt- und Terminplaner, verwendet Karteikarten. Man gestaltet Mindmaps zur Organisation der Gedanken.

Übung

Wissen wiederholen und Zusammenhänge herstellen

Die Überprüfung von Wissen spielt in allen Lernsituationen eine Rolle. Vor allem Erwachsene unterziehen sich einer solchen als Kontrolle erlebten Überprüfung nur ungern. Zu viele frühere unangenehme Erfahrungen und belastende Gefühle werden reaktiviert.

Methode
Die zentralen Begriffe eines behandelten Themas werden auf Kärtchen geschrieben. Jeder Teilnehmer bekommt per Zufall ein Kärtchen zugeteilt. Anschließend kann jeder sein Kärtchen austauschen, wenn er der Meinung ist, mit dem Begriff nichts anfangen zu können. Er vergewissert sich, dass er zu dem neuen Begriff etwas sagen kann. Danach beginnt ein beliebiger Teilnehmer mit der Erklärung seines Begriffes. Ein anderer Teilnehmer, der glaubt, dass sein Begriff dazu passt, fährt fort. Wer fertig ist, legt sein Kärtchen sichtbar vor sich hin.

Didaktische Begründung
Diese spielerische Form der Überprüfung, bei der durch die Möglichkeit des Tauschhandels ein überflüssiger Druck wegfällt, führt zu einer lebhaften Diskussion. Den Teilnehmern werden Zusammenhänge und die Vielfalt möglicher Vernetzungen deutlich. Jeder bekommt die Möglichkeit vor der Gruppe zu sprechen. Man muss aber auch ständig konzentriert zuhören, was die anderen vorstellen, um beurteilen zu können, ob sich ein Begriff als Anschlussthema eignet.

Handlungstheorien/Problemlösendes Lernen

Das Modell-Lernen/Lernen durch Nachahmung

Im Mittelpunkt dieses Lernens stehen kognitive Prozesse der Informationsverarbeitung und -speicherung. Für diese Lernart werden die Begriffe Beobachtungslernen, Lernen am Modell (Modellernen) und Imitationslernen gebraucht. Diese Lerntheorie besagt, dass die Wahrnehmung eines Modells den Beobachter „beeinflussen" kann (Edelmann 1996: 282).

Beim Beobachtungslernen beobachtet ein Mensch das Verhalten einer „Modellperson" und zeigt anschließend die gleichen Verhaltensweisen. Voraussetzung für die Nachahmung ist, dass die Modellperson eine bestimmte Bedeutung (Verstärker) hat. Deshalb kann Beobachtungslernen auch als eine Sonderform des instrumentellen Lernens betrachtet werden.

Hauptvertreter ist Bandura, der seine Theorie des sozial-kognitiven Lernens mittels Experimenten mit Kindern im Kindergarten entwickelt hat. Er zeigte die Wirkung des Modells in Bezug auf das Auftreten von aggressivem Verhalten bei Kindern auf. Modellernen ist für die menschliche Entwicklung, besonders im Kindes- und Jugendalter, von besonderer Bedeutung. Modell-Lernen gilt als Vorläufer der eigentlichen Handlungstheorien.

Das Lernen von Handeln

Handlungstheorien sind ebenfalls kognitive Theorien. Sie befassen sich mit dem Zusammenhang zwischen Kognition und Handlung. Die Handlung wird durch einen „Plan" gesteuert, in dem die einzelnen Teilschritte programmiert sind. Ein solcher Plan kann sowohl ein grober Entwurf als auch eine exakte, bis in die Einzelheiten durchdachte Antizipation (gedankliche Vorwegnahme) zukünftiger Handlung sein. In der Mehrzahl der Handlungstheorien ist der Begriff des Planes durch den Begriff des Handlungskonzepts ersetzt. Diese Bezeichnung verweist auf das zentrale Merkmal psychologischer Handlungstheorien, dass nämlich der Mensch als Subjekt gesehen wird, der sich selbst Ziele setzen kann und Mittel zur Erreichung dieser Ziele bereitstellt.

Der Mensch wird nicht mehr wie bei behavioristischen Modellen als unter der Kontrolle der Umwelt stehend gesehen, sondern ist von sich aus gegenüber der Umwelt aktiv (Edelmann 1996).

Die Begriffe „Handlung" und „Verhalten" unterscheiden sich. Während Verhalten unter extremer Außensteuerung (Außenreize, vgl. klassische Konditionierung) erfolgt, ist Handeln dagegen weitgehend innen gesteuert (Wollen, Wille). Unter einer Handlung versteht man ein zumindest in Teilen absichtliches, zielgerichtetes, planvolles Tun. Eine Handlung ist immer zielgerichtet. Eine Handlung kann schematisch folgendermaßen dargestellt werden:

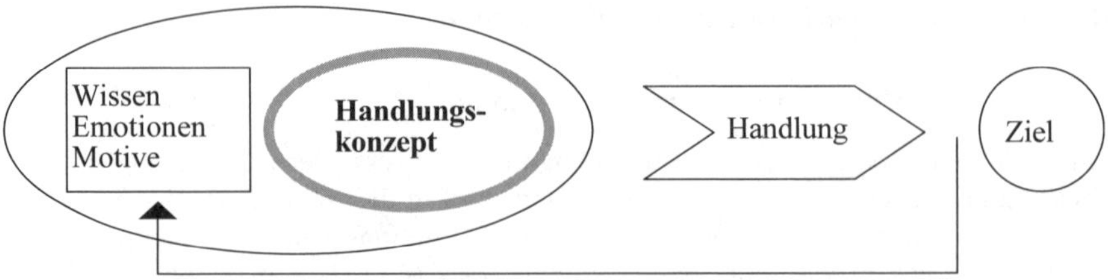

Abb. 17: Schematische Darstellung einer Handlung (Edelmann 1996, S. 298)

Zunächst werden das dispositionale Wissen und latente Motive angeregt, in deren Folge es zur Ausbildung eines flexiblen Handlungskonzeptes (oder Handlungsplanes) kommt. Solche Konzepte beinhalten Vorstellungen über die anzustrebenden Ziele und Überlegungen, wie diese Ziele erreicht werden sollen. Der Plan ist eine Vorwegnahme (Antizipation) der späteren Handlungsdurchführung. Die eigentliche Tätigkeit wird von diesem Handlungsentwurf gesteuert. Der Erfolg der Handlung (Zielerreichung) wird an die Person zurückgemeldet und im Gedächtnis gespeichert.

Der Mensch greift mit seiner Handlung verändernd in die Umwelt ein. Als handelnder Mensch ist er für das, was er tut, verantwortlich. Das Ergebnis besteht in einer veränderten Umwelt.

Problemlösen

Problemlösen ist ein Sonderfall des Handelns, der dadurch gekennzeichnet ist, dass wegen eines Hindernisses (Barriere) das Ziel nicht auf direktem Wege erreichbar ist (Edelmann 1996, S. 313)

Das Besondere der Problemlösung soll an dem Unterschied zwischen „Aufgabe“ und „Problem“ verdeutlicht werden. Wenn eine Person sich in einem Zustand befindet, den sie nicht für wünschenswert empfindet, aber im Moment nicht über die Mittel verfügt, diesen Zustand in einen wünschenswerten Zielzustand zu verändern, sprechen wir von einem Problem. Eine Aufgabe ist dagegen dadurch gekennzeichnet, dass uns die Lösungsmöglichkeiten bekannt sind. So kann für eine Person ein Sachverhalt ein Problem darstellen, weil sie den Lösungsweg nicht kennt, während für den anderen dies lediglich eine zu lösende Aufgabe ist.

In der Regel werden im Unterricht Lösungsstrategien vermittelt und im Rahmen von Aufgaben angewendet (→ Abb. 18). Das heißt der/die Lehrende stellt bestimmte Aufgaben, über deren Lösung die/der Lehrende verfügt, die dem Auszubildenden vermittelt werden. Die Schule konstruiert und tradiert hiermit den Mythos, dass es immer Wissende, immer Experten gibt, die für ein Problem die richtige Antwort haben (Werning/Kriwet 1999).

Das selbst gesteuerte und -organisierte Lernen braucht dagegen einen offenen problemorientierten Zugang, damit gleichzeitig „Lernstrategien“ erworben werden können (→ Abb. 19; → Kapitel 4, 5, 6).

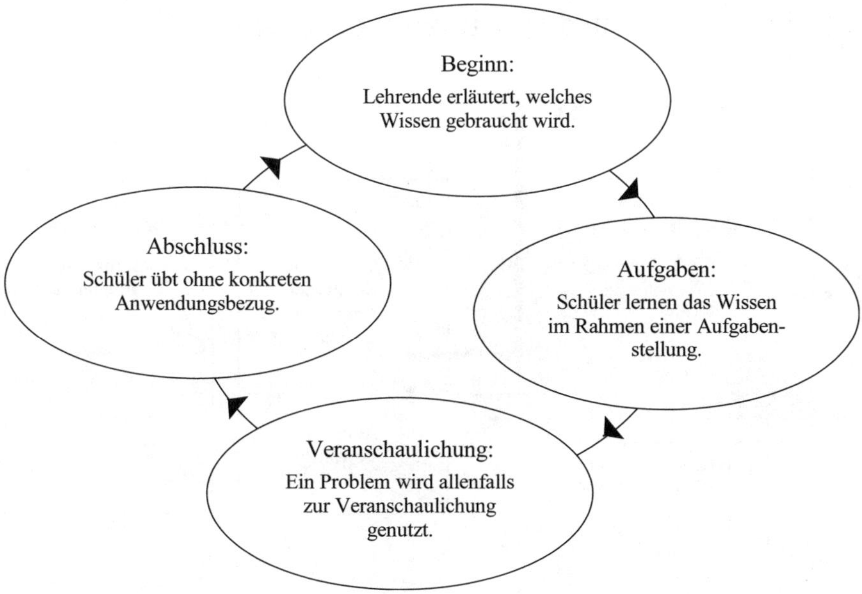

Abb. 18: Aufgabenorientierte, sachlogische Strukturierung der Lernsituation

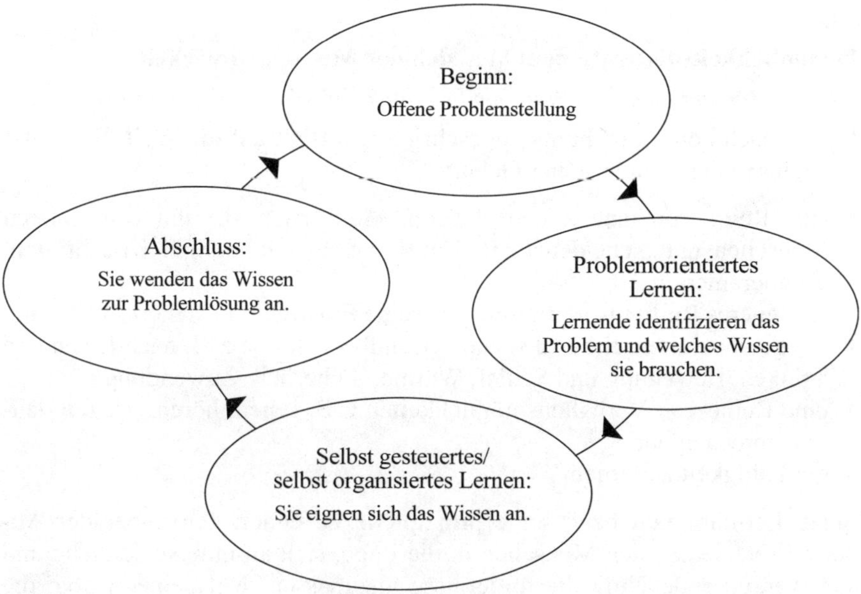

Abb. 19: Problemorientierte Strukturierung der Lernsituation

1.2 Persönlichkeitsdispositionen beachten

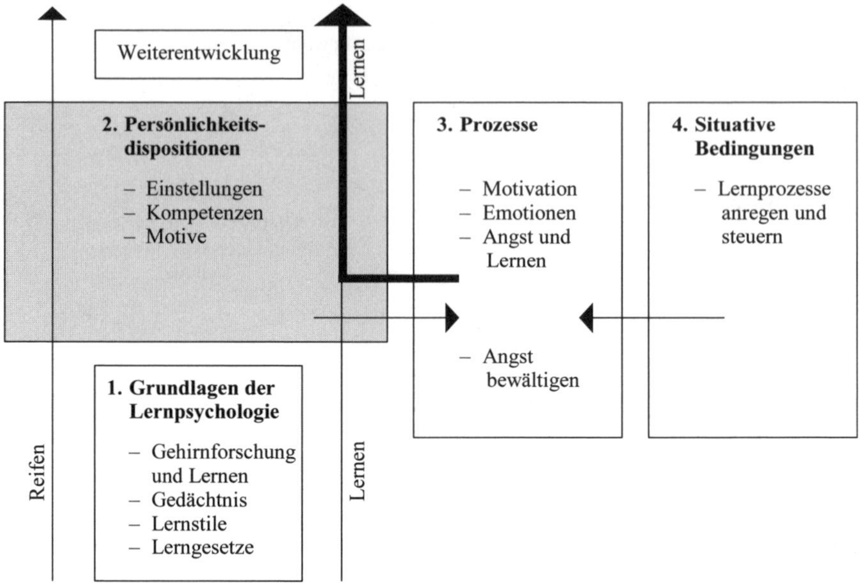

Abb. 20: Thema: „Persönlichkeitsdispositionen"

Persönlichkeitsdispositionen: Wie sich der Mensch entwickelt

Der Mensch entwickelt sich in der Dynamik zwischen Anlage und Umwelt

Ein Mensch kommt nicht als unbeschriebenes Blatt auf die Welt. Er besitzt vielmehr in der Stunde seiner Geburt

- eine Reihe von inneren und äußeren Merkmalen, die ihn von anderen Menschen unterscheiden (z. B. Hautfarbe, Physiognomie, Konstitution, Temperament u. a.);
- ein inneres Reifungsprogramm, das seine Entwicklung steuert;
- einige physiologische und soziale Grundbedürfnisse z. B. nach Essen und Trinken, Bewegung und Schlaf, Wärme, Sicherheit, Zuwendung;
- eine Reihe von Verhaltensmöglichkeiten z. B. sehen, hören, greifen, laufen, sprechen und
- die Fähigkeit zu lernen.[4]

Seine Lernfähigkeit bzw. seine prinzipielle Offenheit gegenüber der Außenwelt versetzen den Menschen in die Lage, sich an unterschiedliche und sich verändernde Umwelterfordernisse anzupassen. Mit seiner Gabe, die Umwelt zu erforschen, zu verstehen und sich zunutze zu machen, übertrifft

4 Ich gebe in diesem Abschnitt grundlegende Gedanken von Hirsch (1994, S. 44 ff.) wieder.

der Mensch alle anderen Lebewesen. Lernend setzt er sich mit der Welt in Beziehung und erfährt dabei, was er mit ihr anfangen kann und welche Grenzen sie ihm setzt; lernend verwandeln sich die angeborenen Verhaltensmöglichkeiten in konkrete Verhaltens- und Erlebensmuster.

In diesem Sinne ist der Mensch sowohl ein biologisches als auch ein kulturelles Wesen, ein Produkt aus Anlage und Umwelt. In der Auseinandersetzung mit inneren Reifungsprozessen, Verhaltenstendenzen und Lernmöglichkeiten einerseits, äußeren Lebensbedingungen und Lernangeboten, familiären und soziokulturellen Einflüssen andererseits bildet sich die Persönlichkeit mit ihren Eigenheiten, Stärken und Schwächen, Einstellungen, Bedürfnissen, Interessen und Daseinstechniken.

Verhalten ist veränderbar

Unser konkretes Verhalten ist nicht durch unsere Anlagen vorgegeben; niemand muss sich in einer ganz bestimmten Weise verhalten. Angeboren sind, wie bereits ausgeführt, gewisse Verhaltensmöglichkeiten und -neigungen. Diese bedürfen aber der Herausforderung, Akzeptanz und Unterstützung durch die Umwelt, um sich in konkrete Verhaltensmuster umzusetzen. Verhalten, wie es uns im täglichen Zusammenleben begegnet, ist erlernt und ein Versuch, die eigenen Vorstellungen und Bedürfnisse mit den Erfordernissen einer bestimmten Situation in Einklang zu bringen. Es wird von drei Seiten her gesteuert:

- durch innere, organische und/oder entwicklungsbedingte Faktoren (z.B. Hormone, Krankheiten, Befindlichkeiten);
- durch Erwartungen und Anforderungen seitens der Umwelt;
- durch Wertvorstellungen und Zielsetzungen der Persönlichkeit.

Die endogenen Faktoren schaffen gewisse Verhaltensbereitschaften. Wie weit und in welcher Form der Betroffene ihnen nachgibt, hängt aber davon ab, was die Umwelt von ihm erwartet und welche persönlichen Ziele er damit verfolgt.

Ob zum Beispiel ein wütender Lehrer einen Schüler anschreit, ihn „links liegen lässt" oder seinen Zorn stillschweigend herunterschluckt, entscheidet sich daran, was ihm erlaubt ist und was er selbst für richtig hält. In diesem Sinne kann jeder Mensch sein eigenes Verhalten steuern und durch Zustimmung und Ablehnung Einfluss auf das Verhalten anderer Menschen nehmen.

Der Mensch ist ein sich entwickelndes Wesen

Ein Mensch ist das Resultat seiner Lebensgeschichte. Er hat eine Vergangenheit und eine Zukunft, die durch die Vergangenheit ihren Rahmen erhält. Er ist verantwortlich für seinen Lebenslauf, der mit der Zeugung beginnt und mit dem Tod endet und ihn mit immer neuen alterstypischen Veränderungen konfrontiert. Die Auseinandersetzung damit macht seine Entwicklung aus. Sie entscheidet darüber, ob der Mensch wächst und neue Dimensionen dazu gewinnt oder stagniert.

Pädagogik muss sich daran messen lassen, wie weit sie die Entwicklung von Schülerinnen und Schülern unterstützt. Eine wirksame Unterstützung wird den Ort im Lebenslauf eines Schülers mit bedenken und ihn „dort abholen, wo er steht". Indem der Lehrende sich mit der speziellen Lernsituation des Schülers/der Schülerin vertraut macht und die daraus erwachsenden pädagogisch-didaktischen Anforderungen zu verstehen sucht, kann er ihm individuelle Hilfestellung geben.

Jeder Mensch ist ein Individuum und lebt in seiner eigenen Welt

Jeder Mensch kommt als ein einzigartiges Wesen auf die Welt. In der Kombination seiner Dispositionen und Merkmalsausprägungen unterscheidet er sich von allen anderen Mitmenschen. Gemeinsam ist allen die Offenheit gegenüber der Außenwelt, d. h. die Fähigkeit, entsprechend der eigenen Potenziale eine Beziehung zur Welt aufzunehmen, sie kennen zu lernen und zu verstehen. Je nachdem, welche Erfahrungen der einzelne mit der Außenwelt macht, zeigt sie sich ihm in unterschiedlichem Licht, gewinnt sie andere Konturen und Akzente.

Die Erfahrungen, die der einzelne Mensch macht, prägen seine Individualität und beeinflussen sein Selbstkonzept. Das „Selbstkonzept" ist ein psychologischer Ausdruck für das umgangssprachlich verwendete Wort „Selbstbild". Mit Selbstkonzept wird der Sachverhalt beschrieben, dass Menschen sich von sich selbst, wie auch von anderen Dingen der Welt ein Bild machen. Im Rahmen der Selbstkonzeptforschung geht es demnach um die Frage, wie Menschen sich selbst sehen und beschreiben und welche Auswirkungen diese individuellen Selbstbilder auf ihr Denken, Fühlen und Handeln haben.

Für die Humanistische Psychologie ist das Selbst eine nicht reduzierbare Einheit, aus welcher die Kohärenz und die Stabilität der Persönlichkeit hervorgeht. Unter dem Selbstkonzept wird im Allgemeinen (Kerres 1993; S. 31): *„... die Gesamtheit relativ stabiler Kognitionen und Bewertungen" verstanden, die eine Person auf sich bezieht. Dies bedeutet, dass es sich hierbei um ein globales Konzept von der eignen Person handelt, welches sowohl kognitive als auch affektive Komponenten enthält."* Welche Inhalte ein Selbstkonzept aufweist, wird durch die Biografie bestimmt, hier insbesondere durch die Rückmeldungen seitens der sozialen Interaktionspartner. Das Selbstkonzept steuert die kognitiven und die Verhaltensprozesse zur Konstruktion der sozialen Welt, die wiederum zur Aufrechterhaltung und Bestätigung des Selbstkonzeptes dienen (Kerres 2003, S. 82).

Das eigene Selbstkonzept entwickelt sich in Abhängigkeit zum Umfeld, in dem der Mensch aufgewachsen ist. Verschiedene Menschen nehmen unterschiedliche Ausschnitte aus der Gesamtwirklichkeit wahr. Sie unterscheiden sich nach Umfang, Differenziertheit und Genauigkeit – was nicht zuletzt davon abhängt, inwieweit sie dazu in der Lage sind, neue Erfahrungen und Erkenntnisse aufzunehmen.

Im Allgemeinen verändern wir uns nicht gern. Unser Bestreben, an einmal gewonnenen Erkenntnissen festzuhalten, ist groß. Wollen wir uns aber weiterentwickeln und uns in einer Welt des Wandels dennoch stetig und kongruent fühlen (Riemann 1987), so müssen wir uns auf Veränderungen und Korrekturen einlassen. Wir müssen lernen.

Lernen besteht im Erwerb von Dispositionen, d.h. von Verhaltens- und Handlungsmöglichkeiten. Dazu gehören Motive, die unser Verhalten beeinflussen, und Kompetenzen, mit denen wir auf Sachverhalte und in Situationen einwirken, sowie Einstellungen und Normen, die uns befähigen Stellung zu beziehen.

1.2.1 Einstellungen

Einstellungen können als Bereitschaft definiert werden, in positiver und negativer Weise auf bestimmte Anregungen, Personen, Situationen zu reagieren. Beispiele für Einstellungen sind Vorurteile, Sympathie und Antipathie oder das Selbstwertgefühl. Einstellungen haben affektive, kognitive und aktionale bzw. verhaltensbezogene Aspekte und beeinflussen die Wahrnehmung, das Denken und Verhalten auf individueller und zwischenmenschlicher, sozialer Ebene.

Die Einstellung prädisponiert eine Person in einer bestimmten Art von Situation für bestimmte Handlungsweisen. Sie lenken die Informationsverarbeitung, steuern die Aufmerksamkeit und haben Einfluss auf das Gedächtnis, indem sie neue Informationen selektiv auswählen oder ignorieren.

Einstellungen sind nicht direkt beobachtbar. Sie bilden das Bindeglied zwischen bestimmten Reizen und Reaktionen. Die Einstellungsforschung klärt die Zusammenhänge von Einstellungen, Verhalten und Handeln; sie fragt vor allem danach, unter welchen Bedingungen Einstellungsmuster zustande kommen, wie dauerhaft diese sind und unter welchen Bedingungen sie geändert werden. In diesem Zusammenhang kommen die Lerntheorien zur Anwendung, insofern neue Lernprozesse im Sinne der Verhaltensformung (→ Kapitel 7) schrittweise angeregt werden können.

1.2.2 Kompetenzen

Handeln und der Erwerb von Handlungskompetenz sind zunächst psychologisch-pädagogische Begriffe, deren konkrete Ausgestaltung mit der individuellen Entwicklung des Menschen zusammenhängt. Kompetenzen sind Dispositionen, die in konkreten Situationen wirksam werden. So wenden Lernende z.B. Selbstlernkompetenzen an, wenn es um die Bewältigung einer Prüfungssituation geht.

Berufsbildung vermittelt berufliches Fachwissen und fördert die Entwicklung der Persönlichkeit auf den Ebenen des kognitiven, methodisch-strategischen, affektiven und sozialen Lernens mit dem Ziel, Persönlichkeitsbildung und berufliche Handlungskompetenz zu ermöglichen (→ Abb. 21).

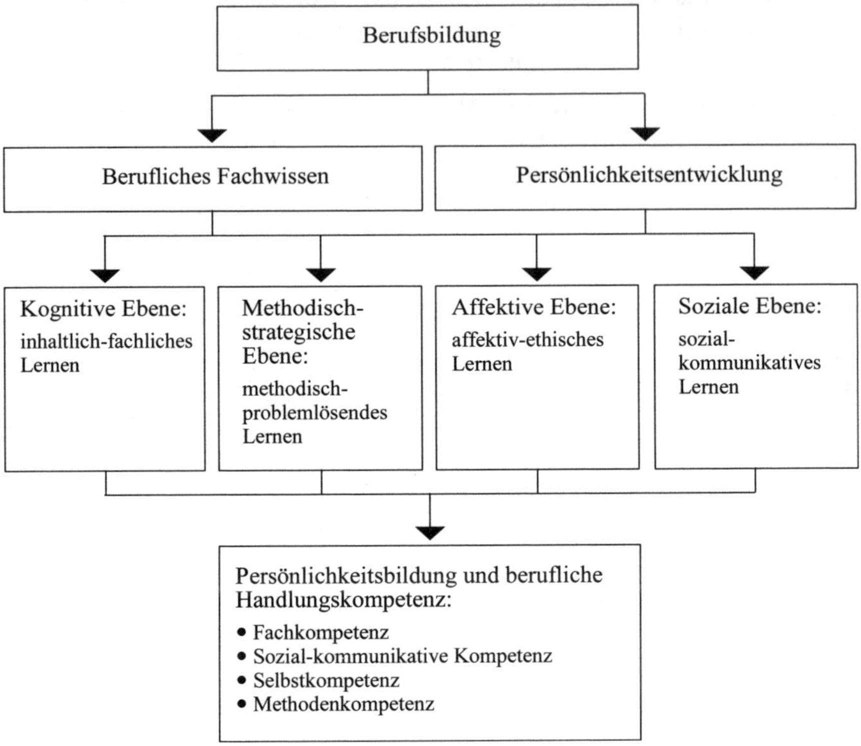

Abb. 21: Kompetenzen

Handlungskompetenz zeigt sich in den Dimensionen:

- *Fachkompetenz:* Darunter versteht man die Fähigkeit, berufstypische Aufgaben und Sachverhalte den theoretischen Anforderungen gemäß selbstständig und eigenverantwortlich zu bewältigen.
- *Sozialkompetenz:* Der Begriff bezieht sich auf die gesamte Persönlichkeitsstruktur eines Menschen und sein Verhalten im zwischenmenschlichen Interaktionsprozess. In der Psychologie bezeichnet „soziale Kompetenz" eine nur schwer definierbare Gesamtheit von Fertigkeiten, die für die Gestaltung sozialer Interaktion nützlich oder notwendig sein können.
  In Unterricht und Ausbildung ist der Erwerb sozialer Kompetenzen ein wichtiges Ziel und beinhaltet die Bereitschaft und Fähigkeit, soziale Beziehungen zu leben und zu gestalten, Zuwendungen und Spannungen zu erfassen, zu verstehen sowie sich mit anderen rational und verantwortungsbewusst auseinander zu setzen und zu verständigen. Hierzu gehört

insbesondere auch die Entwicklung sozialer Verantwortung und Solidarität (Bischoff-Wanner 2007).

- *Selbstkompetenz:* Mit Selbstkompetenz bzw. Persönlichkeitskompetenz wird ein Bündel wünschenswerter Fertigkeiten, Einstellungen und Verhaltensweisen einer Person zusammengefasst. Darunter werden die Bereitschaft und Fähigkeit zu verantwortungsvollem Handeln verstanden sowie auch ethisch-moralische Werte und Überzeugungen. Selbstkompetenz bezeichnet somit die Bereitschaft und Fähigkeit, als individuelle Persönlichkeit die Entwicklungschancen, Anforderungen und Einschränkungen in Familie, Beruf und öffentlichem Leben zu klären, zu durchdenken und zu beurteilen, eigene Begabungen zu entfalten sowie Lebenspläne zu fassen und fortzuentwickeln. Sie umfasst personale Eigenschaften wie Selbstständigkeit, Kritikfähigkeit, Selbstvertrauen, Zuverlässigkeit, Verantwortungs- und Pflichtbewusstsein. Zu ihr gehören insbesondere auch die Entwicklung durchdachter Wertvorstellungen und die selbst bestimmte Bindung an Werte (Bischoff-Wanner 2007).

- *Methodenkompetenz:* ist die Fähigkeit zur Anwendung bestimmter Lern- und Arbeitsmethoden zur selbstständigen Erschließung unterschiedlicher Lern- und Wirklichkeitsbereiche. Methodenkompetenz bildet die Voraussetzung für lebenslanges Lernen und das Lernen lehren. Lebenslanges Lernen erfordert die Kompetenz des zielgerichteten Erschließens und Aneignens von neuem Wissen, im engeren Sinn von Informationsbeschaffung, -verarbeitung und -wiedergabe, worunter auch Lern- und Arbeitstechniken, effiziente Arbeitsverfahren und Kreativitätsmethoden fallen, das Beherrschen von Planungstechniken zur Problem- und Zeitstrukturierung bzw. eine generelle Problemlösungsfähigkeit.

Ein Beispiel: Um seinen Lernprozess erfolgreich zu steuern und zu organisieren, muss der Lernende z. B. über folgende Kompetenzen verfügen:

- *Fachkompetenz:* Bestimmte fachliche Zusammenhänge sind ihm bekannt.
- *Sozialkompetenz:* Fähigkeiten mit den Mitschülern zusammenarbeiten/kooperieren und kommunizieren zu können.
- *Methodenkompetenz:* Fähigkeit, sich benötigte Informationen selbstständig zu beschaffen. Zudem muss er über Reflexionsfähigkeit und Metakognition verfügen, damit er im Anschluss an seine Arbeit seinen Lernprozess auswerten und verbessern kann.
- *Selbstkompetenz:* Interne Ressourcen wie Motivation, Anstrengung und Konzentration können mobilisiert werden.

Nur wenn diese Kompetenzen vorhanden sind, kann der Lernende seinen Lernprozess erfolgreich gestalten. Kapitel 4 konzentriert sich auf den Erwerb von Selbstlernkompetenz und damit auf die Fähigkeit, Lernstrategien anzuwenden.

Die Kompetenzbereiche der Sozial-, Selbst- und Methodenkompetenz werden auch als Schlüsselqualifikationen bezeichnet. Häufig werden beide Begriffe – die der Qualifikation und der Kompetenz – synonym gebraucht. Mit dem Begriff Qualifikation verbindet man jedoch vorrangig die Befähigung bzw. „Verwertbarkeit" aus dem Blickwinkel der Arbeitswelt, während sich der Begriff Kompetenz auf das Vermögen bzw. die Fähigkeiten der Person selber bezieht.

1.2.3 Motive

Warum verhalten sich Menschen in einer ähnlichen Situation verschieden? Zunächst könnte man vermuten, dass unterschiedliches Verhalten von Personen zu einem großen Teil von den besonderen Anregungsbedingungen dieser Situation abhängt (vgl. Verhaltensmodell „Situative Bedingungen"). Es sind die antizipierten (vorweggenommenen) Wahrscheinlichkeiten der möglichen Handlungsausgänge sowie die Erwartung der damit verknüpften Konsequenzen (ob erwünscht oder unerwünscht, vgl. Instrumentelles Lernen), die zu einem bestimmten Verhalten herausfordern (Heckhausen 1980, S. 142). Dieser Erklärungsansatz reicht jedoch nicht aus. Trotz annähernd gleicher Situation verhalten sich Menschen sehr unterschiedlich. Diese individuellen Unterschiede, so zeigt sich, sind nicht zufällig, sondern weisen eine gewisse lebensgeschichtliche Stabilität auf.

Um die individuellen Unterschiede in sonst gleichen Anregungsbedingungen der Situation zu erklären, verwendet die Psychologie den Begriff „Motiv". Motiv ist ein hypothetisches Konstrukt, das sich der Beobachtung entzieht. Motive stehen als Sammelname für so unterschiedliche Bezeichnungen wie Bedürfnis, Beweggrund, Trieb, Neigung, Streben usw. Alle Bezeichnungen verweisen auf eine dynamische Richtungskomponente. Motive richten sich in ihrer Energie auf Zielzustände, die noch nicht erreicht sind, deren Erreichung aber angestrebt wird.

In der Alltagssprache wird unter dem Begriff Motiv die bewusste Absicht eines Menschen verstanden, bestimmte Ziele zu erreichen. Psychologisch ist ein Motiv eine überdauernde Antriebskraft, die einem zielgerichteten aktuellen Verhalten zugrunde liegt. Man kann Motive auch als wiederkehrende Anliegen begreifen. Ein solches wiederkehrendes Anliegen ist z. B. das Leistungsmotiv.

Alle in einer konkreten Situation aktualisierten Motive, die das aktuelle Verhalten bestimmen, nennt man Motivation.

Man unterscheidet primäre (biogene) Motive und sekundäre (soziogene) Motive (vgl. Steigerwald 1993, S. 42).

Primäre (biogene) Motive sind physiologisch und neurologisch in der körperlichen Entwicklung des Menschen angelegt. Die biogenen Motive sind grundsätzlich bei jedem Individuum vorhanden, wenngleich sie je nach kulturellen und sozialen Unterschieden verschieden ausgedrückt werden. Behinderungen der primären Motive führen zu schweren körperlichen und psychischen Störungen. Wichtige biogene Motive sind:

- Nahrungsaufnahme (z. B. Hunger, Durst)
- Schlafbedürfnis (z. B. Schlafrhythmen)
- Reinlichkeitsbedürfnis
- Sexualität

Sekundäre (soziogene) Motive sind gelernt. Sie ergeben sich aus Grundsituationen der allgemeinen Lebensbedingungen des Menschen. Sie sind im Wesentlichen von kulturellen und sozialen Bedingungen abhängig und weisen in den verschiedenen Kulturen große Variationen auf. Die individuelle Entwicklung der soziogenen Motive kennzeichnet die Persönlichkeit eines Menschen. Deren Abschätzung erlaubt häufig eine grobe Einschätzung der Person. Die wichtigsten soziogenen Motive sind:

- das Leistungsmotiv,
- das Aggressionsmotiv,
- das Machtmotiv,
- das Motiv nach Kontakt und Anerkennung.

Das Leistungsmotiv ist das Bestreben, die persönliche Tätigkeit dort zu steigern und möglichst hoch zu halten, wo ein bestimmter Gütemaßstab für verbindlich gehalten wird. Im Leistungsmotiv vereinigen sich die Motivtendenzen „Hoffnung auf Erfolg“ und „Furcht vor Misserfolg“. Das in einer bestimmten Situation aktualisierte Leistungsmotiv nennt man Leistungsmotivation.

Das Aggressionsmotiv ist die überdauernde Bereitschaft, unter bestimmten Anregungs- oder Umweltbedingungen aggressiv zu handeln oder auch nicht zu handeln. Aggressivität ist ein im Handeln wirksam gewordenes Aggressionsmotiv. Das Aggressionsmotiv setzt sich aus zwei Teiltendenzen in unterschiedlicher Stärke zusammen: Die aufsuchende Aggression (Bereitschaft, aggressiv zu handeln) und die Aggressionshemmung (Unterdrückung des Aggressionsmotivs).

Das Machtmotiv (Dominanz) ist die relativ überdauernde Bereitschaft, Einfluss auf andere auszuüben, sie zu lenken und darüber hinaus auch Aufmerksamkeit zu erregen und angesehen zu sein. Auch das Machtmotiv besteht aus zwei Teiltendenzen, nämlich der Hoffnung auf Machtgewinn und der Furcht vor Machtverlust.

Das Motiv nach Kontakt und Anerkennung ist das wichtigste soziogene Motiv. Dieses Bedürfnis gilt als eine Weiterentwicklung der emotionalen Abhängigkeit eines Kleinkindes zur Bezugsperson – es ist eines der ersten gelernten Motive.

Motive führen nicht unmittelbar zu Handlungen. Sie müssen erst durch ihnen entsprechende Situationsbedingungen wachgerufen und angeregt werden.[5] Sie beeinflussen damit die momentane Motivierung. Die Motivierung wiederum steuert das Verhalten.

Es gibt unterschiedliche Auffassungen über Motivation und ihre Entstehung. Die eher konservative triebtheoretische Auffassung geht davon aus, dass Motivation durch eine personinterne Aktivierung ausgeht. Ungleichgewichte, entweder in Form eines Mangelzustands (Deprivation) oder eines Energieüberschusses sind der Auslöser. Diese Auffassungen unterscheiden sich von den heutigen modernen Motivationstheorien, die die Entstehung von Motivation abhängig machen von entsprechenden Anreizsituationen und die entsprechende individuelle Einschätzung (→ Abb. 22).

In Motivationsprozessen lassen sich folgende Determinanten unterscheiden:

- das Motiv als angeborenes Bedürfnis oder gelernter Disposition,
- der Anreiz der Situation,
- die kognitiven Prozesse, die gedankliche Verarbeitung, z.B. in Form einer Entscheidung, Erwartung, eines Plans usw.

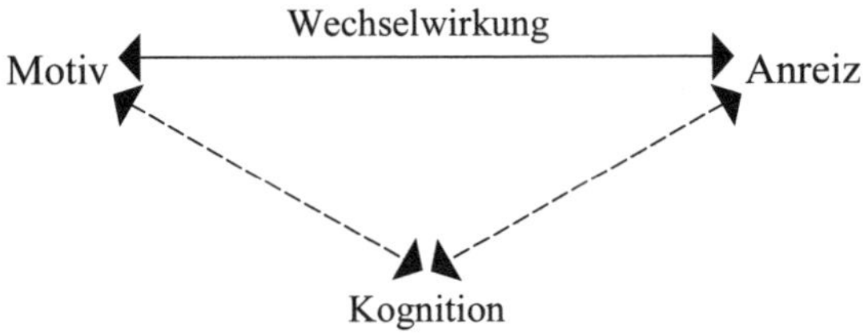

Abb. 22: Drei (mögliche) Komponenten der Motivation (vgl. Edelmann 1996, S. 372)

Die einzelnen Motivationstheorien unterscheiden sich darin, wie viele der Determinanten sie annehmen bzw. wie sie diese gewichten.

Zusammenfassung

Motive sind Persönlichkeitsdispositionen. Sie sind wiederkehrende Anliegen, die in ihrer Ausprägung und Gerichtetheit verschieden sind und von den Besonderheiten der individuellen Motiventwicklung abhängen. Die meisten Motive sind nicht angeboren, sondern erlernt. Motive beginnen sich schon während der frühen Entwicklung herauszubilden. Sie sind Niederschläge lang dauernder Erfahrungen und bestehen deshalb aus hoch verallgemeinerten Zielvorstellungen und Handlungserwartungen (vgl. Heckhausen 1980, S. 147). Das Motiv nach sozialer Anerkennung bewegt sich

5 Insofern wird „Motivation“ unter dem Abschnitt „Prozesse“ abgehandelt.

zwischen den Polen „Hoffnung auf Anschluss" und „Angst vor Zurückweisung". Motive verfestigen sich zunehmend und werden so zu relativ überdauernden Systemen, die das Verhalten des Einzelnen steuern.

Je nach individueller Erfahrungshäufigkeit ist das individuelle Motivsystem mehr aufsuchend oder mehr meidend, stärker durch Hoffnung auf Befriedigung oder Furcht vor Nichtbefriedigung bestimmt. So lässt sich jedes Motiv grob in zwei Tendenzen gliedern: Aggression und Aggressionshemmung, Hoffnung auf Anschluss und Furcht vor Zurückweisung, Hoffnung auf Machtgewinn und Furcht vor Machtverlust, Hoffnung auf Erfolg und Furcht vor Misserfolg. Individuen unterscheiden sich danach, welche der jeweiligen Teiltendenzen überwiegt. Die Entstehung von Motivation ist abhängig von der entsprechenden Anreizsituation und die jeweilige individuelle Einschätzung.

Übung

1. Welche Motive sind für Sie ausschlaggebend, den Lehrerberuf zu ergreifen bzw. als Praxisanleiter tätig zu sein?
2. Welche Motive sind für Sie ausschlaggebend, speziell in der Schule bzw. speziell in der Pflegeeinrichtung zu arbeiten, in der Sie beschäftigt sind?

1.3 Psychische Prozesse verstehen

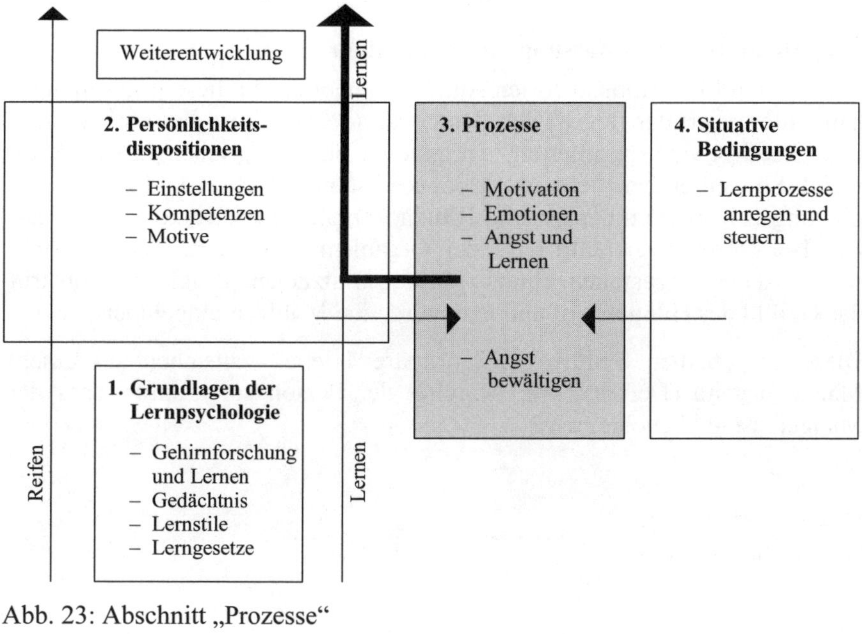

Abb. 23: Abschnitt „Prozesse"

Das Individuum (mit seinen Dispositionen) und die Umwelt stehen in wechselseitiger Beziehung, bei der sich die situativen Bedingungen und die denkende, fühlende und handelnde Persönlichkeit gegenseitig beeinflussen und verändern. Je nachdem wie eine Situation beurteilt und wie eigene Bewältigungsmöglichkeiten eingeschätzt sowie Motive angeregt werden, werden unterschiedliche psychische Prozessen angeregt und Handlungsmöglichkeiten gewählt. Dabei sind psychische Prozesse immer miteinander verbunden. Die kognitiven Prozesse (Wissen), die emotionalen Prozesse (Gefühle) und die motivationalen Prozesse (Aktivierung) können nur zum Zweck der Analyse voneinander getrennt werden.

1.3.1 Motivation

Im Folgenden werden die unterschiedlichen Auffassungen über Motivation dargestellt. In der Motivationspsychologie lassen sich eine ganze Reihe grundlegender Modelle unterscheiden. Zunächst wird die Triebtheoretische Auffassung von Motivation erläutert, die Motivation durch personinterne Faktoren begründet. Anschließend wird das Bedürfnismodell nach Maslow vorgestellt. Daran schließt sich die Darstellung der Neugiermotivation, der Anreizmotivation sowie der Leistungsmotivation an, die unter dem Begriff „intrinsische Motivation“ zusammengefasst werden können. Die intrinsische und extrinsische Motivation gelten in der Pädagogischen Psychologie als bedeutsame Erklärungsansätze für Schülermotivation und -leistungen. Neuere Ansätze beschreiben „Zielorientierung“ und „Selbstwirksamkeit“ als wesentliche Voraussetzung und Aufrechterhaltung für Lernmotivation.

Triebtheoretische Auffassung von Motivation

Die ältesten Motivationstheorien sind Triebtheorien. In diesem Zusammenhang interessiert der Begriff der „Homöostase“. Damit ist die selbst gesteuerte Gleichgewichtsregulierung der inneren physiologischen Prozesse gemeint. So werden beispielsweise trotz wechselnder äußerer und innerer Bedingungen Körpertemperatur und Blutzuckerspiegel relativ konstant gehalten. Bei Normabweichung wird der Organismus aktiviert, das Gleichgewicht wieder herzustellen. Sinkt z. B. der Blutzuckerspiegel ab, dann tritt das Gefühl des Hungers auf und man wird eine Mahlzeit einnehmen.

Diese körpernahen Bedürfnisse („primäre Triebe“) entstehen aus einem Mangelzustand (Defizit). Die Aktivität der Person sorgt dafür, dass der Mangelzustand behoben wird.

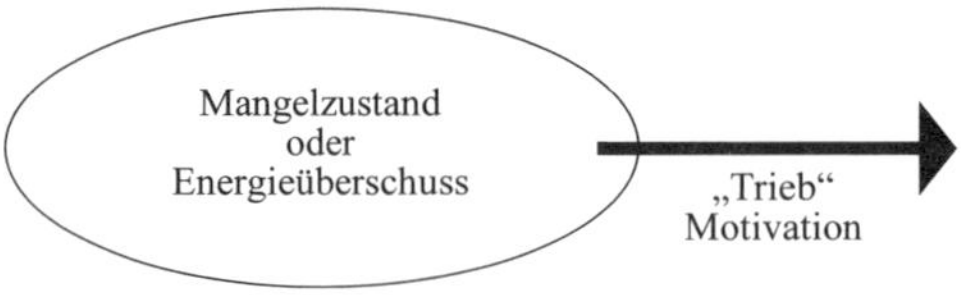

Abb. 24: Triebtheoretische Auffassung von Motivation (Edelmann 1996: 360)

Konrad Lorenz ist ein Vertreter der Triebtheorie. Er ist Ethnologe und konnte besonders bei Tieren zeigen, dass manche Verhaltensweisen umso wahrscheinlicher auftreten, je länger das Auftreten dieses Verhaltens zurückliegt. Der Organismus – so die Vorstellung – erzeuge ständig eine Energie, die sich im Organismus anhäuft und zu einer Aktivität (Abfuhr) drängt. Schlüsselreize sind dann die Auslöser. Sie stellen sicher, dass nur ganz bestimmte Verhaltensweisen gezeigt werden.

Anders als bei dem Homöostase-Modell liegt hier nicht ein Mangelzustand vor, sondern ein „Energieüberschuss", der abreagiert werden muss.

Die Psychoanalyse basiert ebenfalls auf triebtheoretischen Vorstellungen. Menschliches Erleben und Verhalten ist weitgehend „triebdeterminiert". Die im Organismus aufgebaute Energie – Libido genannt – drängt zur Abfuhr. Der Triebimpuls entsteht im Es, dessen Inhalte unbewusst sind. Das „Über-Ich" bildet eine Art „Zensor" oder Pforte, der dem Triebimpuls (sexueller oder aggressiver Natur) den Eintritt in das Bewusstsein verwehrt oder gestattet. Fehlleistungen, Traum und Neurosen sind die Wege, auf denen sich der Triebimpuls Realität verschafft.

Zusammenfassend ist festzustellen, dass das Modell schwerpunktmäßig von einer personinternen Aktivierung ausgeht. Ungleichgewichte, entweder in Form eines Mangelzustands (Deprivation) oder eines Energieüberschusses bilden die Auslöser.

Maslows Hierarchie der Motive

Bei der Maslowschen Bedürfnishierarchie handelt es sich um eine inhaltliche Motivliste. Maslow ist ein Vertreter der Humanistischen Psychologie. Er propagiert ein Menschenbild, das von der gesunden und schöpferischen Persönlichkeit ausgeht. Der zentrale Begriff der Selbstaktualisierung bzw. Selbstverwirklichung verweist auf das menschliche Bedürfnis, das zu aktivieren, was in einem Menschen als Möglichkeiten angelegt ist.

Maslow unterscheidet fünf Bedürfnisstufen (→ Abb. 22). Ein Bedürfnis drückt einen Mangel aus, erlebt als Spannungszustand; seine Befriedigung führt zur Auflösung der Spannung.

Maslow unterscheidet Defizitmotive und Wachstumsmotive. Die Defizitmotive unterliegen in ihrer Befriedigung dem Homöostasemodell, während das Wachstumsmotiv immer stärker werden kann.

Seelische Gesundheit hängt von der Befriedigung aller Grundbedürfnisse ab, wobei die hierarchieniedrigen Bedürfnisse zunächst befriedigt werden müssen, ehe die hierarchiehöheren ihre motivationale Wirkung entfalten können.

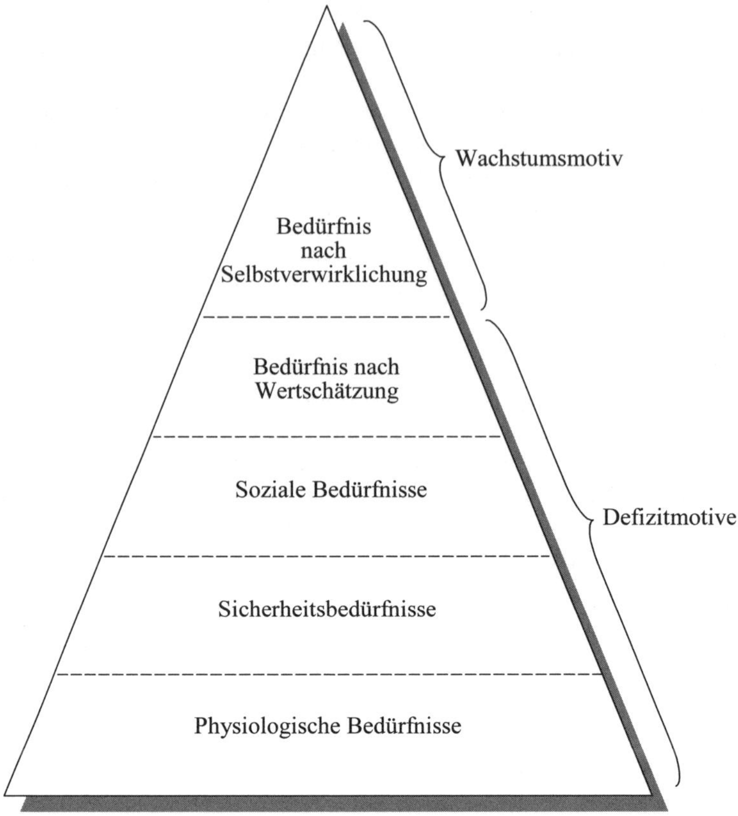

Abb. 25: Bedürfnishierarchie nach Maslow

Intrinsische und Extrinsische Motivation

In der Pädagogischen Psychologie wird zwischen intrinsischer und extrinsischer Motivation unterschieden, deren Auftreten durch unterschiedliche psychologische Anreize verursacht sind. Intrinsisch motivierte Verhaltensweisen gelten als Prototyp selbstbestimmten Verhaltens. Intrinsisches Verhalten erfolgt um seiner selbst willen und ist nicht Mittel zu einem andersartigen Zweck. Intrinsische Motivation beinhaltet Neugier, Spontaneität, Exploration und Interesse an den unmittelbaren Gegebenheiten der Umwelt.

Neugiermotivation (kognitive Qualität der Aufgabe), der Anreizmotivation (emotionale Qualität der Aufgabe) sowie der Leistungsmotivation (Erfolgsorientierung) zählen zur intrinsischen Motivation.

Extrinsisch motiviert ist ein Verhalten, wenn äußere, nicht in der Tätigkeit selbst liegende Anreize im Vordergrund stehen (z. B. eine Belohnung für eine bestimmte Leistung; → Abb. 26). Extrinsisch motivierte Verhaltensweisen treten in der Regel nicht spontan auf, sie werden vielmehr durch Aufforderungen in Gang gesetzt.

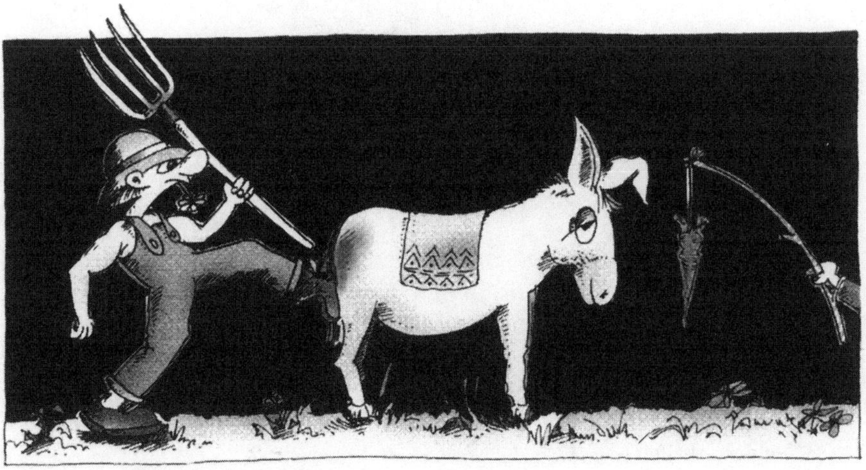

Abb. 26: Extrinsisch motiviert?

Behavioristische Lerntheorien – insbesondere das Instrumentelle Konditionieren – kommen hier zur Anwendung. Sie beschreiben menschliches Verhalten bzw. Lernen als durch Belohnungen extrinsisch motiviert.

Neugiermotivation als primäres Bedürfnis

Tiere und Menschen werden als permanent aktive Lebewesen angesehen. Sie erkunden mit großer Ausdauer und Intensität ihre Umwelt, und zwar spontan und völlig zweckfrei, ohne z. B. Durst oder Hunger zu stillen.

Lebewesen explorieren aber nicht wahllos. Es kann zu einem Konflikt zwischen Aufsuchen und Meiden kommen. So gibt es bei Menschen die Alternative „Neugier“ und „Furcht vor Neuem“. Man unterscheidet zwei Arten von Neugierverhalten (→ Abb. 27).

- Beim *gerichteten Neugierverhalten* werden Situationen aufgesucht, deren Informationswert eine optimale Diskrepanz zum bisherigen Wissen aufweisen. Der Widerspruch zwischen vorhandenem Wissen und neuem Wissen darf nicht zu groß und nicht zu klein sein – also Neugier und Furcht vor Neuem müssen in einem ausgewogenen Verhältnis stehen.
- Das *diversive Neugierverhalten* tritt in reizarmen Situationen auf. In monotonen Situationen weisen Tiere und Menschen ein Verlangen nach Abwechslung und Stimulation auf.

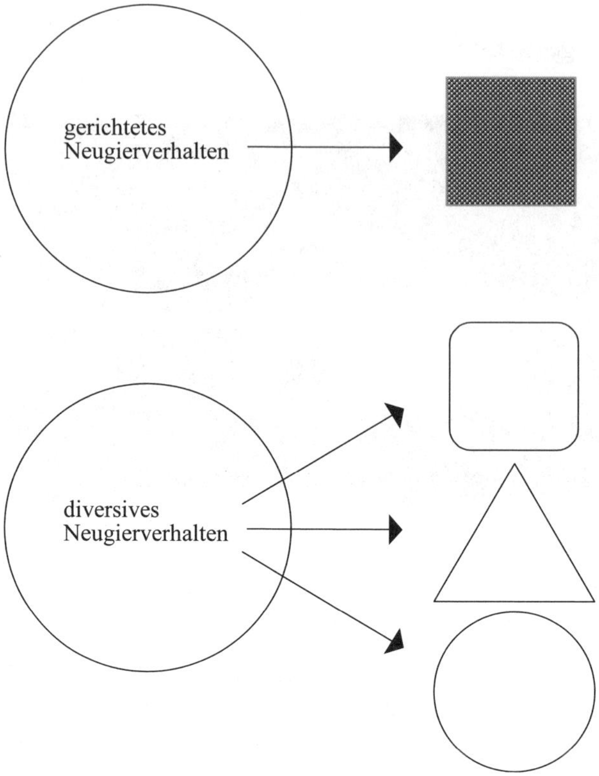

Abb. 27: Modell der Neugiermotivation (Edelmann 1996, S. 365)

Neugiermotivation ist der Musterfall für die intrinsische Motivation. Intrinsisch heißt, man beschäftigt sich mit einem Sachverhalt aus reinem Interesse an der Sache. Die Beschäftigung ist nicht Mittel, um ein andersartiges Ziel zu erreichen.

Lernende, die intrinsisch motiviert sind, brauchen weder Zwang noch Belohnung.

Neugiermotivation kann als triebtheoretisches Konzept aufgefasst werden (primäres Explorationsbedürfnis). Beim gerichteten Neugierverhalten spielen die kognitiven Qualitäten der Reize eine Rolle, die Qualität des Aufforderungscharakters der Sache.

Anreiztheorie

Der Antrieb und Wille, sich zu engagieren und sich dafür anzustrengen, um gute Leistungen zu erzielen, muss prinzipiell aus der einzelnen Person heraus kommen. Es gibt aber Faktoren, die die Bereitschaft sich zu engagieren, beeinflussen können.

Die anreiztheoretische Auffassung geht davon aus, dass das latente Motiv durch den Aufforderungscharakter einer Situation angeregt wird und dadurch in den Zustand der aktuellen Motivation übergeht (→ Abb. 28). Der Aufforderungscharakter einer Sache ist häufig durch Reiz-Reaktions-Lernen bestimmt.

Die Situation weist eine emotionale Valenz auf. Valenz kommt aus dem Lateinischen und heißt „gelten", „wert sein". Die Situation fordert also entweder dazu auf, etwas zu tun oder etwas zu unterlassen. Motivation ist daher abhängig von einem Motiv und dem Aufforderungscharakter der Situation.

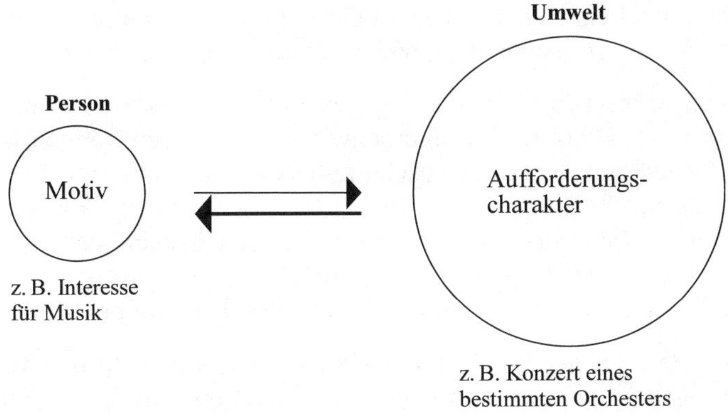

Abb. 28: Anreiztheorie (Edelmann 1996, S. 367)

Bei der Motivation müssen zwei Pole zusammenkommen:

1. Der interne Pol, der als Personfaktor bezeichnet wird, also die Person mit ihren Motiven, Trieben, Bedürfnissen, Strebungen, Neigungen, Wünschen und Interessen.
2. Der externe Pol, den man als Situationsfaktor bezeichnet. Dieser Situationsfaktor hat Aufforderungscharakter, einen bestimmten emotionalen Wert (Valenz).

Zusammenfassend lässt sich das Modell der Anreiztheorie wie folgt beschreiben:

- In einer Person sind Motive, also Bedürfnisse, Strebungen latent (ruhend) vorhanden. Sie sind Persönlichkeitsdispositionen.
- Wenn sie von Situationsfaktoren angeregt werden, gehen sie in den Zustand der aktuellen Motivation über.
- Der Aufforderungscharakter (Anreiz, Attraktivität) kann als eine vorrangige emotionale Valenz aufgefasst werden.
- Dieser Aufforderungscharakter ist meistens erlernt (z.B. bei der Werbung).

Meist sind gleichzeitig mehrere Motive aktiviert. Dabei wird der Zielzustand mit dem stärksten Aufforderungscharakter angestrebt.

Leistungsmotivation

Die individuelle Leistungsbereitschaft, das Bedürfnis nach Leistung wird als Leistungsmotiv bezeichnet. Eine Leistung liegt dann vor, wenn ein bestimmter Standard erreicht oder verfehlt werden kann. Voraussetzung für die Erbringung einer Leistung ist also ein Maßstab für das Gelingen oder Misslingen. Bei diesem Gütemaßstab kann es sich um fremd gesetzte oder selbst gesetzte Standards handeln. In dem Fall spricht man von Anspruchsniveau. Ziel des Leistungsmotivs und der aktuellen Leistungsmotivation ist der Erfolg bei der „Auseinandersetzung mit einem Gütemaßstab".

Die meisten Menschen wählen Aufgaben mit einem mittleren subjektiven Leistungsniveau. Ganz leichte und schwierige Aufgaben können kein Gefühl der Befriedigung oder Enttäuschung hervorrufen. Wir sprechen im Zusammenhang mit Leistung von Gefühl. Leistung ist immer bewertete Leistung. Daher ist die Erbringung von Leistung immer auch stark gefühlsbetont. Ein wesentlicher Impuls, eine Leistung zu erbringen, ist die Vorwegnahme der Gefühle von Stolz bei Erfolg und Beschämung bei Misserfolg.

Atkinson (1957, zit. nach Edelmann 1996) erklärt Leistungsmotivation als Ergebnis eines Konfliktes zwischen Annäherungs- und Vermeidungstendenzen. Ob eine Person eine Leistung in Angriff nimmt oder ihr aus dem Weg geht, ist abhängig von der Stärke von „Hoffnung auf Erfolg" und dem nachfolgenden Gefühl des Stolzes bzw. „Furcht vor Misserfolg" und dem damit verbundenen Gefühl der Scham.

Hoffnung auf Erfolg	**Furcht vor Misserfolg**	**resultierende Leistungsmotivation**
hoch	niedrig	hoch
hoch	hoch	mittel
niedrig	niedrig	mittel
niedrig	hoch	niedrig

Tab. 7: Tendenz der aktuellen Leistungsmotivation nach Atkinson (Edelmann 1996, S. 377)

Verallgemeinernd lässt sich festhalten: Ein aktuelles leistungsmotiviertes Handeln findet besonders dann statt, wenn die Tendenz „Hoffnung auf Erfolg" der Tendenz „Furcht vor Misserfolg" überwiegt. Aber auch bei niedrig leistungsmotivierten Personen kann es zu einem mittleren bis hohen Maß von Anstrengung und Ausdauer kommen, nämlich dann wenn eine extrinsiche Komponente zur intrinsischen hinzutritt. Dabei kann es sich um positive Verstärkung (Versprechen von Belohnung) oder um negative Verstärkung (Zwang, etwas tun zu müssen) handeln.

Die aktuelle Leistungsmotivation lässt sich demnach durch eine Formel ausdrücken (Edelmann 1996, S. 377):

$$\text{Leistungsmotivation} = \frac{\text{Hoffnung auf Erfolg} - \text{Furcht vor Misserfolg} + \text{Belohnung oder Zwang}}{\text{intrinsische Motivation} \qquad\qquad \text{extrinsische Motivation}}$$

Niedrig leistungsmotivierte Menschen brauchen Erfolgserlebnisse, damit ihr Leistungsverhalten gesteigert wird. Bei Personen mit hoher Leistungsmotivation können dagegen Misserfolge die Leistungsbemühungen noch steigern.

Selbstwirksamkeit und Zielorientierung

Neuere Ansätze (Straka 2005) unterscheiden nicht mehr primär zwischen intrinsischer und extrinsischer Motivation, sondern untersuchen einzelne Eigenschaften motivierten Lernens im Hinblick auf die Selbstbestimmung.

Danach wird motiviertes Lernen in erster Linie mit einem starken persönlichen Interesse am konkreten Lerninhalt verbunden. Zentrale Faktoren sind die Erwartung an die eigene „Selbstwirksamkeit“ und die „Zielorientierung“.

Selbstwirksamkeit

Grundlage jeder Motivation ist die Überzeugung, dass man über die Fähigkeit verfügt, herausfordernde Aufgaben zu bewältigen. Ein Lernender erkennt, dass es nicht äußere Bedingungen sind, sondern seine eigenen Fähigkeiten, die zu einer guten Leistung geführt haben. Mit der Zeit wächst die Überzeugung von der eigenen Selbstwirksamkeit. Sie ist die Grundlage dafür, Aufgaben und Herausforderungen mit der erforderlichen Zuversicht anzugehen, auch wenn diese Mühe bereiten. Diese Selbstwirksamkeitsüberzeugung kann im Unterricht kontinuierlich gefördert werden, und zwar indem eine Lernumgebung geschaffen wird, die es den Schülerinnen und Schülern ermöglicht,

- ihre Kompetenzen zu erfahren,
- im Unterricht ihre eigenen Interessen einzubringen und mitzubestimmen,
- sich in der Gruppe akzeptiert und respektiert zu fühlen.

Die Erwartung an die eigene „Selbstwirksamkeit“ ist das Vertrauen darauf, über die nötigen Fähigkeiten und Lernstrategien zu verfügen, um wirksam lernen und handeln zu können. Die eigene Einschätzung beeinflusst wesentlich, wie die Lernenden sich engagieren oder Interesse entwickeln, aber auch wie groß der Durchhaltewillen und die Aufmerksamkeit während des Lernprozesses sind. Selbstwirksamkeitserwartungen werden vor allem durch erfolgreiches Handeln und die daraus entstehenden Erfolgserlebnisse aufgebaut. Dabei ist wichtig, dass sich die Lernenden bewusst machen, was in der konkreten Situation als Erfolg oder Misserfolg gilt und was am Ende des Lernprozesses zum Erfolg oder Misserfolg geführt hat.

Zielorientierung

Die Orientierung an einem Ziel hilft, den Lernprozess in all seinen Phasen motiviert zu durchlaufen. Die Ziele können sein:

- persönliches Interesse am Lerngegenstand,
- eine Prüfung gut zu bestehen,
- ein „Teil-Ziel" innerhalb eines größeren Zusammenhangs zu erreichen, z. B. die Aneignung von Fähigkeiten und Kompetenzen für einen zu erlernenden Beruf.

1.3.2 Emotionen

Emotionen sind die „Begleitmusik" bei informationsverarbeitenden und motivationalen Prozessen. Die Pädagogische Psychologie unterscheidet zwischen „Emotion" und „Gefühl". Demnach sind Emotionen nach außen gerichtete körperliche Signale, die von äußeren Reizen ausgelöst werden. Gefühle hingegen sind nach innen gerichtete, mentale Erfahrungen einer Emotion. Emotionen sind einerseits das Ergebnis von Lernprozessen, andererseits beeinflussen sie selbst die Informationsaufnahme und -verarbeitung.

- Emotionen wirken wie eine Art Filter. Der Filter ist durchlässig für Informationen, die mit der Stimmung des Wahrnehmenden übereinstimmt, nicht aber für inkongruente Informationen. Wichtige Faktoren für die Gedächtnisleistung sind ein intensives Gefühl bei der Informationsaufnahme und ein hoher Grad an Bedeutsamkeit des Lernmaterials.
- Emotionen fügen der sachlichen Information eine subjektive Bedeutung hinzu. Wahrend des Lernens bzw. der Informationsverarbeitung sind Gefühle der Anstrengung, der Erfolgszuversicht, der Zufriedenheit, der Langeweile oder der Misserfolgserwartung wesentliche Komponenten der Leistung.

Emotionen fördern kognitive Leistungen. So unterstützt eine entspannte Lernatmosphäre das Problemlösen. Emotionen können aber auch kognitive Leistungen beeinträchtigen, vor allen Dingen wenn ein Klima des Leistungsdruck und der Angst herrscht.

Ebenso wie bei kognitiven lassen sich auch die motivationalen Vorgänge emotionale Einflüsse nachweisen. Bedürfnisse und Gefühle sind eng miteinander verbunden. Allgemein lässt sich sagen, dass die Befriedigung von Bedürfnissen als angenehm und die Frustration als unangenehm erlebt werden (Edelmann 1996, S. 357). Beim instrumentellen Lernen erfolgt der Verhaltensauf- bzw. -abbau nur dann, wenn die Konsequenzen motivationsadäquat sind.

Emotionale Prozesse zeigen sich in der Regel auf drei Ebenen:

1. die physiologische und biochemische Ebene
   Die körperlichen Begleiterscheinungen von Gefühlszuständen sind für jeden Menschen unmittelbar erfahrbar: Wir weinen, wenn wir traurig sind, uns bricht der Angstschweiß aus bei vermeintlicher Gefahr, wir erröten bei Scham oder Unsicherheit, das Herz schlägt bis zum Hals, wenn wir aufgeregt sind. Dies alles sind Reaktionen des vegetativen Nervensystems. Physiologische und biochemische Reaktionen auf emotionsauslösende Situationen sind angeboren und laufen automatisch ab.

2. die motorische Ebene
   Lernprozesse sind nicht nur mit Emotionen, sondern auch mit körperlichen Empfindungen verknüpft. Wenn jemand, traurig, wütend, erfreut oder überrascht ist, so können wir diese Emotionen u.U. am Gesichtsausdruck, an der Gestik und der Körperhaltung wahrnehmen. Der nonverbale Aspekt der Kommunikation offenbart nachhaltiger Grundhaltung und Emotionen eines Menschen als die verbale Kommunikation.

3. die kognitive Ebene
   Gefühle werden nicht nur durch physiologische und motorische Reaktionen bestimmt, sondern ebenfalls durch die gedankliche Einschätzung und Bewertung des situativen Kontextes.

Die Emotionsforschung geht davon aus, dass die Qualität emotionaler Zustände wesentlich von kognitiven Faktoren bestimmt wird, während die physiologischen Reaktionen die Intensität einer Emotion beeinflussen.

Angst und Lernen

Übung

Wie gehen Sie mit Prüfungsangst um?

Hat sich diese Angst im Laufe Ihres Lebens verändert? Und wenn ja, wie und warum?

Was würde passieren, wenn Sie sich vor allen Prüfungen hätten krankschreiben lassen?

Was tun Sie, um Ihre Prüfungsangst zu reduzieren?

Wie belohnen Sie sich selber, wenn Sie eine Situation gut gemeistert haben?

Für den Umgang mit Schülerinnen und Schülern bzw. Auszubildenden sind Angst bzw. Furcht sowie Scham zwei Gefühle von besonderer Bedeutung (Falk 2007a).

Angst ist ein Gefühlszustand, der neben physiologischen Veränderungen (Puls, Blutdruck, Schwitzen u.a.) als Beklemmung, Bedrückung und oft auch Verzweiflung erlebt wird. Angst entsteht als Reaktion auf eine erlebte, oft nur vorgestellte und nicht voll bewusste Bedrohung und Lebensbeeinträchtigung. Angst ist abzugrenzen von dem Begriff „Furcht“.

Furcht ist im Gegensatz zur Angst konkret und objektbezogen. Sie bezieht sich auf eine unmittelbare Bedrohung, der man durch Flucht oder Aggression begegnen kann.

Scham (Schamgefühl) ist eine gelernte Gefühlsreaktion, die sich häufig bei Verletzung der Intimsphäre oder des Selbstwertgefühls einstellt. Sie bezieht sich auch auf soziale Bereiche, wie gesellschaftliches Ansehen. So kann Scham die Reaktion sein auf Arbeitslosigkeit bzw. in der Ausbildung die Reaktion auf Geringschätzung der Lernleistungen.

Es hat sich gezeigt, dass man die meisten Ängste zwei großen Bereichen zuordnen kann, der körperlichen Bedrohung einerseits und der Selbstwertbedrohung andererseits (Stöber/Schwarzer 2000, S. 192). Selbstwertbedrohung lässt sich weiterhin in zwei große, aber eng verwandte Emotionen aufteilen, nämlich Sozialangst und Leistungsangst (auch Prüfungsangst genannt). Auch diese lassen sich weiter spezifizieren. So lässt sich Sozialangst weiter unterteilen beispielsweise in Schüchternheit und Publikumsangst, und die Leistungsangst in Angst vor Physik, Mathematik oder Sportangst (d.h. Leistungsangst in Bezug auf physikalische Leistungstests oder auf sportliche Wettkampfsituationen; → Abb. 29).

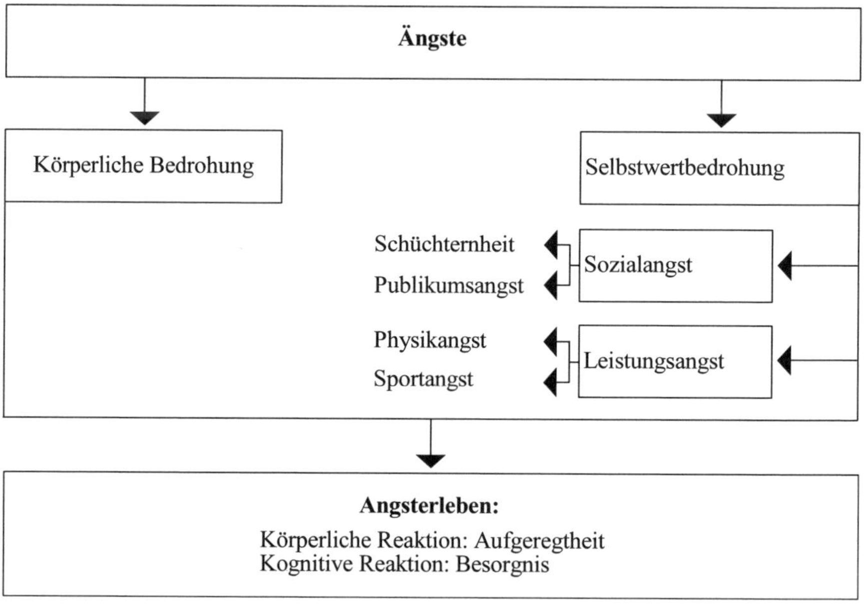

Abb. 29: Angst und Leistung

Wie man Angst erlebt, hängt von zwei Komponenten ab. Die erste Komponente wird als Aufgeregtheit (emotionality) bezeichnet und beschreibt die Wahrnehmung der mit der Angst einhergehenden körperlichen Erregung wie z.B. Schwitzen, flaues Gefühl im Magen und Herzklopfen.

Die zweite Komponente wird als Besorgnis (*worry*) bezeichnet und beschreibt die unter Bedrohung auftretenden Gedanken wie z. B. Sorgen, Zweifel, Misserfolgserwartungen und negative Selbstbewertungen.

Angst übt einen negativen Effekt auf die Leistung aus. Dabei hat sich jedoch gezeigt, dass vor allem die kognitive Erlebenskomponente der Angst (Besorgnis) mit Leistungseinbußen einhergeht, während die Aufgeregtheit wesentlich geringere negative Effekte auf die Leistung ausübt. Dieses gilt sowohl für Leistungen im akademischen Bereich (Schule, Studium) als auch für sportliche Leistungen. Als Grund wird gesehen, dass „Besorgnis" das Arbeitsgedächtnis mit aufgabenirrelevanten Inhalten belegt bzw. die Aufmerksamkeit von der eigentlichen Aufgabe abzieht.

Angst und Ängstlichkeit müssen jedoch nicht zwangsläufig mit Leistungseinbußen einhergehen. Dies zeigen Studien, die keine (oder nur unwesentliche) Leistungsunterschiede zwischen hochängstlichen und niedrigängstlichen Menschen fanden.

Angst bewältigen

Übung

Welche Strategien der Angstbewältigung setzen Sie ein?

Angst als grundlegendes Lebensgefühl besitzt eine wichtige Signalfunktion und kann einen entscheidenden Beitrag zum Wachsen und Reifen des Menschen leisten (Falk 2007a). Sie stellt eine lebensnotwendige Reaktion und elementare Erfahrung dar. Die den Menschen angeborenen Empfindungen und Wahrnehmungen der „normalen" Angst vor dem Lebensbedrohlichen und Übergroßen besitzt Warncharakter und nimmt eine wichtige Schutzfunktion für die Lebenserhaltung des Menschen ein.

Normale Angst führt zu einer Auseinandersetzung des Menschen mit der auslösenden Situation. Durch Angst wird Energie freigesetzt, welche zur Einschätzung und Bewältigung der Situation genutzt werden kann. „Gesunde Angst" fördert die Kreativität, Offenheit und das Problembewusstsein des Menschen und kann sich damit insgesamt positiv auf die Beziehungen des Menschen mit seiner Umwelt auswirken.

Angst ist daher eng mit Angstbewältigung verknüpft. Man unterscheidet drei Bewältigungsstrategien (Stöber/Schwarzer 2000, S. 195):

1. Bewertungszentrierte Bewältigung
2. Problemzentrierte Bewältigung
3. Emotionszentrierte Bewältigung

Die bewertungszentrierte Bewältigung richtet sich auf die logische Analyse und mögliche Neubewertung der wahrgenommenen Angstquelle. Zum Beispiel könnte eine bevorstehende Bewerbungssituation eine Neubewertung von einer Bedrohung zu einer Herausforderung erfahren.

Unter problemzentrierter Bewältigung subsumiert man alle Maßnahmen zur aktiven Beseitigung der Bedrohung, wozu auch die Informationssuche im sozialen Netzwerk und die Unterstützung durch andere gehören. Ein Beispiel für eine problemzentrierte Bewältigung einer angstbesetzten Prüfungssituation wäre es, sich durch Information und Übung auf die Prüfung vorzubereiten und dadurch deren Bedrohlichkeit zu mindern.

Emotionszentrierte Bewältigung schließlich umfasst alle Versuche, die Angstreaktion durch emotionale Regulation (z. B. tief durchatmen, sich beruhigen) bzw. durch verbale oder verhaltensmäßig-expressive Affektabfuhr (z. B. klagen, weinen) zu kontrollieren.

Übung

Die Situation neu bewerten

Die bewertungszentrierte Bewältigung soll in der folgenden Übung im Mittelpunkt stehen.

Ziel: Mittels eines Gedankenprotokolls lernen, die Angst besetzte Situation im neuen Licht zu betrachten

Methode: Führen Sie ein Gedankenprotokoll zu einer Situation, die für Sie Angst besetzt ist. Schreiben Sie auf, welche Gedanken Ihnen durch den Kopf gehen, wenn Sie an diese Situation denken. Danach möchte ich Sie bitten, diese Gedanken neu zu bewerten und in einem positiven Licht scheinen zu lassen. Versuchen Sie die Situation für sich gedanklich neu umzustrukturieren. Hier ein Beispiel bzw. eine Art „Anleitung“:

Angst auslösende Situation	Gedanken	Neue Bewertung
Prüfung absolvieren	Das werde ich nicht schaffen, ich werde bestimmt versagen.	Ich werde sehr früh anfangen, mich vorzubereiten und höre mindestens zwei Tage vor der Prüfung damit auf. Ich werde die Prüfung als Herausforderung betrachten, an der ich zeigen kann, was ich alles weiß. Nach der Prüfung fahre ich als Belohnung für eine Woche in Urlaub.
usw.		

Tab. 8: Gedankenprotokoll zur bewertungszentrierten Bewältigung von Angst

1.4 Situative Bedingungen des Lernens berücksichtigen

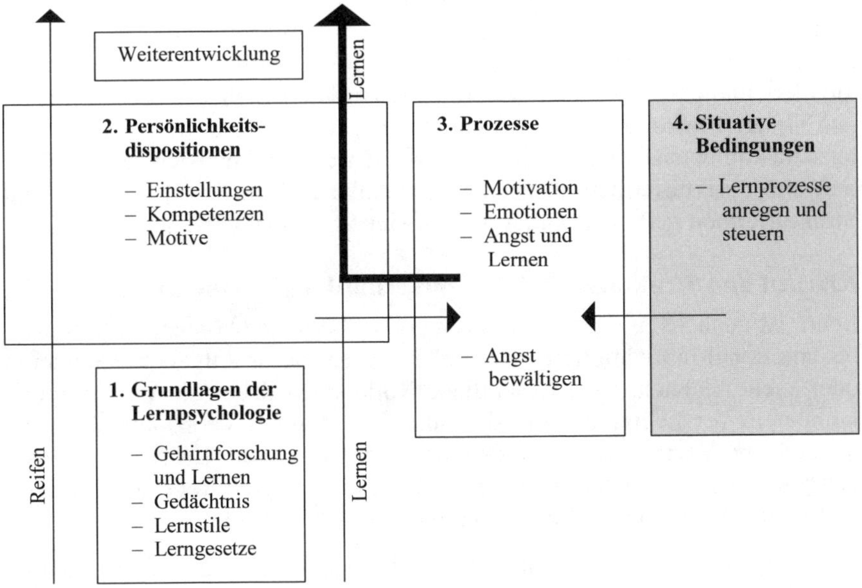

Abb. 30: Thema „Situative Bedingungen“

Lernen ist großenteils innen gesteuert, ein „innerer Monolog“, aber dennoch kontext- und situationsabhängig. In dem Kapitel zur „Gehirnforschung und Lernen“ wurde aufgezeigt, dass der Lehr- und Lernkontext eine entscheidende Rolle spielt. Die Motivationsforschung schreibt der Situation, in der gelernt wird, Aufforderungscharakter (Anreiz, Attraktivität) zu, die ein latentes Motiv in eine aktuelle Motivation überführt.

Die Gedächtnisforschung zeigt, dass bei jedem Inhalt, der gelernt wird, auch mitgelernt wird, wer diesen Inhalt vermittelt und wann und wo das Lernen stattfindet. Dieser Kontext ist mitentscheidend für den Lernerfolg und wird zusammen mit dem Wissensinhalt abgespeichert. Anregende Lernumgebungen unterstützen das Lernen.

Entsprechend kann schon der Lernkontext (Person, Zeit, Ort) förderlich oder hinderlich für das Abrufen eines Wissensinhaltes sein (Siebert, ohne Datum).

Unter dem Abschnitt „situative Bedingungen“ wird das Thema „Lernprozesse anregen und steuern“ mit den Unterthemen „Klarheit und Strukturiertheit in der Vermittlungskompetenz“ und „ Klarheit und Strukturiertheit im Unterrichtsablauf“, behandelt.

1.4.1 Lernprozesse anregen und steuern

Die Pädagogische Psychologie sowie die Allgemeine Psychologie beschäftigten sich vorrangig mit dem Lernen weniger mit dem Lehren. Aus den Lerntheorien ergeben sich nicht zwangsläufig Lehrtheorien. Jedoch kann die Beachtung lernpsychologischer Gesetzmäßigkeiten die Vermittlungs- und Unterrichtskompetenz der Lehrenden erhöhen. Vermittlungs- und Unterrichtskompetenz zeigen Lehrende, wenn sich ihr Unterricht durch Klarheit und Strukturiertheit auszeichnet (Helmke 2007b, S. 44). Klarheit und Strukturiertheit gelten als Gütekriterien eines guten Unterrichts.

Klarheit und Strukturiertheit in der Vermittlungskompetenz

Lehre ist zunächst ein Informationsangebot. Lernende können aufgrund ihrer emotional-motivationalen Voraussetzungen dieses Angebot akzeptieren oder auch ablehnen. Eine wesentliche Rolle spielt dabei die Vermittlungskompetenz der Lehrenden, die sich auszeichnet durch Verständlichkeit und die auf eine Verbesserung der sozialen Interaktion zielt. Lehren ist sozusagen die äußere Präsentation dessen, was bei der inneren Repräsentation des Lernenden aufgebaut werden soll (Edelmann 1996, S. 11).

Wie zeigt sich nun Klarheit und Strukturiertheit in der Vermittlungskompetenz? Bemühen wir dazu das Kommunikationsmodell von Schulz von Thun (1981):

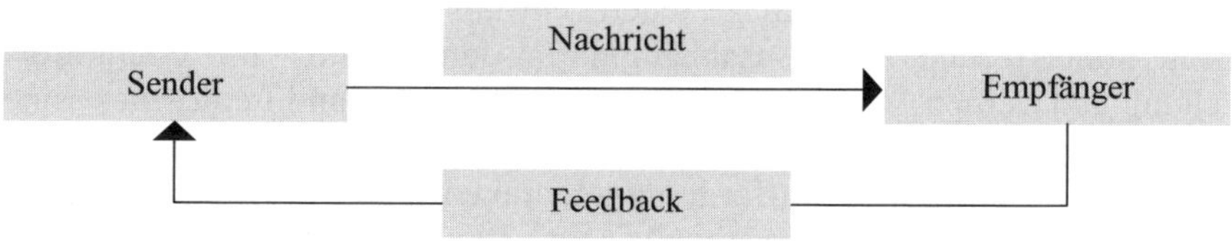

Abb. 31: Einfaches Kommunikationsmodell nach Schulz von Thun

Ein Modell, das den Vorgang der Kommunikation beschreiben will, enthält in seiner einfachsten Form zumindest drei Elemente: den Sender, der etwas mitteilen will, die Nachricht/die Information, die es zu übermitteln gilt, und den Empfänger, für den die Information bestimmt ist.

Erst durch die Rückwirkung (Feedback) kann der Sender die Wirkung seiner Nachricht nachvollziehen. Die entscheidende Kommunikation ist dabei nicht die gesendete, sondern die empfangene Botschaft. Was passiert beim Empfänger? Er nimmt wahr, er interpretiert das Wahrgenommene und antwortet mit einer bestimmten Gefühlsreaktion:

- Wahrnehmen heißt: etwas sehen, beobachten und hören.
- Interpretieren heißt: etwas der Beobachtung durch Interpretation und Phantasie hinzufügen. Die Interpretationen über den anderen sind etwas

von der eigenen Person. Sie sind subjektiv, sie können richtig oder falsch sein.

- Fühlen heißt: auf das Wahrgenommene und Interpretierte mit einem subjektiven Gefühl innerlich zu antworten.

Das Feedback ist abhängig von diesen drei inneren Vorgängen.

Kommunikation ist immer ein Geschehen, das auf Gegenseitigkeit beruht. Während der Kommunikation findet ein ständiger Rollenwechsel zwischen Sender und Empfänger statt.

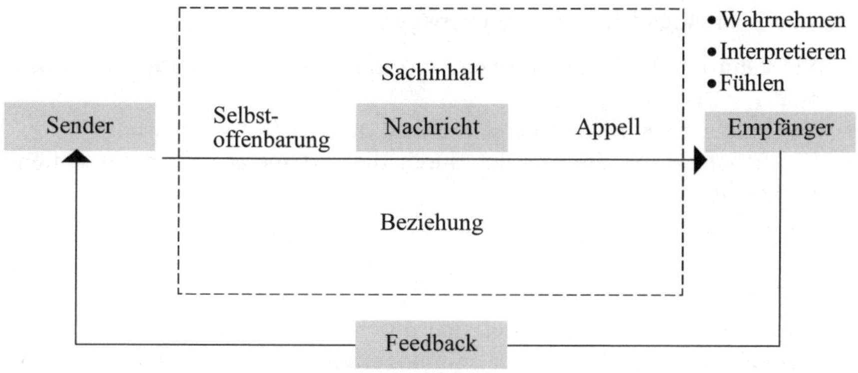

Abb. 32: Erweitertes Sender-Empfänger-Modell

Nach Schulz von Thun (1981, S. 13) hat in der zwischenmenschlichen Kommunikation jede Nachricht vier weitere Aspekte:

1. Sachinhalt
   Der Sachinhalt bezieht sich auf die zu übermittelnde Sachinformation. Sie ist entweder verständlich oder auch nicht.

2. Selbstoffenbarung
   Bei jeder Kommunikation gibt der Sender etwas über seine Person preis. Die Information kann gewollt in Form einer beabsichtigten Selbstdarstellung sein, oder sie geschieht unbeabsichtigt und unfreiwillig in Form einer Selbstenthüllung. Die Angst vor Selbstoffenbarung kann dazu führen, dass man entweder fassadenhafte, verschleiernde Kommunikationstechniken einsetzt oder den Kommunikationspartner durch Imponiergehabe bzw. demonstrative Selbstverkleinerung beeindrucken will.

3. Beziehung
   Auf der Beziehungsebene wird zum Ausdruck gebracht, wie der Sender zum Empfänger steht. Hier wird mitgeteilt – oft auf subtilen nicht sprachlichen Kanälen wie Mimik, Gestik oder Tonfall – was der Sender vom Empfänger hält, ob er ihn akzeptiert oder ablehnt. Unbewusst wirkende Mechanismen, wie Projektion oder Übertragung, problematisieren das Beziehungsgeschehen.

4. Appell
   Nachrichten beabsichtigen beim Empfänger eine Reaktion oder Wirkung hervorzurufen. Man will den Empfänger beeinflussen, irgendetwas zu tun oder zu unterlassen. Schwierig wird es für den Empfänger, wenn verdeckte oder auch paradoxe Appelle mitschwingen.

Es sind immer alle vier Aspekte in der Kommunikation wirksam.

Die Bedeutung des Sender-Empfänger-Modells für die Vermittlungskompetenz

Für den Lehrenden heißt dies zu überlegen,

- Wie kann ich die Informationen klar und verständlich mitteilen? (Sachinhalt)
- Was teile ich von meiner Persönlichkeit mit? (Selbstoffenbarung)
- Wie behandle ich die Schüler durch die Art meiner Kommunikation? (Beziehung)
- Was will ich mit meiner Botschaft/Information erreichen? (Appell)

Sachinhalt

Vermittlungskompetenz zeichnet sich durch Klarheit und Verständlichkeit aus, wobei Verständlichkeit eher empfängerbezogen, während Klarheit eher senderbezogen ist. Bei der Vermittlung des Sachinhalts achtet die/der Lehrende auf vier „Verständlichmacher" (Schulz von Thun 1981; Saul 1993). Das sind:

1. Einfachheit
2. Gliederung/Ordnung
3. Kürze/Prägnanz
4. Stimulanz/Anregung

Wie verhält sich der Lehrende, wenn er die Verständlichmacher im Unterricht anwendet? Hier einige Hinweise:

1. Hinweise zur *Einfachheit:*
   - Verwenden Sie Tätigkeitswörter.
   - Sprechen Sie in der Gegenwartsform.
   - Vermeiden Sie möglichst ungewohnte Fremdwörter.
   - Bilden Sie kurze Sätze mit geläufigen Wörtern.
2. Hinweise zu *Gliederung/Ordnung:*
   - Gliedern Sie Ihre Informationen in übersichtliche Blöcke
   - Fassen Sie zusammen.
   - Betonen Sie Wesentliches.
   - Leiten Sie wesentliche Aussagen z.B. so ein: „Denken Sie vor allem an ..."; „Das entscheidende Problem, nämlich ..."; „Am wichtigsten ist hierbei ..."; „Hierauf lege ich besonderen Wert ..."
   - Trennen Sie Fakten von Meinungen.

3. Hinweise für *Kürze/Prägnanz:*
   - Konzentrieren Sie sich auf das Wesentliche.
   - Formulieren Sie klar und knapp.
   - Beginnen Sie mit Redundantem, denn die Aufnahmefähigkeit der Schüler ist begrenzt. Steigern Sie nach und nach die Informationsdichte.
   - Vermeiden Sie überflüssige Informationen.

4. Hinweise zu *Stimulanz/Anregung:*
   - Sprechen Sie die Schülerin/den Schüler so an, dass er/sie sich als Individuum mit Gefühlen, Wünschen und Interessen wahrgenommen fühlt.
   - Formulieren Sie konkret und anschaulich.
   - Verwenden Sie das persönliche „Sie“ anstelle des unpersönlichen „Man“.
   - Sprechen Sie die Gefühle des Gesprächspartners an.
   - Sprechen Sie eigene Gefühle aus.
   - Vermeiden Sie Monologe.
   - Knüpfen Sie an die Erfahrungen der Schülerinnen und Schüler an.
   - Wählen Sie die Sprachebene Ihres Gegenübers.

Selbstoffenbarung

Selbstoffenbarung und Beziehung hängen eng miteinander zusammen. Wie spricht der Sender/Lehrer den Schüler an und was teilt er dabei von sich mit? Diese Beziehungsbotschaften sind kurzfristig für Gefühle und das aktuelle Motivationsgeschehen bedeutsam und langfristig bestimmen sie wesentlich das Selbstkonzept des Empfängers/Schülers (Edelmann 1996, S. 10).

Der Mut zur Selbstoffenbarung hat mit Kongruenz zu tun. Martin Buber sagt: „Der Ursprung allen Konflikts zwischen mir und meinen Mitmenschen ist, dass ich nicht sage, was ich meine, und dass ich nicht tue, was ich sage.“ Kongruenz zeigt sich in der Verlässlichkeit dessen, was ein Lehrer sagt und tut. Kongruenz zeigt sich darüber hinaus in der Stimmigkeit zwischen verbaler und nonverbaler Kommunikation.

Beziehung

Auf die innere Haltung kommt es an. Beziehungsgestaltung erfordert eine „partnerzentrierte Grundhaltung“ (Rogers 1979), die sich in folgenden Verhaltensweisen zeigt:

- Empathie
  Ich kann mich in den Schüler gedanklich hineinversetzen; ich versuche zu verstehen, was er empfindet und ausdrücken will;

- Akzeptanz
  ich nehme den Schüler an, vermittle ihm meine Wertschätzung, auch wenn dieser „Fehler“ macht oder eine andere Meinung hat;
- Echtheit
  ich nehme meine eigenen Gefühle wahr, verleugne unangenehme Gefühle nicht vor mir selbst und kann in der Klasse meine eigene Position vertreten.

Im Umgang mit den Schülern helfen abgesprochene Regeln, die Beziehung zu stärken. Regelklarheit schafft eine verlässliche Arbeitsbeziehung. So hat sich gezeigt, dass eine „erfolgreiche Klassenführung“ (Helmke 2007 a) davon abhängt, ob frühzeitig, d. h. zu Kursbeginn/zu Beginn der praktischen Ausbildung, Regeln etabliert worden sind, die sich auf das ganze Spektrum sozialen Verhaltens sowie Lernverhaltens beziehen, wie Umgang mit Störungen und Konflikten, Verspätung, Handynutzung im Unterricht usw.

Appell

Wozu soll die Ansprache des Lehrers aufrufen? Will er beispielsweise durch Vorbereitung von Erfolgszuversicht zu Leistungen motivieren oder will er durch Ankündigung von Repressalien disziplinieren? (Edelmann 1996, S. 10)

Klarheit und Strukturiertheit im Unterrichtsablauf – Modelle

Lehrende konzentrieren sich bei der Unterrichtsplanung häufig allein auf die Frage, „Wie werde ich meine Inhalte los?“, weniger auf die wichtigere „Wie können die Schülerinnen und Schüler den Stoff aufnehmen?“ Die Pädagogik schlägt deshalb vor, den Ablauf ganzer Kurse, aber auch der einzelnen Unterrichtsabschnitte in Phasen zu gliedern, die die Lernenden durchlaufen, um ein Thema wirklich zu beherrschen. Strukturiertheit bezieht sich daher auch auf einen klar gegliederten Unterrichtsablauf.

Im Folgenden werden vier Strukturierungsmodelle, die Lehrenden helfen den Kursablaufs zu gliedern, vorgestellt:

1. Strukturierung der Phasen über die Teilnehmeraktivitäten

   Es lassen sich zwei grundlegende Arten von Tätigkeiten voneinander unterscheiden, die sich im Lernprozess abwechseln sollten:

   - Tätigkeiten mit eher aufnehmendem, rezeptivem Charakter,
   - Tätigkeiten mit stärker handlungsbezogenem, expressivem Charakter.

   Man kann dieses Vorgehen mit einem geistigen Atmungsprozess vergleichen. Nach dem Einatmen müssen wir ausatmen. Ähnlich verhält es sich mit Lernprozessen. Nach einer Phase vorwiegend rezeptiver/aufnehmender Tätigkeit (Einatmen) sollte eine andere folgen, in der vorwiegend eigenständig gehandelt wird (ausatmen).

Welche Tätigkeiten sind eher rezeptiv und welche eher expressiv?

Tendenziell eher rezeptive Tätigkeiten (einatmen), z. B. beim Vortrag, der Demonstration	Tendenziell eher expressive Tätigkeiten (ausatmen), z. B. bei Gruppenarbeiten, Moderieren, praktische Übungen
Zuhören Zuschauen, Beobachten Lesen	Sprechen, diskutieren Selber machen Geschichten schreiben
Abschreiben Nachmachen, Nachvollziehen	Eigenständiges Zeichnen, Skizzieren Vormachen, Rollenspielen Tun, Handeln, selbst erfahren

Tab. 9: Verteilung der Aktivitäten

Häufig ist die Verteilung der Aktivitäten im Unterricht sehr einfach: Der Lehrer übernimmt den expressiven Teil, die Schüler den rezeptiven. Lehrende sollten aber ihren Unterricht so strukturieren, dass ein wechselseitiges Tätigwerden zwischen den Impulsen des Lehrers und den Tätigkeiten der Schüler gewährleistet ist.

Übung

Überlegen Sie, wie diese Tätigkeiten in Ihrer eigenen Schulzeit verteilt waren. Welchen prozentualen Anteil nahmen die Lehreraktivitäten ein und welche die Schüleraktivitäten? Wie sieht das Verhältnis heute in Ihrer Lehrtätigkeit aus?

2. Strukturierung des Kursablaufs über die 5-Stufen-Methode

   Die zweite Strukturierungshilfe ist die 5-Stufen-Methode. Der Kursablauf folgt fünf Phasen. Diese Phasen orientieren sich am Grundsatz der wachsenden Intensität.

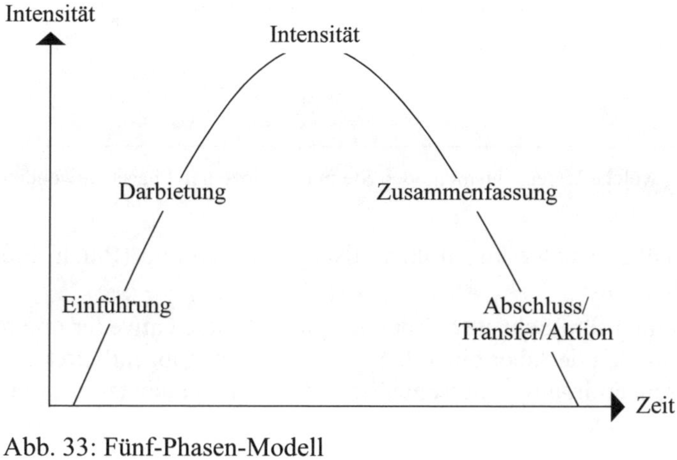

Abb. 33: Fünf-Phasen-Modell

1. Einführung:
   Ziele, Thema Übersicht, Aufhänger, Geschichte, Witz, Vorgehen usw.
2. Information/Darbietung:
   Information und Präsentation unter Beachtung des geistigen Rhythmus der Atmung.
3. Verknüpfung:
   Das Neue wird in den Erfahrungshorizont der SchülerInnen gebracht.
4. Zusammenfassung:
   Zusammenfassung der wesentlichen Aussagen und Erkenntnisse.
5. Aktion/Transfer:
   Die praktische Anwendung und Umsetzung gewährleistet, dass das Gelernte behalten und angewandt wird.

In jeder der fünf Phasen kommen spezifische Methoden zur Anwendung (→ Abb. 34).

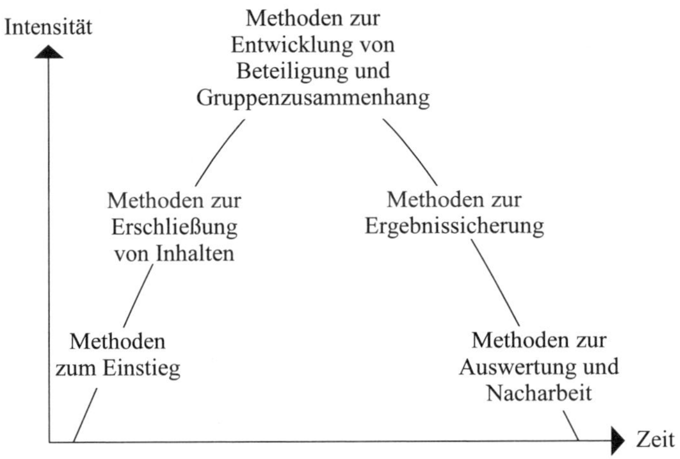

Abb. 34: Fünf Phasen und Methoden

Übung

Überlegen Sie, welche Unterrichtsmethoden Sie in den einzelnen Phasen anwenden.

3. Unterrichtsplanung unter konstruktivistischer Perspektive (Reich 2009, S. 114, 2010, S. 46)

   Die dargestellten fünf Schritte werden in ihrer Abfolge entweder in einer Unterrichtsstunde oder über einen längeren Zeitraum „abgearbeitet“. Die Schritte lassen Freiraum, unterschiedliche Lernarrangements zu organisieren.

1. Einstieg: • Fall • Impuls • Fragen • Bilder • Auftrag …	Emotionale Reaktion Problem Ereignis
2. Verknüpfen: • Wiederholen • Erinnern • Fantasieren • Assoziieren • Erweitern …	Anschlussfähigkeit
3. Inquiry and experience: • Gegenstände • Material • Texte • Bilder …	Hypothesen Untersuchungen Experimente
4. Präsentation: • Vortrag • Referat • Visualisierung • Portfolio • Bilder …	Lösungen
5. Langzeit: • Test • Prüfungen • Kompetenzen • Transfer …	Anwendungen Übungen Transfer

Tab. 10: Unterrichtsphasen

Das Modell knüpft an die Reformpädagogik des amerikanischen Pragmatismus (Dewey 2005) an. Grundgedanke ist, dass im Alltag auftretende problematische Situationen, deren Bewältigung eine Herausforderung darstellt, der Ursprung aller Lernprozesse ist. Die Reflexion, das intensive Nachdenken über diese Problemsituationen führt nach Dewey zu lehrreichen Erfahrungen und zur Erweiterung des Wissens. Lernen in Schule und praktischer Ausbildung kann folglich nur dann erfolgreich sein, wenn das dort vermittelte abstrakte Wissen mit konkreten individuellen Erfahrungen verbunden ist.

4. Strukturierung des Unterrichts nach dem lernpsychologischen Modell von Roth (1971)

   Der Unterrichtsablauf ist ein Beispiel, lerntheoretische Erkenntnisse in die Unterrichtspraxis zu integrieren, in dem Lehrende sich in der Abfolge des Unterrichts am Tun bzw. den Lernaktivitäten der Schülerinnen und Schüler orientieren.

Die Hauptaufgabe des Unterrichts besteht darin, die äußeren Bedingungen des Lernens so zu arrangieren, dass sie möglichst optimal den inneren Lernvoraussetzungen des Lerners entsprechen (Gagné 1969, zit. nach Edelmann 1996, S. 9).

Der Lernpsychologe Heinrich Roth (1971) hat entsprechend eine Abfolge von Lernphasen beschrieben, die den Ablauf einer Unterrichtsstunde strukturieren (Tabelle 11):

1. Motivation: Eine Aufgabe wird gestellt. Die Lernenden entwickeln eine Vorstellung dessen, was in der Stunde erreicht werden soll.
2. Schwierigkeiten: Die Teilnehmer entdecken die Schwierigkeiten der neuen Aufgabe und probieren Lösungen aus.
3. Lösung: Die Lernenden finden einen Lösungsweg.
4. Tun und Ausführen: Die neue Aufgabe wird aktiv und angemessen gelöst.
5. Behalten und Üben: Der neue Stoff wird bewusst eingeübt, durch praktischen Gebrauch gesichert und eingewöhnt.
6. Übertragung und Integration: Es wird gemeinsam überlegt, wozu man das Gelernte nutzen kann, praktische Beispiele zur Anwendung werden gefunden.

Tab. 11: Phasen des Unterrichtsablaufs

Die Abfolge der Phasen und ihre inhaltliche Ausgestaltung bilden den methodischen Gang des Unterrichts, der einsichtig und überschaubar angelegt sein soll, um den Schülerinnen und Schülern das Lernen zu erleichtern. An einem Beispiel aus der Erwachsenenbildung soll der methodische Ablauf veranschaulicht werden.

Beispiel zur Ablaufplanung einer Kurseinheit

Erläutert wird eine Kursplanung zur Durchführung von Pflegekursen nach § 45 SGB XI. Die Kurseinheit ist für pflegende Angehörige konzipiert (Falk 2006). Thema ist der Umgang mit demenziell erkrankten Menschen.

Sechs Veranstaltungen zu je 1 ½ Stunden (90 Minuten) sind für den Kurs geplant.

Thema der 3. Veranstaltung ist „Herausfordernde Verhaltensweisen von demenzkranken Menschen – Was kann ich tun?“ Diese Einheit wird vorgestellt.

Die Anzahl der Teilnehmerinnen und Teilnehmer ist vorgegeben: mindestens sechs – sonst kommt der Kurs nicht zustande – bis maximal 15 Personen.

Es sind in der Regel pflegende Angehörige von demenziell erkrankten Menschen, die diesen Kurs besuchen. Die Teilnehmervoraussetzungen, wie Alter, Geschlecht, Interesse, Bildungsstand, Motivation usw. ergeben sich aus den Anmeldungen. Die Erfahrung zeigt, dass vorwiegend Frauen diese Kurse besuchen; das Alter variiert von 30 Jahren, beispielsweise die Enkelin, die diesen Kurs besucht, sowie die Söhne oder Töchter zwischen 50 und 60 Jahren, bis zu Ehepartnern im Alter von 80 Jahren, die sich informieren wollen. Die Teilnehmer kommen in der Regel aus unterschiedlichen sozialen Milieus mit unterschiedlichen Bildungsvoraussetzungen.

Einordnung des Themas in die Veranstaltungsreihe

Verteilung der Themenschwerpunkte auf 6 Veranstaltungen:

1. Die Demenzen (die Alzheimer-Krankheit in Abgrenzung von anderen Demenzformen und ähnlichen Krankheitsbildern, Häufigkeit der Demenzen, mögliche Ursachen, Verlauf: erste Warnzeichen erkennen);
2. Hilfebedarf in den Aktivitäten des täglichen Lebens (Körperpflege, Mobilität, Ernährung, Kleidung, zur Toilette gehen, Schlafen usw.);
3. Herausfordernde Verhaltensweisen demenziell erkrankter Menschen verstehen (Aggressivität, Probleme in der Verständigung, ziellose Unruhe, Apathie, Desorientierung, ständiges Suchen);
4. Körperliche Beeinträchtigungen (Austrocknung, Obstipation, Schmerzen, Dekubitalulcera, Zahnprobleme, Einschränkungen im Sehen und Hören usw.);
5. Zukunftsvorsorge (Anpassung der Wohnung, Hilfsangebote, Testament, Versorgung im Pflegeheim oder zu Hause?);
6. Hilfen für pflegende Angehörige (vertauschte Rollen, Wut, Peinlichkeit, Trauer und Schuldgefühle, finanzielle und psychosoziale Hilfen.

Ziele der 3. Veranstaltung „Herausfordernde Verhaltensweisen demenziell erkrankter Menschen – Was kann ich tun?“

Die Teilnehmerinnen und Teilnehmer

- erkennen, dass die herausfordernde Verhaltensweisen ihrer demenzkranken Familienmitglieder krankheitsbedingt sind;
- tauschen sich untereinander über belastende Erfahrungen aus und erfahren, dass andere Teilnehmer ähnliche Probleme im Umgang haben;
- ergründen, welche Bedürfnisse dem herausfordernden Verhalten zugrunde liegen mögen;
- bekommen Tipps im Umgang vermittelt, die ihnen den Umgang erleichtern und
- versuchen neue Verhaltensweisen im Umgang mit ihren demenzkranken Familienmitgliedern einzuüben.

Die Zeiteinteilung ist bezogen auf acht Teilnehmer. Verlaufsplanung ist ein wenig modifiziert:

Zeit	Ablauf/ Phase	Inhalte	Methode	Medien	Ergebnis
10 Min	Einführung	Erfahrungsaustausch, was in der Zwischenzeit an Schönem, aber auch Belastendem erfahren wurde.	Statements zum Befinden (ohne Bewertung und Diskussion)		„Ankommen“ ist erleichtert
15 Min	Motivation	Die TN schreiben demenzbezogene Verhaltensweisen auf Karten, die sie als belastend empfinden, und heften Karten an Moderationswand.	Kartenabfrage Karten bei 6 TN nicht begrenzen; bei 15 auf je 3 pro TN	Karten, Moderationswand, Stifte, Nadeln	TN nennen schwierige Verhaltensweisen
		Themen sortieren: Karten werden zu Oberbegriffen geclustert. Wenn TN möchte, erläutert er/sie das Problem.	Moderation		TN erkennen, dass Andere ähnliche Probleme zu bewältigen haben.
15 Min	Zusammenfassung	KL erläutert Symptome und unterscheidet zwischen Hirnleistungs- und Persönlichkeitsstörungen. (Herausforderndes Verhalten wird in der Regel mit den Persönlichkeitsstörungen in Zusammenhang gebracht, vgl. Falk 2009: Symptomatik der Demenzen, S. 40 ff.)	Impuls	Folien	Unterschied zwischen Hirnleistungs- und Persönlichkeitsstörungen sind bekannt; ebenso die Def. von „herausforderndem Verhalten“.
15 Min	Schwierigkeiten	Herausforderndem Verhalten (Persönlichkeitsstörungen) liegt häufig ein Bedürfnis zugrunde, das der Betroffene in einer Situation nicht mehr adäquat ausdrücken kann. Die TN berichten von ihren Erfahrungen und stellen Vermutungen darüber an, welche das sein können.	Gespräch in Kleingruppen	Jede Gruppe nimmt sich 2 bis 3 Karten von Moderationswand	Vermutungen über Bedürfnisse werden geäußert TN erkennen, dass Herausorderndes Verhalten nicht mutwillig und beabsichtigt ist.
10 Min	Perspektivwechsel	Was würde mir in einer Situation gut tun, die ich nicht mehr verstehe?	Erfahrungsaustausch		Bedürfnisse nach Verständnis, Sicherheit, Geborgenheit und Akzeptanz usw. sind genannt.

10 Min	Tun und Ausführen	Transfer auf den Umgang mit den demenzkranken Angehörigen: Frage: Was kann ich gut in der Begleitung meines Angehörigen? Was würde mir helfen im Umgang mit herausforderndem Verhalten?	Kleingruppen		Erfahrungen, Kompetenzen im Umgang mit demenzkranken Angehörigen werden gewürdigt. TN erläutern Lösungen bzw. unterbreiten individuelle Tipps.
10 Min	Übertragung und Integration	Mit sich selbst einen Vertrag abschließen: Welche dieser (neuen) Verhaltensweisen will ich zu Hause im Umgang mit dem demenzkranken Familienmitglied anwenden? Hinweis darauf, dass Erfahrungen über Umsetzung in der nächsten Veranstaltung ausgetauscht werden.	Einzelarbeit	Papier, evtl. Vertrag auf Folie vorbereiten	TN fassen Mut im Umgang mit Angehörigen und probieren ggf. eine neue Verhaltensweise aus.
5 Min	Abschluss/ Ausblick	Feedback der Veranstaltung und Hinweis auf Thema der kommenden Veranstaltung.	Einzelarbeit und Gespräch	KL händigt Informationsbroschüre zu Tipps im Umgang mit alzheimerkranken Menschen aus. Feedbackbogen	TN bewerten Veranstaltung

Tab. 12: Verlaufsplanung

Zusammenfassung

Das in Kapitel 1 als Grundlage dienende „Modell des psychischen Systems“ diente dazu, Themen der Pädagogischen Psychologie in ihrer Beziehung aufzuzeigen, um das Verständnis der Zusammenhänge und den Transfer zu erleichtern.

Die Fülle der möglichen Themen der Pädagogischen Psychologie verlangt eine Auswahl. Der in diesem Kapitel gesetzte Schwerpunkt liegt auf der Lernpsychologie. Mit der Schwerpunktsetzung verbunden ist die Hoffnung, dass dadurch Lernprozesse transparenter, Lehrprozesse anregender und schülerorientiert gestaltet werden können.

Übung

Erstellen Sie ein Planungskonzept für eine Unterrichtsstunde/Kurseinheit von ca. 1 ½ Stunden nach dem Thema Ihrer Wahl und beschreiben Sie den Ablauf dieser Veranstaltung. Wählen Sie ein Strukturierungsschema, welches Sie einmal neu ausprobieren wollen, um Ihre Unterrichtsstunde zu gliedern.

Übung

Einleitung

Das Integrative Modell des psychischen Systems soll an dieser Stelle noch einmal aufgegriffen werden bezogen auf den konkreten Einzelfall (→ Abb. 35). Auf der Grundlage des Modells können Verhaltensweisen erklärt werden. Anhand der Fragestellung „*Wovon hängt es ab, dass es zu aggressivem Verhalten in einem Ausbildungskurs kommt?*“ wird das Modell veranschaulicht.

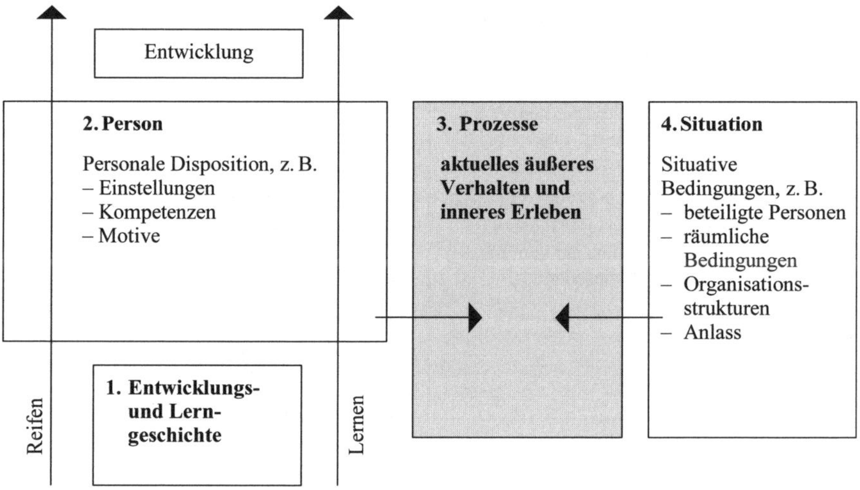

Abb. 35: Das Integrative Modell des psychischen Systems auf den Einzelfall bezogen (modifiziert nach: Nolting 1987, S. 38f.)

Verhalten in einer konkreten Situation beruht auf Prozessen (3), die ihrerseits durch personale (2) und situative (4) Faktoren bestimmt werden. Die personalen Dispositionen wiederum, die ein Mensch in die Situation mit einbringt, erklären sich aus der bisherigen Entwicklungsgeschichte (1). Aktuelle Prozesse (3: äußeres Verhalten und inneres Erleben) werden also immer durch die Integration von Person und Situation bestimmt; und Personen befinden sich immer in Entwicklung. Das Modell macht zugleich deutlich, in welchem Verhältnis diese verschiedenen Aspekte der Verhaltenserklärung zueinander stehen (Nolting 1987, S. 38f.).

- Die horizontale Perspektive behandelt die aktuellen Prozesse in ihrer Wechselwirkung zwischen personalen und situativen Anteilen. So ist beispielsweise Motivation als Ergebnis aus Motiv als Disposition und situativen Anregungen zu verstehen.

- Die vertikale Perspektive kennzeichnet die Entwicklung als Veränderung von Dispositionen durch Reifen und Lernen. Dabei wird Lernen als Nachwirkung aktueller Prozesse verstanden. Das Ergebnis ist die Erfahrung, die einen Menschen auszeichnet.

Reifen und Lernen sind situationsüberdauernde Entwicklungsprozesse. Unter Reifen versteht man den nach und nach erfolgenden Ausbau von Organen und damit der Bereitstellung von Funktionen, die nach der Geburt noch nicht verfügbar sind. Reifung ist ein Prozess im leiblichen Organismus. Sie bildet die Voraussetzung dafür, dass die jeweils ausgereiften Funktionen beim Lernen eingesetzt werden können.

Reifen ist vom Begriff des Lernens abzugrenzen. Begriffe, Kenntnisse, Fertigkeiten, Gefühls- und Werthaltungen, Gewissensbindungen – alles, was inhaltlich dem Aufbau eines Weltbildes und der Bildung der Persönlichkeit dient, ist erlernt und bildet die Summe unserer Erfahrungen und Einstellungen (Hansen 1969, S. 233 f.).

Beispiel zur Veranschaulichung

Das integrative Modell des psychischen Systems kann zum Verstehen des Einzelfalls dienen und helfen, das Interaktionsgeschehen und Bedingungsgefüge zu analysieren. Am Beispiel der Fragestellung „Wovon hängt es ab, dass es zu aggressivem Verhalten in einem Ausbildungskurs kommt?“ soll das Modell kurz veranschaulicht werden. Sind die beteiligten Personen in der Lage, ihr Wissen zur Konfliktbewältigung anzuwenden oder eskaliert die Situation? Wie die Menschen in einer aggressionsträchtigen Situation reagieren, erklärt sich aufgrund folgender Einflussfaktoren:

1. Entwicklungsgeschichte

Die vertikale Perspektive: Welche Erfahrungen haben die beteiligten Personen geprägt? Wie wurde in der Familie mit Aggressionen und Gewalt umgegangen? Hat die Person selbst als Kind Aggression und Gewalt oder auch Vernachlässigung erfahren? In lebensgeschichtlich nicht verarbeiteten Kränkungen, die in einer aktuellen Situation wieder aktiviert werden können, liegen mögliche Gefährdungspotenziale. Darüber hinaus geht es um die individuelle Lerngeschichte. Wie hat die betreffende Person im Laufe ihrer Lebensgeschichte mit aggressiven Erfahrungen umgehen gelernt? Welche Vorbilder bzw. Modelle prägen ihr Verhalten?

Die horizontale Perspektive: Was als aggressives Verhalten empfunden wird, hängt zunächst einmal von den Empfindungs- und Bewertungsmaßstäben der beteiligten Personen ab (2). Aber auch die Situation (4) spielt eine Rolle: Dieselben Worte, die im Verlaufe eines Fußballspiels als völlig angemessen gelten, können im Unterricht/in der praktischen Anleitung als aggressiv empfunden werden. Zudem ist Aggression immer ein Interaktionsgeschehen. Es ist ein Problem der Beziehung der beteiligten Personen untereinander und deren Kommunikation, zwischen denen es zu aggressivem Verhalten kommt.

2. Personale Dispositionen

Wie die beteiligten Personen auf eine enttäuschende, ärgerliche, verletzende, einschränkende oder demütigende Erfahrung reagieren, hängt davon ab, in welchem Maße sie als Personen davon berührt sind. Die individuelle persönliche Betroffenheit steht im Zusammenhang damit, welche Motive, Einstellungen und Kompetenzen die Person in die Situation mit einbringt. Ist sie z. B. in der Lage, kommunikativ Konflikte zu lösen? Kennt sie z. B. das Konzept der Mediation und des Deeskalationstrainings? Wie geht sie mit Frustrationen um? Ist sie in der Lage, sich genügend abzugrenzen und Distanz aufzubauen?

3. Situative Rahmenbedingungen

Aggressives Verhalten kann nur aus der Situation heraus verstanden werden. Was war der Anlass? Welche Personen waren beteiligt? Wie haben diese reagiert? Wie ist die räumliche Situation beschaffen? Insbesondere die situativen Faktoren sind verantwortlich für die Entstehung von aggressivem Verhalten in der Ausbildung. Konfliktträchtig sind z. B. ein nicht angemessener Führungsstil der Lehrenden, zu große Klassen, Missachtung der Person, Langeweile, schlechte Noten, geringe Einflussmöglichkeiten auf das Ausbildungsgeschehen usw.

Das Modell des psychischen Systems eröffnet einen Überblick über mögliche psychische Zusammenhänge. Es kann aber nicht zur Diagnose und Verhaltensmodifikation für eine konkrete Person in einer bestimmten Situation eingesetzt werden. Das Modell hat eher eine heuristische Funktion und ermöglicht Hypothesenbildung und Erarbeitung möglicher psychischer Zusammenhänge. Diese sind allgemeiner Natur.

Abzugrenzen davon ist die Verhaltensbeschreibung, -analyse und Verhaltensmodifikation als eine zu erlernende Kompetenz von Lehrenden oder anderen im therapeutischen und psychosozialen Bereich arbeitenden Personen (→ Kapitel 7). Hier geht es nicht um Vermutungen und Interpretationen, sondern darum auf der Basis verhaltenstherapeutischer Grundsätze Schüler bzw. Klienten in der Entfaltung ihrer Fähigkeiten zu unterstützen. Diese Unterstützung ist ein durch Lerngesetze methodisch abgesicherter kommunikativer Prozess.

Ihre Aufgabe besteht darin, auf der Grundlage des „Integrativen Modells des psychischen Systems“ eine Verhaltensanalyse und -erklärung vorzunehmen:

- Stellen Sie Vermutungen darüber an, welche Faktoren dafür verantwortlich sein können, dass ein Schüler bzw. eine Schülerin in Ihrem Unterricht/in der praktischen Ausbildung Angst hat, sich zu äußern.
- Welche Aussagen der Pädagogischen Psychologie lassen sich zur Untermauerung Ihrer Hypothesen heranziehen?
- Wie bewerten Sie dieses Interaktionsgeschehen? Was können Sie als Lehrende/r tun, um den Schüler/die Schülerin mehr Selbstvertrauen zu vermitteln?

2. Eine ungewöhnliche Perspektive auf Lernen und Lehren: der Konstruktivismus

Kapitel 2 greift das Lehr-Lern-Verständnis auf. Ging es im vorherigen Kapitel um einen lerntheoretischen Zugang mit den dargestellten Erkenntnissen der Pädagogischen Psychologie, knüpft dieses Kapitel an die Erkenntnisse der Gehirnforschung bzw. Lernbiologie an und erläutert die konstruktivistische Sichtweise vom Lehren und Lernen. Diese wird einer zwar praktizierten, dennoch unrealistischen Vorstellung vom Lehren und Lernen gegenübergestellt.

Ziele

Sie wissen,

- dass der Konstruktivismus eine Art Erkenntnistheorie ist, die davon ausgeht, dass sich Realität dem Beobachter nur subjektiv erschließt.
- dass die darauf beruhende konstruktivistische Didaktik den Lernenden in einer aktiven Rolle sieht, der sich seine Wirklichkeit aktiv und autonom aneignet.
- dass subjektive Konstruktionen von Wirklichkeit im Austausch mit anderen überprüft, gefestigt, modifiziert werden – und dies Lernen beinhaltet.
- dass der Beziehungsdimension von Unterricht entscheidende Bedeutung zukommt.

Das häufig anzutreffende, dennoch von falschen Voraussetzungen ausgehende Lehr-Lernverständnis wird von dem Wunsch getragen, dass Schülerinnen und Schüler den vom Lehrenden angebotenen Stoff möglichst genau aufnehmen, sich aneignen und wiedergeben. Wissen sei objektiv und wahr, so die Ansicht, und spiegele die Wirklichkeit annähernd objektiv wider. Deshalb sei es wichtig, dass sich alle Schüler dieses Wissen aneignen. Lernende haben bedingt durch ihr Alter und aufgrund fehlender Kenntnisse und Erfahrungen einen begrenzten Zugang zu dieser Realität, die dem Lehrenden dagegen gegenwärtig ist. Die Schüler müssen erst zur Erkenntnis geführt werden. Nicht-Lernen bedeutet, dass der Schüler nicht in der Lage ist, das angebotene Wissen aufzunehmen, beispielsweise aufgrund mangelnder Intelligenz. Oder sie sind nicht willens und motiviert, sich auf das Lernen einzulassen. Manche Lehrende geben sich selbst „die Schuld“, wenn Schüler den ihnen angebotenen Lehrstoff nicht wiedergeben können. Sie glauben, sie seien nicht „gut“ genug, sie werden von Selbstzweifeln geplagt. Dabei muss nur die Perspektive korrigiert werden.

Lehrende in dem obigen Verständnis verstehen sich entsprechend als Belehrende, Wissensvermittler, die Informationen bzw. Wissen durch die Lehrmethoden des Instruierens, Anweisens, Anleitens in die Köpfe der Lernenden transportieren. Lernende müssen die Lerninhalte sozusagen nur in der vorgegebenen Form in ihr Gehirn übernehmen. Diese Vorstellung vom Lernen orientiert sich am Modell des „Nürnberger Trichters" (→ Abb. 36).

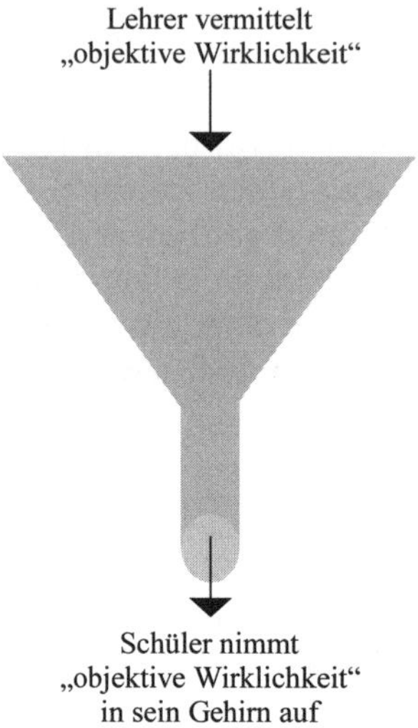

Abb. 36:
Nürnberger Trichter: Wissen als Abbild von objektiver Wirklichkeit

Dem widerspricht der *Konstruktivismus* fundamental. Lehren ist nicht die Vermittlung von „objektiven" Tatbeständen und Lernen ist nicht die Aneignung eines extern vorgegebenen „objektiven" Zielzustandes. Lernen ist keine passive, rezeptive Wissensreproduktion, sondern eine aktive, persönliche Wissenskonstruktion.

Theoretisch verortet ist diese subjektbezogene Sichtweise des Lehr-Lernverständnisses in Erkenntnissen der Lernbiologie, der Systemtheorie (Pörksken/Maturana 2003), dem Konstruktivismus (Watzlawick 1986) und der humanistischen Psychologie (Rogers 1979; Cohn 1987). Die Lernenden und Lehrenden werden als handelnde Subjekte in einer Lernumwelt begriffen, deren handlungsleitende Prinzipien die der Selbstorganisation und Selbststeuerung sind (Büeler 1994).

Der Konstruktivismus stellt herkömmliches Denken in Frage und regt neue Perspektiven auf die Wirklichkeit an. Konstruktivistisches Denken ist durch zwei grundlegende Prinzipien gekennzeichnet:

- Es geht einmal um die Beziehung zwischen dem Subjekt und der ihn umgebenden Umwelt;
- Es geht zum andern um das Verständnis vom lernenden Subjekt.

Die Beziehung zwischen Subjekt und Umwelt: Aus konstruktivistischer Sicht ist zunächst einmal zu trennen zwischen der Umwelt, die unabhängig von uns, vor aller Wahrnehmung existiert. Die Neurobiologen Maturana und Varela nennen sie „umgebendes Milieu". Und es gibt eine Umwelt, eine Erfahrungs- bzw. Lebenswelt, die durch die kognitiven, emotionalen und sozialen Prozesse eines Subjektes konstruiert wird. Konstruktivistisches Denken basiert auf der Voraussetzung, dass es für ein Subjekt unmöglich ist, das umgebende Milieu direkt abzubilden oder zu erkennen. Die Erfahrungs- und Lebenswelt begrenzt die Wahrnehmungsfähigkeit und Erkenntnismöglichkeit eines Subjekts. Die Struktur des psychischen Systems bestimmt, wie es sich mit den Anregungen – Perturbationen – aus dem umgebenden Milieu auseinandersetzen kann. Perturbation kommt aus dem Lateinischen und heißt so viel wie Anregung, Verwirrung, Störung.

Jede Konstruktion von Wirklichkeit bleibt ein Produkt des Subjekts, das sie erzeugt. Konstruktivisten benutzen hier den Begriff des Beobachters. Damit ist nicht eine dritte Person gemeint, die das Verhalten von anderen Personen beobachtet. Vielmehr ist jede Äußerung eine Beobachterbeschreibung. Alles, was gesagt oder gedacht wird, wird von einem Beobachter gesagt und gedacht, dessen Beobachtungen von seinem sensorischen und affektiv-kognitiven System abhängen. Dies bedeutet, dass eine Beobachtung mehr über den Beobachter selber aussagt als über den oder das, was er beobachtet. Wir kennen diesen Sachverhalt aus einem Sprichwort: „Was Peter über Paul sagt, sagt mehr über Peter als über Paul." Objektivität, sprich Aussagen, die vom Aussagenden unabhängig sind, gibt es nicht. Diese Konsequenz ist durch die Lernbiologie belegt (→ Kapitel 1).

Aus dieser Sichtweise gebiert Verantwortung. Wir übernehmen für unsere Konstruktionen, die unsere Wirklichkeit ausmachen, Verantwortung. Statt auf objektiver Wahrheit zu bestehen, werden alternative Konstrukte an der Praxis überprüft. Erst die Praxis belegt, welches Konstrukt besser passt, welches nützlicher ist und welches mit den gewählten ethisch-moralischen Grundsätzen zu vereinbaren ist.

Das Verständnis vom lernenden Subjekt: Aus konstruktivistischer Perspektive sind Individuen durch folgende grundlegende Merkmale gekennzeichnet: Sie sind

- strukturdeterminiert,
- selbstreferentiell und
- nicht trivial.

Strukturdeterminiert bedeutet, eine Person wird nicht von außen zu einer bestimmten Reaktion veranlasst bzw. determiniert. Immer bestimmt die interne Struktur der Person, wie sie sich mit den Anregungen, die aus dem umgebenden Milieu kommen, auseinandersetzt. Es gibt keine direkte instruktive Interaktionsbeziehung.

Sie sind *selbstreferentiell.* Jede Handlung des lernenden Subjekts wirkt auf seine Struktur zurück und bestätigt oder verändert diese. Strukturdeterminierte, selbstreferentielle Systeme sind offen für die Umwelt. Je nach Anregung werden Wirklichkeitskonstruktionen angewendet, überprüft, bestätigt oder verworfen.

Lernende Subjekte sind nicht *trivial*, d.h. sie sind durch Geschichtlichkeit und strukturelle Dynamik gekennzeichnet. Zur Unterscheidung: triviale Systeme sind z.B. Maschinen, ein PC. Man drückt auf die Taste A als Input, und auf dem Bildschirm erscheint das A als Output.

Schüler sind nicht triviale Systeme. Sie regieren nicht im Sinne eines Input-Output-Modells. Nehmen wir das Lob des Lehrers. Wie ein Schüler darauf reagiert, kann sehr unterschiedlich sein. Das hängt ab von seiner situativen Strukturdeterminiertheit. Das Lob kann die Anstrengung des Schülers erhöhen, er kann es aber auch als Sarkasmus auffassen oder als Peinlichkeit erleben, um nicht als Lehrerliebling dazustehen. Diese interne Konstruktion der Situation – also wie die Situation vom Schüler wahrgenommen und interpretiert wird – ist das Ergebnis seiner Biografie und seiner momentanen Gestimmtheit. Durch jede Handlung, durch jede Erfahrung kann die interne Struktur eines nicht trivialen Systems verändert werden (Selbstreferentialität), so dass andere Handlungsoptionen gewählt werden können (→ Abb. 37).

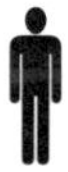	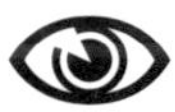	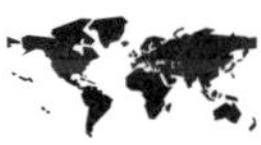
Lernendes Subjekt: • strukturdeterminiert • selbstreferentiell und nicht trivial ♉♊	Beobachtete Umwelt: • Konstruiert durch kognitive, affektive und soziale Prozesse • Begrenzt durch Erfahrungs- und Lebenswelt • Bestimmt durch die Struktur des psychischen Systems	Umgebendes Milieu: • Umwelt existiert unabhängig von aller Wahrnehmung

Abb. 37: Beziehung zwischen lernendem Subjekt und Umwelt

Welche Konsequenzen ergeben sich daraus für den Lehr-Lern-Prozess?

Lernprozesse können von außen nur bedingt gesteuert werden, weil sich autonomes Lernen nicht im Einzelnen festlegen und vorausbestimmen lässt. Der Lernende ist prinzipiell frei in dem, was und wie er Wissen konstruiert. Dennoch findet Lernen immer in einem Umfeld statt, das zugleich die Ansichten und Perspektiven des Einzelnen formt und bestimmt, was er letztendlich als richtig oder falsch erkennt. Lernen ist damit unausweichlich an einen sozialen Kontext gebunden, indem die sozialkulturelle Vielfalt akzeptiert und gefördert wird.

Vielfalt wird als Bereicherung und Chance erlebt, die Vielfalt durch kulturelle Unterschiede, durch alters-, geschlechts- und leistungsheterogene Lerngruppen. Vielfalt bedeutet die Erfahrungs- und Lebenswelten der Schülerinnen aufzugreifen und ihnen Raum zu geben. Vielfalt fördert ein Klima des Dialogs, des Austauschs von Wirklichkeitskonstruktionen. Lernen führt, so gesehen, zu Verständigung und zu Konsens mit anderen. Da Wissen keine objektive Wirklichkeit abbildet, gleichzeitig aber eine Verständigung darüber erfolgen muss, was als Wissen gelten soll, kommt der Beziehungsdimension im Lehr-Lernprozess eine entscheidende Bedeutung zu.

Dies bedeutet für den Unterricht, dass

- handlungsorientierte Unterrichtsmethoden eingeplant werden,
- Phasen der Instruktion durchaus ihre Berechtigung haben, aber mit entsprechenden Phasen des selbst gesteuerten und selbst organisierten Lernens kombiniert werden,
- die von den Lernenden selbst erarbeiteten Wissensinhalte in dafür geeigneten Unterrichtsphasen reflektiert und evaluiert werden,
- der soziale Kontext einen wesentlichen Einfluss auf die Lernprozesse ausübt und dieser in die Unterrichtsplanung mit einbezogen wird.

Die Rolle der Lehrenden wandelt sich vom Wissensvermittler zum Lernberater und Lernbegleiter, der eine anregende Lernumgebung schafft. Der Lehrende präsentiert den Lernenden unterschiedliche Wissensansätze und ist ihnen dabei behilflich, individuelle Lösungsansätze zu entwickeln. Der Lehrende versteht sich als Lernunterstützer, dessen Lehrmethoden sich gemäß dem Autonomiekonzept auf das Fördern und Anregen (Perturbieren, Irritieren) von autonomen Konstruktionsprozessen beschränken. Denn die aktuelle, kognitive Struktur des Lernenden legt selbst fest, ob und wie sein Lehrangebot von diesem aufgenommen und verstanden wird. Lehren ist die Anregung des Subjekts, seine Konstruktionen von Wirklichkeit zu überprüfen, weiterzuentwickeln, zu verwerfen und zu bestätigen (Balgo 1998).

Da mit Ausbildungs- und Lernzeiten auch immer eine gewisse Instabilität und Verunsicherung der Person einhergeht, gilt es für die Lehrenden, ermutigend die neuen Orientierungs- und Verhaltensweisen zu begleiten.

Lernen bedeutet aus dieser Sicht Identitätslernen, da alte, eingelebte Konstruktionen und Deutungen, die unsere Identität, unsere innere Struktur, ausmachen, geprüft und verändert werden. Lernen ist untrennbar mit der Lebensgeschichte und dem aktuellen Lebenskontext des Lernenden verbunden (vgl. Falk/Kerres 2006). Es gibt kein falsches Wissen der Lernenden, sondern alles, was diese wissen, kann als Ausgangspunkt für einen Entwicklungsprozess dienen.

Die Beziehungsdimension

Die Qualität der Beziehung in Unterricht und praktischer Ausbildung hängen von drei miteinander in Beziehung stehenden Faktoren ab. Das sind:

- das Ich, die Schülerin bzw. der Schüler, die Lehrerpersönlichkeit;
- das Wir, d. h. die (Lern-)Gruppe;
- das Es, das Unterrichtsthema, der Lerngegenstand (Cohn 1987).

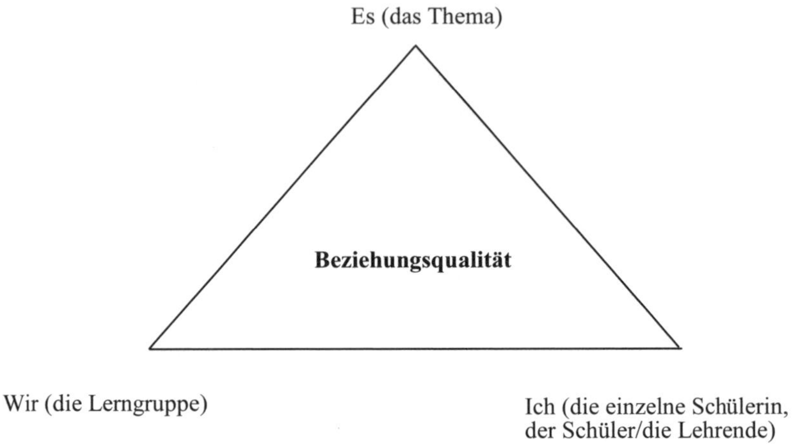

Abb. 38: Didaktisches Dreieck: Ich, Wir, Es

Jeder Mensch sucht und benötigt Kontakt mit anderen – unabhängig vom Thema, das die Teilnehmerinnen von Bildungsveranstaltungen zusammenführt, unabhängig welche Lehrmethode die Lehrende wählt, ob Frontalunterricht im Vorlesungsstil oder weitgehend selbst organisiertes und selbst bestimmtes Lernen. Die Teilnehmerinnen erwarten immer auch, dass sie befriedigende menschliche Beziehungen herstellen können.

Wie solche Erwartungen dann tatsächlich erfüllt werden, hängt vom Verhalten aller Beteiligten ab. Einige typische Beispiele für Verhaltensweisen, die die Verwirklichung befriedigender Kontakte hindern oder stören können, seien hier beschrieben:

Die Schülerin sucht lediglich Kontakt zur Lehrerin. Alle anderen in dem Ausbildungskurs wirken für sie als mehr oder weniger störende Begleiterscheinungen. Die anderen werden als Konkurrenten empfunden. Die einen befürchten Konkurrenz, weil sie die eigene Entfaltungsmöglichkeit hemmt. Die anderen brauchen sie, weil erst ein Publikum sie zu Höchstleistungen bringt oder weil man selbst immer nur dann die „Bessere" sein kann, wenn andere „schlechter" sind.

Das Gruppenerlebnis oder auch der Kontakt zu einem einzelnen kann auf Kosten anderer gesucht werden, indem z. B. der Gruppenprozess gerade durch die gemeinsame Frontstellung gegen den Lehrer, aber auch gegen andere Schüler zustande kommt, die dann in die Rolle des Sündenbocks gedrängt werden.

Schließlich gibt es auch eine Gruppenbildung, die zwar die Lehrende voll einschließt, die aber den „äußeren Feind“ braucht – z. B. andere Lehrer, den Schulleiter, die Praxiseinrichtungen“, denen pauschal Willkür unterstellt wird.

Für die Lehrende ist es wichtig zu wissen, dass solche Einstellungen und Erwartungshaltungen in nahezu jedem Kurs auftreten und dass sie Verlauf und Ergebnis eines Kurses entscheidend mit beeinflussen. Um das Bedürfnis der Einzelnen nach Anerkennung und Sicherheit zu befriedigen, den Gruppenkontakt und -zusammenhalt zu fördern, dabei aber das Thema nicht aus den Augen zu verlieren, bedarf es bestimmter Regeln. Die Einhaltung dieser Kommunikationsregeln fördert die Kursatmosphäre und ein freundliches Miteinander. Diese Regeln wurden speziell für Lerngruppen von Ruth Cohn (1987) entwickelt. Sie helfen, das Ich, das Wir und das Thema im Verlauf der Veranstaltung in einem ausgewogenen Verhältnis zu berücksichtigen.

Entweder stellt die Lehrende diese Regeln vor, dann werden sie aber nicht „internalisiert“, besser ist es, wenn die Gruppe ähnliche Kommunikationsregeln entwickelt.

1. Sei dein eigener Chairman

   Bestimme selbst, was du sagen willst. Sprich oder schweig, wenn du es willst. Versuche in dieser Stunde das zu geben und zu empfangen, was du selbst geben und empfangen willst. Sei dein eigener Chairman (Vorsitzender) – und richte dich nach deinen Bedürfnissen im Hinblick auf das Thema und was immer für dich sonst wichtig sein mag.

   - Du hast die Verantwortung dafür, was du aus dieser Stunde für dich machst.
   - Du brauchst dich nicht zu fragen, ob das, was du willst, den anderen Gruppenmitgliedern gefällt oder nicht gefällt. Sag einfach was du willst. Die anderen Gruppenmitglieder sind auch ihre eigenen Chairmen und werden es dir schon mitteilen, wenn sie etwas anderes wollen als du.

2. Störungen haben Vorrang

   Unterbrich das Gespräch, wenn du nicht wirklich teilnehmen kannst, zum Beispiel wenn du gelangweilt, ärgerlich oder aus einem anderen Grunde unkonzentriert bist. Ein „Abwesender“ verliert nicht nur die Möglichkeit der Selbsterfüllung in der Gruppe, sondern er bedeutet auch einen Verlust für die ganze Gruppe. Wenn eine solche Störung behoben ist, wird das unterbrochene Gespräch entweder wieder aufgenommen oder einem momentan wichtigeren Platz gemacht.

3. Beachte deine Körpersignale

   Um besser herauszubekommen, was du im Augenblick fühlst und willst, horche in deinen Körper hinein. Er kann dir oft mehr über deine Gefühle und Bedürfnisse erzählen als dein Kopf.

4. Es kann immer nur einer sprechen

   Es darf nie mehr als einer sprechen. Wenn mehrere Personen auf einmal sprechen wollen, muss eine Lösung für diese Situation gefunden werden.

   „Seitengespräche" sind also zu unterlassen, oder der Inhalt ist als Störung in die Gruppendiskussion einzubringen

5. Ich statt Man oder Wir

   Sprich nicht per „man" oder „wir", weil du dich hinter diesen Sätzen zu gut verstecken kannst und die Verantwortung nicht für das zu tragen brauchst, was du sagst. Zeige dich als Person und sprich in „Ich"-Aussagen. Außerdem sprichst du in „Man"- oder „Wir"-Sätzen für andere mit, von denen du gar nicht weißt, ob sie das wünschen.

6. Eigene Meinungen statt Fragen

   Wenn du eine Frage stellst – sage, warum du sie stellst. Auch Fragen sind oft eine Methode, sich und seine Meinung nicht zu zeigen. Außerdem können Fragen oft inquisitorisch wirken und den anderen in die Enge treiben. Äußerst du aber deine Meinung, hat der andere es viel leichter, dir zu widersprechen oder sich deiner Meinung anzuschließen.

7. Sprich direkt

   Wenn du jemandem aus der Gruppe etwas mitteilen willst, sprich ihn direkt an und zeige ihm durch Blickkontakt, dass du ihn meinst. Sprich nicht über einen Dritten zu einem anderen und sprich nicht zur Gruppe, wenn du einen anderen meinst.

8. Gib „Feedback", wenn du das Bedürfnis hast

   Löst das Verhalten eines Kursteilnehmers angenehme oder unangenehme Gefühle bei dir aus, teile es ihm sofort mit, und nicht später einem Dritten.

   Wenn du Feedback gibst, sprich nicht über das Verhalten des anderen, denn du kannst nicht wissen, ob du es objektiv und realistisch wahrgenommen hast. Sprich nicht in einer bewertenden und normativen Weise. Vermeide Interpretationen und Spekulationen über den anderen. Sprich zunächst einfach von den Gefühlen, die durch das Verhalten des anderen bei dir ausgelöst werden. Danach kannst du versuchen, das Verhalten des anderen so genau und so konkret wie möglich zu beschreiben, damit er begreifen kann, welches Verhalten deine Gefühle ausgelöst hat. Lass dabei offen, wer der „Schuldige“ an deinen Gefühlen ist. Du benötigst dabei keine objektiven Tatsachen oder Beweise – deine subjektiven Gefühle genügen, denn auf diese hast du ein unbedingtes Recht. Versuche vor deinem Feedback die Einwilligung deines Gesprächspartners einzuholen, ihm dieses zu geben.

9. Wenn du Feedback erhältst, hör ruhig zu

   Wenn du Feedback erhältst, versuche nicht gleich, dich zu verteidigen oder die Sache „klarzustellen“. Denk daran, dass dir hier keine objektiven Tatsachen mitgeteilt werden können, sondern subjektive Gefühle und Wahrnehmungen deines Gegenübers.

Modell für die Einhaltung der Kommunikationsregeln ist die Lehrende. Durch ihre Haltung fördert sie die Einhaltung der Regeln durch die Schülerinnen und Schüler.

Übung

Was ist unter einem konstruktivistischen Lehr-Lernverständnis zu verstehen? Vergleichen Sie diese Vorstellungen mit Ihrer eigenen zu Schule und Ausbildung.

3. Das Lehren lernen: Methodenkompetenz im Unterricht

Wenn wir von selbst gesteuertem bzw. selbst organisiertem Unterricht sprechen, steht die Frage nach den gewählten Methoden und der Methodenkompetenz der Lehrenden im Vordergrund. Methodenkompetenz bezieht sich aber nicht nur auf veränderte Lehr-Lernformen, sondern auch auf den traditionellen Unterricht. An Letzteren sei in diesem Kapitel erinnert unter den beiden Aspekten:

- Methoden in ihrer Wechselbeziehung mit weiteren didaktischen Entscheidungen
- Didaktische Leistung der Methoden

Ziele

Dieser Abschnitt vermittelt Ihnen die Grundlagen, und zwar:

- die Interdependenzen zwischen der Unterrichtsmethode und
  - dem Lehrplan,
  - den Rahmenbedingungen,
  - den Zielen,
  - Inhalten,
  - der Zielgruppe und
  - der Lehrenden
- die „klassischen“ Methoden
- bei der Planung und Organisation eines Lernprozesses diejenigen Unterrichtsmethoden auszuwählen, die optimale Bedingungen für die Begegnung der Lernenden mit dem Inhalt herstellen

3.1 Methoden stehen immer in einer Wechselbeziehung

Lehrende können keine methodischen Entscheidungen treffen, ohne dass sie sich zugleich überlegen, was der Inhalt, also Thema des Unterrichts oder der praktischen Ausbildung ist, welche Ziele sie und die Schülerinnen auf welchen Ebenen anstreben und ob z. B. die organisatorischen Rahmenbedingungen stimmen, um den Unterricht/die Ausbildung entsprechend zu gestalten.

Welche Verfahrensweisen können den Schülerinnen und Schülern helfen, damit sie zu dem angestrebten Wissen und Können kommen können? Durch welche Methoden können Schülerinnen und Schüler zu aktiver Teilnahme am Unterricht motiviert werden? Wie sollen Begegnung und Auseinandersetzung organisiert werden, so dass Persönlichkeitsentwicklung, Bildung und berufliche Handlungskompetenz sich entfalten können?

Die Fragen sind nicht einfach zu beantworten, weil Methoden immer in einer Wechselbeziehung stehen (→ Abb. 39).

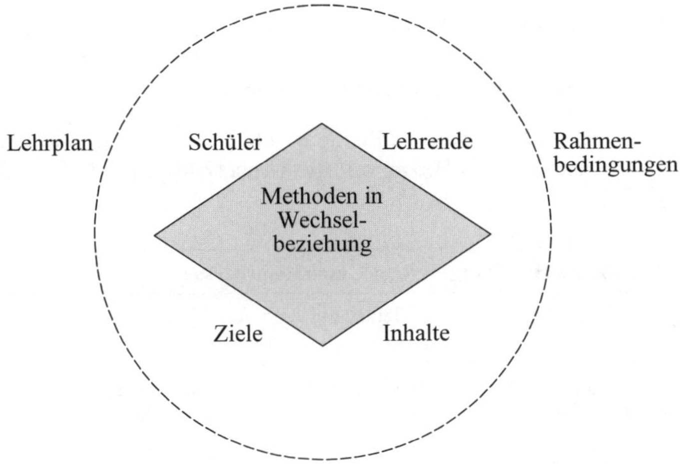

Abb. 39: Interdependenzen

Methoden und Lehrplan: Lernfeldkonzept und Vollständige Lernhandlung

Die Berufsausbildung in den Pflegeberufen ist nach dem Lernfeldkonzept aufgebaut, d. h. die Fachsystematik ist ersetzt durch sog. „Lernfelder". Der Unterricht wird nicht mehr in traditionellen Fächern organisiert, sondern in Form von Lernfeldern, die aus Handlungsfeldern abgeleitet sind. Handlungsfelder orientieren sich an den Geschäftsprozessen der beruflichen Praxis.

Auf diese Weise entsteht ein fächerübergreifender Lehrplan.[1] Den Zusammenhang zwischen Handlungsfeldern, Lernfeldern und Lernsituationen zeigt Bader (2003, S. 213) auf:

Handlungsfelder sind zusammengehörige Aufgabenkomplexe mit beruflichen sowie lebens- und gesellschaftsbedeutsamen Handlungssituationen, zu deren Bewältigung befähigt werden soll. Handlungsfelder sind immer mehrdimensional, indem sie stets berufliche, gesellschaftliche und individuelle Problemstellungen miteinander verknüpfen. Die Gewichtung der einzelnen Dimensionen kann dabei variieren. Eine Trennung der drei Dimensionen hat nur analytischen Charakter.

1 Das Lernfeldkonzept soll an dieser Stelle nur kurz gestreift werden. Verwiesen sei auf das Buch Falk, Kerres (2006) Lernfelder in der Pflegeausbildung.

Lernfelder sind didaktisch begründete, schulisch aufbereitete Handlungsfelder. Sie fassen komplexe Aufgabenstellungen zusammen, deren unterrichtliche Bearbeitung in handlungsorientierten Lernsituationen erfolgt. Lernfelder sind durch Zielformulierungen im Sinne von Kompetenzbeschreibungen und durch Inhaltsangaben ausgelegt.

Lernsituationen konkretisieren die Lernfelder. Dies geschieht in Bildungsgangkonferenzen durch eine didaktische Reflexion der beruflichen sowie lebens- und gesellschaftsbedeutsamen Handlungssituationen.

Tabelle 13 veranschaulicht den Zusammenhang zwischen Handlungsfeldern, Lernfeldern und Lernsituationen in Bezug auf die Umsetzung in Schule und Praxiseinrichtung.

Berufliches Handlungssystem/Geschäftsprozesse			
Ebene	didaktische Bausteine	Erläuterung	Umsetzung
Berufliche Praxis	Handlungsfelder (Richtziele)	Bündelung beruflicher Handlungsabläufe	Berufbild/ Ausbildungsgesetze/ Rahmenlehrpläne
Lernorte: • Schule • Praxiseinrichtung (Lernortkooperation)	Erarbeitung von Lernfeldern (Grobziele)	Bildungsauftrag berücksichtigen/ Persönlichkeitsbildung Angabe von Zielen/ Inhalten/Zeit	Lehrplan Schule Lehrplan Praxiseinrichtung (Koordinierung) Prozessorientierung (PDCA)
Unterricht/ Praktische Ausbildung	Lernsituationen (Feinziele)	exemplarische Bausteine/ Fallbeispiele	Selbstgesteuertes Lernen durch: Handlungsorientierte Methoden/Modell der vollständigen (Lern-)Handlung

Tab. 13: Das Lernfeldkonzept und seine Umsetzung in Schule und Praxiseinrichtung

Die vollständige Lernhandlung gibt Lernschritte vor, die die Schüler selbstständig erarbeiten (→ Abb. 40).

Der in der Berufspädagogik verwendete Begriff „berufliche Handlungskompetenz“ ist weit gefasst. Handlungskompetenz zielt auf die Entfaltung der menschlichen Wesenskräfte (Wissen, Wollen, Können, Handeln) und zugleich auf Aufklärung, auf persönliche und gesellschaftliche Entwicklung und auf die Gestaltung von Arbeit und Gesellschaft in humaner und sozialer Verantwortung (Bischoff-Wanner 2007).

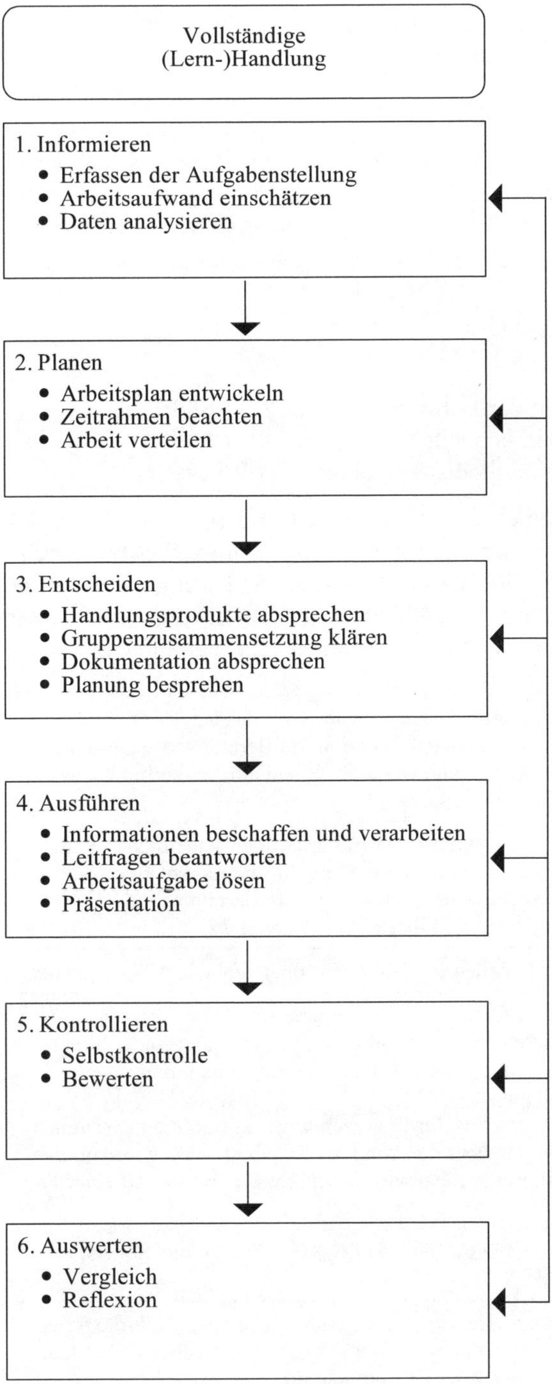

Abb. 40: „Vollständige Lernhandlung“

Beispiel für eine Lernsituation, geplant nach dem Modell der vollständigen Lernhandlung

Die Schüler schlüpfen in die Rolle einer Pflegeberaterin. Sie führen einen Beratungsbesuch nach § 37 (3) SGB XI durch. Um systematisch vorgehen zu können, besteht die Aufgabe der Schülerinnen darin, einen Erhebungsbogen zu entwickeln, der ihnen hilft, die Pflegesituation systematisch einzuschätzen und für die pflegenden Angehörigen entsprechende Hilfen bereitzustellen.

Ziele

Die Schülerinnen und Schüler

- kennen Ziele und Anliegen der Beratung nach § 37 (3) SGB XI,
- lernen Beratungssituationen kennen,
- wissen, dass Beratung ein methodisch strukturierter Prozess ist.

Pflegepersonen sind verpflichtet, bei Pflegestufe I und II einmal halbjährlich und bei Stufe III einmal vierteljährlich einen Beratungsbesuch durchführen zu lassen. Dieser Beratungsbesuch dient der Sicherung der Qualität der häuslichen Pflege und der regelmäßigen Hilfestellung und praktischen pflegefachlichen Unterstützung der häuslich Pflegenden (Falk 2009, S. 172).

1. Informieren	Die Teilnehmer informieren sich an Hand des § 37, Abs. 3 SGB XI über Aufgabe und Intention des Beratungsbesuchs und verschaffen sich an Hand weiterer Artikel einen Überblick zur Problematik.
2. Planen	Die Teilnehmer entwickeln einen vorläufigen schriftlichen Plan, wie sie arbeitsteilig vorgehen wollen, das Instrument zu erstellen: wer macht was bis wann wo mit welchem Ergebnis (s. auch Arbeitsplan und -bericht, → Kapitel 7).
3. Entscheiden	Die Teilnehmer stellen einen Konsens über geplante Aktivitäten her.
4. Ausführen	Die Teilnehmer führen die Lernaufgabe aus: • Sie hospitieren bei einem Beratungsbesuch und protokollieren dessen Verlauf; befragen Pflegefachkräfte nach ihren Erfahrungen usw. • Sie stellen Kriterien zur Begutachtung und Beratung zusammen. Sie entscheiden über den Grad der Standardisierung und über die Formulierung. Sie präsentieren ihre Ergebnisse auf einer Folie.
5. Kontrollieren	Die Teilnehmer überprüfen das Ergebnis durch einen Soll-Ist-Vergleich.
6. Auswerten	Die Teilnehmer reflektieren die gesamte Aufgabenstellung, ihren Lernzuwachs, konstatieren offen gebliebene Fragen und Probleme und geben Feedback an die Lernbegleiterin.

Tab. 14: Beispiel einer Lernsituation

Die Schülerinnen bearbeiten die Aufgabenstellung nach dem Modell der vollständigen Handlung. Sie informieren sich daher zunächst über die gesetzlichen Anforderungen und mit dem Beratungsbesuch verbundene Ziele. Anschließend entwickeln sie in Gruppenarbeit einen Plan, wie sie vorgehen wollen, um das Erhebungsinstrument zu erstellen (→ Tab. 14).

Transfer: Die Schüler wenden im Praktikum in der ambulanten Pflege das Instrument in einem Beratungsbesuch unter Anwesenheit der Praxisanleiterin an.

Methoden und Rahmenbedingungen

Lehrende müssen je nach Unterrichtsprojekt selbstverständlich die Machbarkeit bzw. die Realisierungschancen bedenken. Stehen die geforderten sachlichen und personellen Ressourcen zur Verfügung, um beispielsweise ein Projekt durchzuführen? Welcher Zeitrahmen steht den Lehrenden zur Verfügung und welche räumlichen Bedingungen sind vorhanden?

Methoden und Ziele

Ziele bezeichnen ein angestrebtes Endverhalten, das Ergebnis des Lernens. Wer am Unterricht oder einer Veranstaltung teilnimmt, der möchte nach der Veranstaltung etwas wissen und etwas können, der möchte neue Erfahrungen gesammelt haben. Die Benennung von Lernzielen dient dazu, sich über das angestrebte Endverhalten der Schülerinnen und Schüler Klarheit zu verschaffen. Nur wenn diese Klärung geleistet ist, können Methoden begründet ausgewählt werden. Damit stellt sich die Frage nach den angemessenen Methoden nicht in dem Sinne: Was könnte ich alles machen, sondern präziser: Welche Verfahrensweisen können den Schülerinnen angeboten werden, damit sie wirklich zu dem beschriebenen Wissen und Können kommen können?

Methoden und Inhalte

Zu vermittelnde Themen sind in der Regel hoch komplex. Der Lehrende muss daher Überlegungen anstellen, wie er zu einer didaktisch begründeten Reduzierung des Stoffgebietes kommt. Diese Überlegungen sollten dem Motto folgen: „Weniger ist Mehr“.

In einer sog. „didaktischen Reduktion“ überlegen Lehrende zunächst, welche Inhalte aus dem Wissensbereich eines Themas für die Zielgruppe relevant sind. Ausgewählt nur solche Aspekte, die auch typisch, beispielhaft und exemplarisch für den Gegenstand und die Schüler sind. Das Thema muss zudem einen Bezug zur Berufssituation und den Interessen der Schüler aufweisen.

Die „Sachstruktur“, d.h. die innere Eigenheit, der Charakter eines bestimmten Inhalts, entscheidet über die spezifische Form des Angehens und damit über die Auswahl der Methode. Am Beispiel Aggression und Gewalt in der Pflege soll dieser Zusammenhang aufgezeigt werden (→ Tab. 15).

Thema/Inhalt, z. B.	Methode, z. B.
Formen und Ausmaß von Gewalt in der Pflege	• Auswertung von Statistiken und Analyse von Texten • Befragung von Experten
Internet zu Recherchezwecken verwenden	Demonstrieren, vormachen, nachmachen
Persönliche Erfahrung in der Pflege zur Gewalt	Gespräch zu zweit oder in Kleingruppen
Maßnahmen zur Gewaltprävention	• Politiker/Sachverständige befragen • Rahmengesetzte analysieren
Sich mit der eigenen Aggressionsbereitschaft auseinandersetzen	• Bildliches Gestalten • Fallbesprechungen

Tab. 15: Wechselbeziehung zwischen Inhalt und Methode

Methoden und Zielgruppe

Inhalte werden nicht analog ihrer fachwissenschaftlichen Systematik in die Köpfe der Schüler transferiert, sondern Lerngegenstände sind mit dem zu verknüpfen, was bei der Zielgruppe an Erfahrungen, Einsichten, Kenntnissen vorhanden ist.

Den Methoden kommt in diesem Zusammenhang die Aufgabe der Vermittlung zu. Sie sind „Mittler" zwischen den Lernenden und dem Inhalt. Die Methode ermöglicht eine Verknüpfung der Sachstruktur des Themas/Inhalts mit dem vorhandenen Wahrnehmungs-, Denk-, Handlungs- und Fragehorizont der Schüler.

Der Inhalt wird unter Beachtung der Aufnahmefähigkeit der Schülerinnen und unter Beachtung erwachsenenpädagogischer Voraussetzungen aufbereitet. Dazu werden die zu vermittelnden Inhalte zu Kurs- und Lehrzwecken neu angeordnet. Die Anordnung des Lehrstoffs geschieht unter Beachtung von lernpsychologischen Grundsätzen (vgl. Kapitel 1). Die Kriterien, die bei der Aufbereitung des Lernstoffs unter lernpsychologischen und erwachsenenpädagogischen Gesichtspunkten zu beachten sind, veranschaulicht die Mindmap (Abbildung 38).

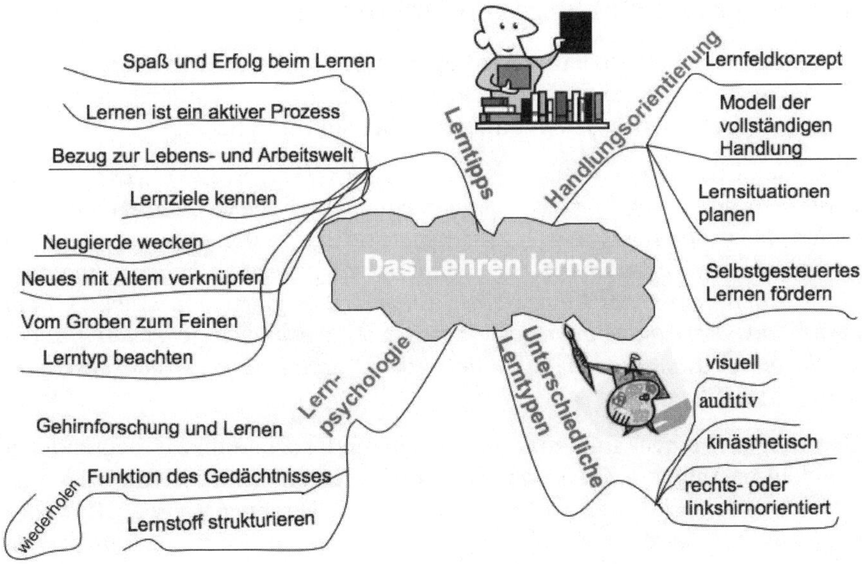

Abb. 41: Mindmap „Das Lehren lernen"

Methoden und Lehrende

Hier geht es um die didaktisch-methodische Kompetenz von Lehrenden. Die Wahl einer Methode ist abhängig von fachlichen und äußeren Gegebenheiten. Die Lehrende sollte sich sicher fühlen in der Anwendung (insbesondere beim Rollenspiel). Lehrende können nur eine Methode anwenden, die sie „beherrschen". Sie müssen wissen, warum sie diese einsetzen, welche kommunikativen Prozesse damit verbunden sind – kurz: Sie müssen deren didaktische Rechweite und ihre Grenze kennen. Es gibt nicht die richtige Methode, sondern die beste Methode ist immer die, die den jeweiligen Schülerinnen und Schülern unter Beachtung der vielfältigen Lerntypen angemessen ist. Im Übrigen müssen nicht alle Schülerinnen und Schüler nach der gleichen Methode arbeiten. Unter Umständen kann es sich günstig auswirken, gerade eine Vielzahl möglicher Methoden – auch zeitgleich – zu erproben.

Übung

Für welche Zielgruppe und für welche Themen/Inhalte wenden Sie welche Methoden an?

Sind Sie mit Ihrem Methodenrepertoire zufrieden? Gibt es Methoden, die Sie zukünftig anwenden wollen? Wenn ja, welche in welchem unterrichtlichen Kontext?

3.2 „Klassische" Unterrichtsmethoden

Einige der meist praktizierten Methoden sollen im Folgenden skizziert werden, obwohl sie die aktive Teilnahme der Schüler nicht immer herausfordern. Dennoch: sie werden praktiziert, daher sind sie Thema.

Dazu der Erwachsenenbildner Klaus Döring (2003, S. 221): *„Die ewigen Lehrvorträge, Lehrgespräche und unendlichen ‚Folienschleudereien' verfehlen die genannten Ziele." „Sie setzen an der völlig falschen Stelle an und geben den Teilnehmern das Gefühl, etwas gelernt zu haben, ohne dass sie wirklich etwas zur Kompetenzerweiterung beigetragen haben." „Man (kann) aus Vorträgen, Lehrgesprächen und wie immer gearteten Foliengestützten Präsentationen gar nichts (im Original gesperrt gedruckt) lernen."*

Berufliches Lernen soll zum fachlichen und sozial-ethisch begründeten Handeln befähigen. *„Damit aber rückt die Handlungsfähigkeit in den Mittelpunkt professioneller Lehr-/Lernprozesse. Dozenten/Trainer/Ausbilder sind qualitativ danach zu befragen, was die von ihnen zu verantworteten Lernprozesse konstruktiv zur Handlungsfähigkeit der Teilnehmer beitragen oder nicht. Es dürfte daher auf der Hand liegen, dass diese Bezugsebene von enormer Bedeutung für die Didaktik des Lehrens und Lernens ist."*

Wie können Lernende nun zu aktiver Teilnahme, zum Handeln ermutigt werden? Zunächst einmal müssen Lehrende in der Unterrichts- und Ausbildungsplanung überhaupt Zeit für solche Aktivitäten vorsehen; es sind Phasen für die eigene Betätigung der Schülerinnen einzuplanen. Ihnen muss Zeit eingeräumt werden, in denen sie ihre Interessen und Erfahrungen einbringen können. Auch Pausen sind zu berücksichtigen.

Es gibt eine Reihe von Methoden, die zur Beteiligung und Reflexion einladen. Diese sind z.B. Gruppenarbeit, Rollenspiele, Meditationen, kreative Übungen, z.B. Malen, Standbilder bauen usw., Diskussion, Entspannungs- und Auflockerungsübungen, Phantasiereisen, Geschichten erzählen, Brainstorming, Moderation, praktische Übungen, selbst erfahrende Methoden. Hier zunächst die „klassischen" Unterrichtsmethoden (Pädagogische Arbeitsstelle des Deutschen Volkshochschul-Verbandes 1976, S. 48ff.):

Der Vortrag

Der Vortrag ist die Methode, die am meisten von Dozenten eingesetzt wird, die keine pädagogische bzw. didaktisch-methodische Ausbildung haben. Der Vortrag verleiht eine vermeintliche Sicherheit, man weiß genau, was inhaltlich vermittelt wird. Der Vortrag nimmt auf die aktive Beteiligung der Teilnehmer aber am wenigsten Rücksicht, selbst wenn der Vortragende in der Art der Ansprache die Interessenlage der Zuhörer zu berücksichtigen sucht. Selbstverständlich ist zuhören in gewisser Weise auch aktiv – man denkt und schreibt mit. Für lerngewohnte Schüler mag der Vortrag als Informationsangebot seinen Platz haben. Trotzdem: Für die Mehrheit der Schülerinnen und Schüler sichert erst eigenes Fragen, Tun und Üben, dass ein angemessenes Verständnis des Stoffes entwickelt wird und dass das neue Wissen mit vorhandenem Wissen verknüpft wird.

Nun weisen Lehrende mitunter darauf hin, dass Teilnehmerinnen (insbesondere in der Erwachsenenbildung) gar nicht diskutieren, fragen oder gefragt werden wollen. Es sollte nachdenklich stimmen, wenn ein Vortrag nicht Anreiz zu angeregtem Gespräch gibt. Wahrscheinlich

- war der Vortrag zu lang und hat die (Zuhör-)Aktivität der Teilnehmer praktisch auf den Nullpunkt gebracht;
- lag das Niveau so weit über dem eigenen Fragehorizont, dass man nur in andächtiger Verehrung oder enttäuscht stumm dasitzen kann, jedoch eigene Fragen nicht mehr wagt oder bereithält;
- hat man Angst, eine „dumme" Frage zu stellen, weil man meint, sich zu blamieren;
- findet sich niemand, der nach dem „vollendeten" Vortrag die erste Frage zu stellen wagt.

Wenn Lehrende dennoch an der Vortragsform festhalten wollen, dann sollten sie mindestens die Hälfte jedes Informationsabschnittes für Rückfragen und Erfahrungsaustausch vorsehen. Auch ist eine gemeinsame Einstimmungsphase – Was wissen Sie von dem Gegenstand? Was erwarten Sie? – vor Beginn des Vortrages für die Kenntnis der Zielgruppe günstig. Ein Vortrag sollte keinesfalls länger als 45 Minuten sein; bei den meisten Menschen ist die Aufnahmefähigkeit bereits nach 25 Minuten erschöpft.

Lehrende sollten auch nicht die Mitschreibetechniken der Schülerinnen und Schüler überschätzen. Schüler mit geringer Vorbildung können meist keine Stichwörter bilden, was ja eine beträchtliche Abstraktionsfähigkeit verlangt. Der Vortragsstil kann sich darauf einstellen, indem Mitschreibenswertes (Merksätze) ausdrücklich herausgearbeitet werden. Diese Merksätze werden an einer Tafel oder auf Folie visualisiert.

Die Impuls-Methode

Sinnvoller als die schlichte Aufteilung der Stunde in Vortrag und Diskussion – und auch anregender für das Schülergespräch – ist die Impuls-Methode:

Der 45-Minuten-Vortrag wird aufgeteilt in drei Abschnitte, denen jeweils eine Aussprache folgt. Referat und Aussprache/Erfahrungsaustausch wechseln einander im Viertel-Stunden-Rhythmus ab; auf die Vortragsphase folgen die Redebeiträge der Schülerinnen. Der 15-minütige Vortrag kann so zugespitzt formuliert werden, dass er unmittelbar Einwände und Aktivitäten provoziert.

Kommt dann nicht sofort ein Teilnehmerbeitrag, sollten Lehrende keine Angst vor einer Denkpause haben. Sie zeigen, dass Ihnen die Ruhe nicht peinlich ist, sondern gemeinsames Überlegen mit zum Lernprozess gehört. Überhaupt sind Lehrende vorbildliche Gesprächsteilnehmer: Wie intensiv sie jemandem zuhören können oder wie viel Raum sie anderen zum Sprechen lassen, wird für das Verhalten der Schülerinnen und Schüler und für die Atmosphäre des Kurses prägend sein.

Von der Art der Denkanstöße hängt das Gelingen eines Gesprächs ab. Solche Impulse dürfen nicht so allgemein sein, dass die Schüler ihrerseits überhaupt nicht wissen, wozu sie sich genau äußern sollen. Sie dürfen andererseits nicht so eng und kurzschrittig sein, dass sie das Gefühl haben, nur abgefragt zu werden. Solche Art des Fragens, wie wir sie zum Teil noch aus der Schulzeit kennen, bei der der Lehrer nur das aus dem Schüler herausfragt, was er selbst weiß, sind eine Perversion der natürlichen Fragehaltung. Die Lehrende gibt Denkanstöße, regt zum Nachdenken und zum Austausch an, inhaltliche Fragen stellen möglichst die Schülerinnen selbst.

Die Aktivität der Schüler ist darüber hinaus von den äußeren Umständen und den Sozialformen des Lernens abhängig. Sitzordnung und Gruppengröße können viel bewirken. Die Kreisform fördert das Gespräch untereinander. Außerdem gibt es Arbeitsformen, bei denen die Lehrende sich zeitweilig zurück zieht, die Gruppe teilt, so dass der einzelne mehr Gelegenheit zum Mitsprechen bekommt. Das erreichen Lehrende vor allem durch folgende Methoden:

Die Partnerarbeit

Je zwei Schüler prüfen zusammen, ob sie den Stoff verstanden haben oder sie eine Aufgabe gemeinsam lösen können. Mit Partnerarbeit kann man selbst längere Vorträge beleben. Die Partnerarbeit hat vor allem den Sinn, die Aktivität der Schüler spontan herauszufordern. Inhaltlich dient sie dem Wiederholen, Üben und Festigen. Die Erarbeitung neuer Stoffe sollte man im traditionellen Unterricht eher nicht in Partnerarbeit vornehmen, da u.U. beide Partner sich überfordert fühlen.

Die Gruppenarbeit

Die Gruppenarbeit hat im Unterricht ihren festen Platz. Vier bis sechs Schüler bilden eine Gruppe. Die einzelnen Gruppen verteilen sich im Raum. Die Gruppenmitglieder lösen im Gespräch eine gemeinsame, in der Großgruppe gestellte Aufgabe. Die einzelnen Gruppen können die gleiche Aufgabe lösen, wobei unterschiedliche Ergebnisse von Reiz sind, oder unterschiedliche Aufgaben, deren Ergebnisse später im Plenum zu einem größeren Mosaik zusammengesetzt werden. Die Ergebnisse der Gruppenarbeit müssen nicht in jedem Fall im Plenum vorgetragen werden, wenn die Gruppenübung ihren Wert in sich hat. Der Vorteil der Gruppenarbeit besteht darin, dass sich alle Schüler beteiligen. Sie haben ausprobiert, wieweit sie selbstständig mit neuem Wissen umgehen oder in wieweit sie vorhandenes Wissen anwenden können.

Das Rollenspiel

Das Rollenspiel sollte seinen festen Platz im Unterricht bzw. in der Ausbildung haben, insbesondere wenn es um die Umsetzung von Lernergebnissen geht. Das Rollenspiel dient zum Übersetzen oder Übertragen des Gelernten in konkretes beobachtbares Handeln und kann als erster Schritt zum Aufbau von Handlungskompetenz dienen.

Das Rollenspiel erfährt häufig Ablehnung. Die Scheu vor dem Rollenspiel kann überwunden werden, wenn Partner-Rollenspiele durchgeführt werden (Wahl 1993, S. 195). Die Sicherheit wird erhöht, wenn keine dritte Person das Rollenspiel beobachtet.

Wie gehen Lehrende vor? Es werden zwei Gruppen gebildet. Die eine Gruppe bereitet die Rolle A vor, die andere Gruppe die Rolle B. Bei der Vorbereitung wird jeweils überlegt, wie Rolle A bzw. B im Rollenspiel gestaltet werden könnten. Danach treffen sich beide Gruppen. Es werden Paare gebildet (jeweils A mit B), die alle gleichzeitig das Rollenspiel durchführen und zwar ohne Beobachter. Im Plenum berichten die Paare über Verlauf und Ergebnis des Rollenspiels.

Unter der Rubrik Rollenspiel können auch Partnerübungen subsumiert werden, wie sich gegenseitig Essen anreichen. Die Partner erfahren im Rollenwechsel wie schwierig es ist, was man dabei alles beachten muss, aber auch wie unangenehm es sein kann, „gefüttert“ zu werden. Solche selbst erfahrenden Methoden, z.B. im Bett gedreht oder gelagert zu werden, im Blindenspaziergang die Umgebung zu ertasten, mit einem Rollstuhl gefahren zu werden oder diesen zu führen usw. helfen Schülerinnen, sich in der Person anderer zu versetzen oder die Schwierigkeit körpernaher Pflegehandlungen selbst zu erspüren.

Zusammenfassung

Methodenkompetenz der Lehrenden zeigt sich in der Fähigkeit, bei der Planung und Organisation eines Lernprozesses diejenigen Unterrichtsmethoden auszuwählen und anzuwenden, die jeweils die optimalen Bedingungen für die Begegnung der Lernenden mit dem Inhalt bzw. Unterrichtsgegenstand herstellen. In diesem Sinne ist Methodenkompetenz eng verbunden mit den zu vermittelnden Inhalten. Die Kunst besteht darin, die dem jeweiligen Gegenstand angemessene Methode auszuwählen. Darüber hinaus müssen die Wechselwirkungen zu den Rahmenbedingungen, den curricularen Vorgaben sowie den lernpsychologischen und erwachsenenpädagogischen Zusammenhänge bedacht werden.

4. Das Lernen lernen: Selbstlernkompetenzen entwickeln

Die Entwicklung von Selbstlernfähigkeiten gilt in einer sich ständig verändernden Gesellschaft als die entscheidende Kernkompetenz (Falk/Keuchel 2007). Lebenslang zu lernen und sich weiterzuentwickeln ist eine Anforderung, um die notwendigen gesellschaftlichen, wirtschaftlichen und kulturellen Veränderungsprozesse möglichst erfolgreich zu bewältigen. Aber nicht nur aus Sicht des Qualifikationserwerbs spielen Selbstlernkompetenzen eine entscheidende Rolle. In der klassischen Bildungstheorie ist Selbstständigkeit ein zentraler Begriff. Er steht für Selbstbestimmung und Mündigkeit als Ziel von Bildung. Bildung ist ein höchst individueller Prozess, weder kann man sich für einen anderen bilden noch kann man einen anderen bilden (Falk 2007b). Im handelnden Umgang mit den Inhalten und Problemen des Lebens erschließt sich der Mensch bildend die Umwelt, zugleich aber auch der Mensch sich selbst, dem an der Umwelt das eigene Ich erfahrbar wird, dadurch dass er sie mitgestaltet und prägt. Bevor Selbstlernkompetenzen wirksam werden, müssen sie entwickelt werden. Häufig werden sie vorausgesetzt. Selbstlernfähigkeiten kommen aber nicht von selbst und beschränken sich nicht darauf, Lernende über Themen, Zeit und Ort selbst entscheiden zu lassen. Die Reduzierung der externen Steuerung führt nicht automatisch zur Selbststeuerung. Strategien selbst gesteuerten Lernens müssen Schüler und Auszubildende erst lernen.

Ziele

Nach Durcharbeiten dieses Kapitels

- schätzen Sie die Heterogenität der Schülerinnen und Schüler als eine der größten Herausforderungen ein,
- wissen Sie, dass Lernstrategien erforderlich sind, um erfolgreich selbst gesteuert und -organisiert lernen zu können,
- erkennen Sie, dass von Beginn der Ausbildung die Methodenkompetenz der Schülerinnen und Schüler zu entwickeln ist,
- unterscheiden Sie kognitive und metakognitive Lernstrategien sowie Motivations- und Emotionsstrategien,
- wissen Sie um die Bedeutung von Kommunikations- und Kooperationstechniken für das selbst gesteuerte und -organisierte Lernen,
- kennen Sie das Projekt „Lernstrategien anwenden“,
- kennen Sie das „Lehrlingsprinzip“ – cognitive apprenticeship – das den Übergang der Lernprozesssteuerung von den Lehrenden zu den Lernenden beschreibt,
- sind Sie ermutigt, Lernstrategien ausbildungsbegleitend anzuwenden.

Lernen ist individuell verschieden

Schülerinnen und Schüler kommen nicht als „unbeschriebenes Blatt“ in die Schule. Sie haben unterschiedliche Erfahrungen mit dem Lernen gemacht, je nachdem in welcher Weise das Lernen in Kindheit und Jugendzeit unterstützt oder verhindert worden ist und in welcher Weise Eltern und Erzieher interveniert haben. Davon hängt es ab, wie eng die Vorgaben sind, die die Schüler zum erfolgreichen Lernen brauchen, oder wie viel Offenheit und Freiraum die Lehrenden den Schülerinnen einräumen können. Es gibt Schülerinnen die brauchen Strukturiertheit und klare Vorgaben. Manche lehnen die Kooperation mit anderen ab und lernen viel lieber allein. Andere wiederum bevorzugen einen vom Lehrenden Schritt für Schritt angeleiteten Weg zur Erkenntnis. Sie lehnen es ab, selbst Lösungen zu suchen und sich mit anderen Lernenden auszutauschen. Wieder andere entfalten sich gerade in offenen Lernsituationen und arbeiten in hohem Maße selbstverantwortlich.

Die Verschiedenartigkeit, Heterogenität, der Schülerinnen und Schüler ist eine der größten Herausforderungen für Lehrende, deren (Nicht)Beachtung über den Erfolg des Unterrichts bzw. der Ausbildung entscheidet oder umgekehrt ein mögliches Hindernis für das Gelingen darstellt.

Die Heterogenität der Schülerinnen und Schüler zeigt sich vor allem in

- unterschiedlichen sozialen Merkmalen, z.B. Alter, Sozialschicht, Migrationshintergrund;
- schulischen und beruflichen Erfahrungen;
- unterschiedlichen Lernvoraussetzungen und Erwartungen;
- unterschiedlichen Zielen und Bedürfnissen.

Unterschiedliche soziale Merkmale und schulische und berufliche Erfahrungen

In der Ausbildung zu den Pflegeberufen variiert die Altersstruktur der Schülerinnen erheblich. Sie kann zwischen 16 und 18 Jahren, auch zwischen 20, 30 und 50 Jahre liegen. Zunehmend haben die Auszubildenden in den Pflegeberufen einen Migrationshintergrund mit unterschiedlichen sozialkulturellen Vorstellungen zu Geschlechtsstereotypien, zum Altern usw. Die Schüler verfügen zudem über unterschiedliche berufliche Erfahrungen. In Ausbildungskursen zur Altenpflege befinden sich z.B. Schülerinnen mit Abitur, mit Volksschulabschluss und beruflicher Erfahrung, ehemalige Studenten, Hausfrauen, Meister, Theologen, Psychologen usw.

Die Verschiedenartigkeit der sozialen Merkmale kann für den Unterricht und die Ausbildung eine Chance sein, wenn es gelingt, die unterschiedlichen Voraussetzungen der Schülerinnen konstruktiv zu nutzen und in den Unterricht und die Ausbildung mit einzubeziehen. Dann stellt Heterogenität in den Erwartungen und in der Sozialstruktur kein unlösbares Problem dar.

Sozialkulturelle Vielfalt in der Interaktion wird bewusst wahrgenommen und stärkt die Toleranz.

Unterschiedliche Lernvoraussetzungen und Erwartungen

Lernen, sich aktiv neue Inhalte anzueignen, liegt für viele Schülerinnen und Schüler möglicherweise Jahre zurück. Es kann sein, dass in der neuen Lernsituation längst vergessene Erlebnisse aus der Schulzeit wieder wachgerufen werden. Diese sind nicht immer angenehm, vor allem wenn sie mit Versagen oder Maßregelungen verbunden waren.

Vermutlich ist es die eine oder andere Schülerin nicht (mehr) gewohnt, sich in einer Gruppe auszutauschen und mit anderen zusammenzuarbeiten. Liegt die Schulausbildung noch nicht zu lange zurück, werden passive Verhaltensweisen – z. B. sich drücken, wenn es um Übernahme von Verantwortung geht, oder sich auf den Lorbeeren anderer ausruhen usw. – fortgesetzt.

Die Fähigkeit, sich ein Thema selbstständig zu erschließen und eigene Erfahrungen und Probleme einzubringen, wird nicht nur innerhalb eines Ausbildungskurses, sondern von Kurs zu Kurs variieren. So verschieden, wie die Menschen sind, so verschieden sind die Schülerinnen und Schüler und so unterschiedlich – und höchst individuell – wird das Lernen in Unterricht bzw. in der Ausbildung vonstatten gehen.

Auch die Erwartungshaltung in Bezug auf den Unterricht/die Ausbildung und den Bildungsabschluss wird unterschiedlich sein. Einige erwarten Neues, Anregendes, wollen sich selbst weiterentwickeln, andere brauchen lediglich einen Berufsabschluss. Die Erwartungen an Unterricht und Ausbildung sind stark von den Lerngewohnheiten in Abhängigkeit von dem Bildungsschicksal geprägt.

Die Spannbreite unterschiedlicher Lerngewohnheiten mag an recht konträren Erwartenshaltungen verdeutlicht werden (Pädagogische Arbeitsstelle des Deutschen Volkshochschul-Verbandes 1976, S. 18 ff.).

- Da gibt es Schüler, die hören möchten und sonst nichts. Sie werden unsicher, wenn man von ihnen eine aktive Beteiligung verlangt. Sie halten die Lehrende für inkompetent, wenn sie Fragen stellt, Probleme aufwirft und zu Diskussion anregt. Sie möchten, dass ihnen Gewissheiten dargestellt werden, die sie übernehmen können.
- Da gibt es Schülerinnen, die sofort mit Skepsis und Ablehnung reagieren, wenn sie den Eindruck gewinnen, dass die Lehrende zu selbstsicher auftritt.
- Ein Teil der Schüler legt Wert auf gemeinsame Arbeit, auf Gruppengespräche und -projekte und befürchtet in Einzelarbeit Leistungsdruck und Konkurrenzdruck.

- Für einen anderen Teil dagegen gilt nur das in Einzelarbeit Geleistete. Sie empfinden die Aufforderung zur Gruppenarbeit ineffektiv und überfordernd.
- Einige Schülerinnen verlangen nach einem klaren, präzise formulierten Lehr- und Lernplan.
- Andere Schüler wiederum wollen den Unterricht und die Ausbildung aktiv mitbestimmen. Sie wollen die Möglichkeit offen gehalten wissen, Thematik und Schwerpunkte wechseln zu können, wenn dies ihren Interessen entspricht.
- Manche Schüler möchten vorrangig ihre eigenen Erfahrungen bestätigt sehen,
- anderen geht es gerade darum, bisherige Erfahrungen in Frage zu stellen, Neues zu lernen, unbekannte Methoden zu erproben.

Die unterschiedlichen Lerngewohnheiten haben ihre Ursache in der jeweiligen Lernbiografie (Falk 2007b). Und diese individuelle Lernbiografie ist wiederum nicht verständlich ohne die sozial-kulturelle Umwelt und ohne die schichtspezifischen Einstellungen. In hohem Maße hängen die Lerngewohnheiten daher davon ab, durch welchen Schultyp und welche Bildungsgeschichte der Einzelne geprägt worden ist.

Unterschiedliche Ziele und Bedürfnisse

Was ist die Aufgabe von Schule? Hartmut von Hentig (1985) sagt: „Den Menschen stärken, die Sache klären." Was braucht eine Schülerin, wenn sie – möglicherweise nach langer Zeit – wieder mit anderen zusammen in einer Gruppe lernt?

Grundsätzlich können Lehrende davon ausgehen, dass Schüler erwarten, dass ihre Bedürfnisse befriedigt werden. Sie bleiben nur dann aufmerksam, interessiert und beteiligt, wenn sie den Eindruck gewinnen, dass ihre Interessen respektiert werden. Welches sind nun die wichtigsten psychosozialen Bedürfnisse, die in Unterricht und Ausbildung eine Rolle spielen, und wie können Lehrende „Menschen stärken"?

Den Menschen stärken durch soziale Anerkennung

Wenn der Lernende keine Anerkennung im Unterricht findet, wird er entweder der Lehrenden, anderen Schülern, irgendwelchen äußeren Umständen oder aber sich selbst die Schuld dafür geben, wird mit Vorwürfen, Aggressionen oder mit Resignation antworten. Er wird entweder den Kursverlauf stören – oder er wird teilnahmslos.

Die Lehrende sollte darauf hinwirken, dass jede Schülerin diese Anerkennung findet. Keiner sollte bloßgestellt, blamiert, herabgesetzt werden, weder durch die Lehrenden noch durch andere Schüler. Jede Äußerung ist ernst zu nehmen. Auch Irrtümer enthalten im Kern ein Problem, dem nachgegangen werden kann. Nur wenn die Lehrende sich entsprechend verhält, werden es auch die anderen Schülerinnen tun. Dabei trägt die Überzeugung, dass jede Person auf irgendeinem Gebiet ihre Stärken hat und daher dort den anderen an Wissen und Erfahrungen überlegen ist. Wird diese Tatsache genutzt, wird das Bedürfnis nach Anerkennung am ehesten gefördert.

Den Menschen stärken durch Sicherheit

Solche Sicherheit kann sich auf das Thema beziehen, über das man sich informieren möchte, zu dem man Kenntnisse und Fähigkeiten gewinnen und damit Sicherheit finden möchte. Das kann sich aber auch auf die Menschen beziehen, die man in einem Ausbildungskurs antrifft oder anzutreffen hofft. Man erwartet, dass die anderen genauso unwissend sind wie man selber. Man erwartet, dass die anderen die eigenen Schwächen nicht kennen und hofft, dass in diesem Kreis die eigene soziale Stellung keine Rolle spielt, vielleicht auch, dass man einmal zu den Überlegenen gehört. Man geht zumindest davon aus, dass die anderen die gleichen Probleme haben und demnach Verständnis für die individuelle Problemlage zu erwarten ist. Wenn sich nun herausstellt, dass diese Erwartungen enttäuscht werden, bricht oft die gesamte Motivation für die Ausbildung zusammen.

Selbstwirksamkeitserfahrungen ermöglichen – ist das Stichwort. Aufgabe der Lehrenden ist es, mit dem nötigen Taktgefühl Unsicherheiten abzubauen, Selbstsicherheit und schrittweise ein Zutrauen zu den eigenen Fähigkeiten zu vermitteln, Mut zu machen und zu verhindern, dass sich die Schüler gegenseitig verunsichern.

Wenn der Lehrende und andere Schüler das weder wissen noch verstehen, wächst die Unsicherheit, weil man sich dann als Außenseiter fühlt und unter Umständen die Gründe in den eigenen vermeintlich fehlenden Fähigkeiten sucht.

4.1 Selbstlernen in das Curriculum integrieren

Offene, selbst gesteuerte und -organisierte Lernsituationen werden häufig im Gegensatz zu strukturierten Lernsituationen betrachtet, bisweilen mit dem Akzent, das selbst organisierte Lernen sei das „bessere Lernen“. Im Sinne der Teilnehmerorientierung steht nicht der Gegensatz, sondern die Integration im Vordergrund.

Klar strukturierte Lernsituationen zeichnen sich aus durch

- Begrenzung des Informationsangebots,
- Begrenzung der Alternativen bei Problemlösungsprozessen,
- hohe Transparenz,
- Klare Arbeitsaufträge mit konkreten Vorschlägen zur Vorgehensweise,
- schrittweises Vorgehen bei der Einführung von Neuem und vielen Übungsmöglichkeiten,

- Wiederholung von Bekanntem und Einüben von Routinen,
- Phasen der Einzelarbeit und angeleitete Phasen der Kooperation (vgl. Kapitel 1.4).

Der selbst gesteuerte und -organisierte Unterricht ist gekennzeichnet durch (Huber/Roth 1999):

- ein hohes Informationsangebot,
- eine Unterrichtsgestaltung mit kooperativen Lernformen,
- Stärkung der Eigenverantwortlichkeit,
- problemorientierte Aufgabenstellungen mit mehreren Lösungsalternativen,
- die Mitwirkung bei der Bewertung von Leistungen durch Selbstbewertung und Reflexion des Lern- und Arbeitsprozesses,
- die Betonung offener Unterrichtsformen im Gesamtgeschehen des Unterrichts.

Selbstgesteuerter und -organisierter Unterricht muss wachsen. Selbststeuerung umfasst die Fähigkeit zur Informationsbeschaffung, -verarbeitung und -wiedergabe (→Tab. 16) sowie sozial-kommunikative Kompetenzen. Der Bogen spannt sich von elementaren Gesprächs- über Kooperationstechniken bis hin zur Fähigkeit, mit Konflikten umgehen zu können (→ Tab. 17) (Bischoff-Wanner 2007):

Techniken der selbstständigen Informationsbeschaffung	Lesetechniken Texte erschließen Umgang mit Literatur, mit Katalogen, Bibliotheken, Datenbanken
Techniken der Informationsverarbeitung	Mitschreiben/Notieren, Protokollieren/Exzerpieren, Markieren/Strukturieren Visualisieren: Wandzeitungen, Tabellen/Diagramme, Lernplakate, Mindmaps
Techniken der gezielten Informationswiedergabe	Berichte schreiben, begründen/erläutern können, zusammenfassen, vortragen, referieren, präsentieren

Tab. 16: Techniken zur Informationsbeschaffung, -verarbeitung und -wiedergabe

Wie können selbst gesteuerte und -organisierte Lernsituationen und stark strukturierte Lernformen miteinander verbunden werden? Beide Lernformen haben ihre Berechtigung und sollten als einander ergänzende verstanden werden.

Mit Einführung selbst organisierten Lernens sollte begleitend ein schulinternes Curriculum erarbeitet werden. Es braucht nicht als fertiges Konzept am Anfang zu stehen. Auch über einzelne Instrumente und Methoden kommt man dem Ziel der Förderung der Selbstständigkeit und der Veränderung des Unterrichts näher.

Kommunizieren können	Grundlagen der Gesprächsführung Ich-Botschaften Feedback Metakommunikation
Kooperieren können	Gruppenarbeit, Diskutieren können Moderieren
Stellung beziehen/ Entscheidungen treffen	Verhandlungstechniken, Konflikte bearbeiten, Debatte, Pro-Kontra Expertenbefragung, Interview Podiumsgespräch leiten

Tab. 17: Kommunikations- und Kooperationstechniken

Viele Schulen haben eigene Methodencurricula entwickelt, die den Erwerb von Lern- und Arbeitstechniken im Rahmen besonderer Lerntage, Projekttage usw. vorsehen. Methoden des Selbstlernens entfalten ihre Lernwirksamkeit erst dann, wenn sie nicht sporadisch, sondern durchgehend angewandt werden. Manche Schulen planen die Entwicklung von Lernstrategien ausbildungsbegleitend in einem schulinternen Curriculum. Die Curricula enthalten Vorgaben über

- die gestuften Anforderungen an Selbstständigkeit über die gesamte Ausbildung hinweg;
- die Festlegung solcher Methoden und Instrumente, die für eine Vermittlung von Strategien selbst gesteuerten und -organisierten Lernens geeignet sind;
- die Angabe von Lernfeldern, in welchen die Methoden und Instrumente eingeführt und angewendet werden;
- die Beschreibung der für das Gelingen notwendigen schulinternen Rahmenbedingungen.

4.2 Lernstrategien anwenden

Unterricht vermittelt oft ein abstraktes Wissen, ohne dass Schülern die Verwendbarkeit und der Situationsbezug klar werden. Vom Schüler werden eine reproduktive Leistung und eigenständige Konkretisierung verlangt. Transferleistungen bleiben ihm selbst überlassen – ein Sachverhalt, der die Notwendigkeit eigenständigen Lernens und die Anwendung von Lernstrategien herausfordert. Lernstrategien lernt man am besten in der Anwendung und Lösung von Problemen und Fallbeispielen.

Lernstrategien sind Handlungspläne zur Steuerung des eigenen Lernens. Sie erleichtern dem Lernenden, sich Wissen anzueignen, es zu verstehen, zu speichern und wieder abzurufen. Unterschieden werden kognitive und metakognitive Lernstrategien sowie Motivations- und Emotionsstrategien (→ Abb. 42).

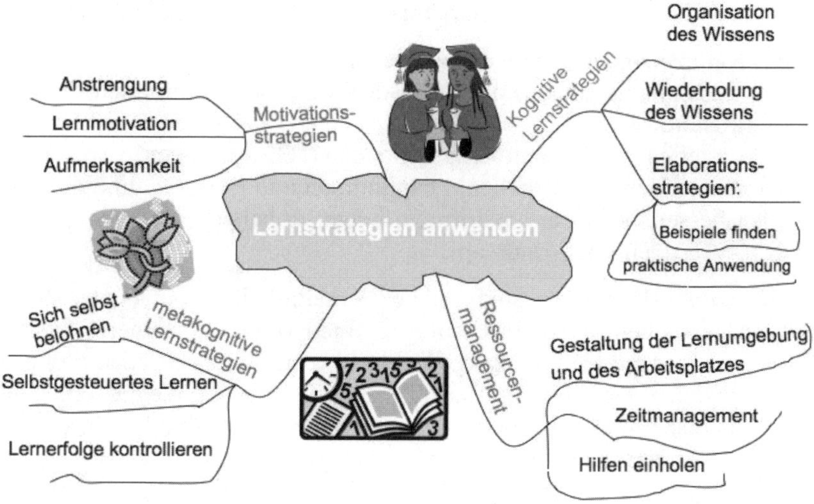

Abb. 42: Mindmap „Lernstrategien anwenden“

Pintrich (1989) unterscheidet kognitive und metakognitive Lernstrategien sowie Ressourcenmanagement. Kognitive Strategien dienen hauptsächlich der Erarbeitung, Strukturierung und Nutzung von Wissen. Sie müssen vom Einzelnen erarbeitet und gefestigt werden.

Der Begriff Metakognition ist abgeleitet vom Begriff Kognition und bezeichnet die Auseinandersetzung mit den eigenen kognitiven Prozessen (Gedanken, Meinungen, Einstellungen usw.), also das „Wissen über das eigene Wissen“. Die Grenze zwischen den beiden Begriffen ist fließend. Die metakognitiven Strategien werden hauptsächlich dazu genutzt, bereits vorhandenes Wissen zu überprüfen und neue Fakten einzuordnen. Sie sind somit ein wichtiger Prozess der Selbstkontrolle und Selbstregulation. Ressourcenmanagement bezieht sich auf die Schaffung günstiger äußerer Lernbedingungen, die den Lernprozess indirekt beeinflussen (z.B. Zeitmanagement, Vermeidung von Ablenkungen, Aufsuchen von Hilfe oder Lerngruppen usw.).

Kognitive Lernstrategien

Kognitive Lernstrategien beinhalten Organisations-, Wiederholungs- und Elaborationsstrategien.

Organisationsstrategien sollen helfen, innerhalb eines neuen Wissensbereiches Ordnungsbeziehungen herauszuarbeiten, um sich so ein kohärentes Bild vom Thema aufzubauen. Organisationsstrategien sind beispielsweise

- das Kennzeichnen wichtiger Textstellen,
- das Zusammenstellen von Fachausdrücken und Definitionen in eigenen Merklisten,
- das Erstellen von Zusammenfassungen und Gliederungen,
- das Anfertigen von Tabellen, Diagrammen und Skizzen, um den Stoff in einer besser strukturierten Form vorliegen zu haben,
- das Anfertigen von Mindmaps.

Wiederholungsstrategien sind solche Lerntätigkeiten, bei denen die Lernenden versuchen, durch das einfache Wiederholen einzelner Fakten eine feste Verankerung im Langzeitgedächtnis zu erreichen. Wiederholungsstrategien beziehen sich nicht nur auf das Einprägen isolierter Fakten, sondern auch auf das Einprägen von Zusammenhängen und Regeln. Zu den Wiederholungsstrategien gehören beispielsweise

- das wiederholte Durcharbeiten von Wortlisten,
- Schlüsselbegriffe auswendig lernen, um sich in einer Prüfung besser an wichtige Inhaltsbereiche erinnern zu können,
- einen Text durchlesen und sich anschließend auswendig vorsagen,
- eigene Aufzeichnungen mehrmals nacheinander durchlesen.

Wiederholungsstrategien sind vornehmlich für Lernsituationen geeignet, die durch Prüfungsvorbereitungen gekennzeichnet sind.

Elaborationsstrategien sind solche Lerntätigkeiten, die dazu geeignet erscheinen, das neu aufgenommene Wissen in die bestehende Wissensstruktur zu integrieren. Elaborationsstrategien umfassen u. a.

- die Bildung von Analogien zu bereits bekannten Zusammenhängen und vorhandenen Wissensstrukturen,
- eine Verknüpfung des neu gelernten Materials mit Alltagsbeispielen sowie persönlichen Erlebnissen,
- das Herstellen von Beziehungen zwischen neuem Wissen und den Inhalten verwandter Fächer bzw. Lehrveranstaltungen,
- das Ausdenken konkreter Beispiele,
- Überlegungen zu praktischen Anwendungsmöglichkeiten.

Metakognitive Lernstrategien

Metakognitive Lernstrategien beziehen sich auf die Fähigkeiten, Lernschritte selbst zu planen, Lernerfolge zu überwachen sowie Lernschritte zu regulieren.

Lernschritte selbst planen: Diese Aktivität bezieht sich auf die Planung und inhaltliche Vorbereitung konkreter Lernphasen. Lernende mit einer intensiven Lernplanung überlegen sich vor dem Lernen eines Stoffgebiets,

- welche Teile eines bestimmten Themengebiets relevant sind und welche nicht,
- wie weit sie in einem bestimmten Zeitabschnitt mit der Durcharbeitung des Stoffs kommen möchten,
- in welcher Reihenfolge sie den Stoff durcharbeiten,
- wie sie am effektivsten vorgehen können, um sich mit dem Lernstoff vertraut zu machen und auseinander zu setzen,
- welche notwendigen Materialien zu beschaffen und wie Methoden und Instrumente flexibel einzusetzen sind.

Lernerfolge selbst überwachen: Die Überwachung der metakognitiven Lernstrategien umfasst Aktivitäten zur Kontrolle des eigenen Lernprozesses anhand eines Soll-Ist-Vergleichs, d. h. einem Vergleich von festgelegten Zielen und erreichtem Lernfortschritt. Lernende, die ihren Lernerfolg selbst überwachen,

- stellen sich Fragen zum Stoff, um sicherzugehen, dass sie auch alles verstanden haben,
- bearbeiten zusätzliche Aufgaben, um festzustellen, ob sie den Stoff wirklich verstanden haben,
- rekapitulieren die wichtigsten Inhalte, ohne ihre Unterlagen zur Hilfe zu nehmen,
- erklären bestimmte Teile des Lernstoffs einem Anderen, um ihr eigenes Verständnis zu prüfen.

Lernschritte selbst regulieren: Lernschritte selbst regulieren beinhaltet, ausgehend von der Selbstdiagnose zu den eigenen Lernschwierigkeiten, das eigene Verhalten zu verändern. Hierzu gehören etwa

- das nochmalige, langsamere Durcharbeiten von Inhalten, die dem Lernenden beim ersten Lerndurchgang unklar geblieben sind,
- die Anpassung der Lerntechnik an die höheren Anforderungen.

Alle drei Komponenten metakognitiver Lernstrategien versetzen Lernende in die Lage, den eigenen Lernprozess ohne externe Hilfe oder gar Kontrolle zu regulieren.

Motivations- und Emotionsstrategien (interne Ressourcen)

Ein besseres Abspeichern des Wissens und dessen Abrufbarkeit werden zusätzlich durch motivational-emotionale Strategien unterstützt. Das erlernte Wissen wird zusammen mit bestimmten Emotionen abgespeichert (→ Kapitel 1 „Emotionen"). Dies kann man sich für das Lernen und Abrufen zu nutze machen. Strategien in diesem Bereich sind:

- Beeinflussung der Lernmotivation z. B. dadurch, dass man sich selbst Ziele setzt und sich im Sinne des instrumentellen Lernens belohnt,
- Aktivierung verschiedener Komponenten der Lernmotivation, z. B. des Leistungsmotivs, thematisches Interesse, Kompetenzerleben, Wirksamkeitserfahrungen usw.,
- Umgang mit Frustrationen.

Anstrengung: Die Anstrengung, die man zur Bearbeitung einer bestimmten Aufgabe aufbringt, ist keine feste Größe, sondern kann durch veränderte innere oder äußere motivationale Bedingungen erheblich schwanken. Lernende müssen in der Lage sein, die eigene Anstrengungsbereitschaft von innen heraus zu beeinflussen, insbesondere wenn sie sich mit schwierigen Themen oder ihnen wenig interessant erscheinenden Inhalten auseinandersetzen. Lernende, die Anstrengungen in Kauf nehmen, um selbst- oder von außen gesetzte Lernziele zu erreichen, zeichnen sich dadurch aus, dass sie

- sich auch dann anstrengen, wenn ihnen der Stoff überhaupt nicht liegt;
- nicht aufgeben, auch wenn der Stoff sehr schwierig oder komplex ist;
- bei Bedarf auch spätabends und am Wochenende lernen;
- so lange arbeiten, bis sie sicher sind, die Prüfung gut zu bestehen oder den Stoff verstanden zu haben.

Aufmerksamkeit: Mangelnde Aufmerksamkeit und Konzentration stellt ein erhebliches Problem für Lernen und Denken dar. Auch hier können Lernende bis zu einem gewissen Grad Einfluss nehmen. Eine hohe Aufmerksamkeit ist dadurch gekennzeichnet, dass die Lernenden

- selten mit den Gedanken abschweifen,
- beim Lernen über lange Phasen hinweg konzentriert bleiben.

Ressourcenmanagement (externe Ressourcen)

Ressourcenmanagement beinhaltet die Schaffung günstiger äußerer Lern- und Arbeitsbedingungen.

Zeitmanagement: Zeit ist auch bei größter Anstrengungsbereitschaft nicht unbegrenzt verfügbar, kann aber durch eine gute Zeitplanung und -kontrolle effektiver für das eigene Lernen genutzt werden. Lernende mit einem bewussten Zeitmanagement

- legen bestimmte Zeiten fest, zu denen sie lernen,

- beginnen so frühzeitig mit dem Lernen, dass sie vor Prüfungen nicht in Zeitnot geraten und neues Wissen im Tiefschlaf im Langzeitgedächtnis verankert werden kann.

Gestaltung der Lernumgebung und des Arbeitsplatzes: Lernende können ihr Lernen unterstützen, indem sie sich eine für sie geeignete äußere Lernumgebung schaffen. Die Bedeutung eines ästhetischen Arbeitsplatzes darf nicht unterschätzt werden. Dazu ist es von Vorteil, wenn Lernende

- sich einen Platz suchen, an dem sie sich gut auf den Stoff konzentrieren können und möglichst wenig vom Lernen abgelenkt werden,
- ihren Arbeitsplatz so gestalten, dass sie alles Notwendige schnell finden können.

Aufsuchen von Hilfe oder Lerngruppen: Lernende suchen sich Hilfe, wenn sie nicht mehr weiterwissen und besprechen Probleme mit Mitschülern und Lehrern.

Der Erwerb von Selbstlernkompetenz stellt hohe Anforderungen an die Lernenden. Lehrende sind gefordert, vielfältige Hilfen zur Begleitung und Unterstützung der Lernenden anzubieten. Selbst organisiertes Lernen darf nicht heißen, die Lernenden mit ihren Lernbedürfnissen, -fragen und -schwierigkeiten allein zu lassen. Vielmehr müssen die Lernenden unterstützt werden, „Lernstrategien“ als ein wichtiges „Lernprojekt“ anzugehen.

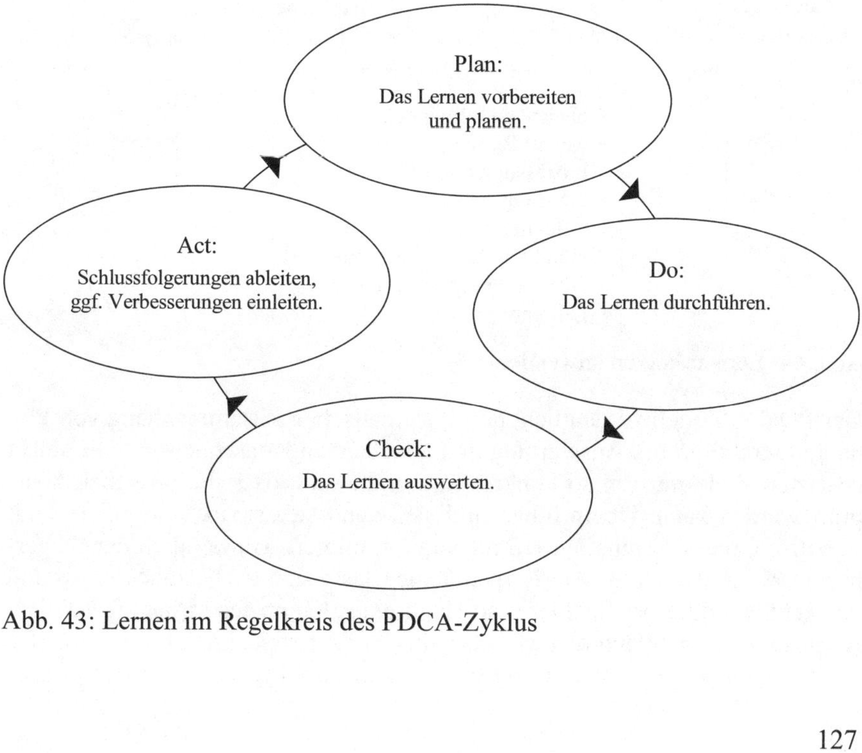

Abb. 43: Lernen im Regelkreis des PDCA-Zyklus

Lernstrategien anwenden wird am Beispiel des PDCA-Zyklus erläutert. Es macht Lernenden bewusst, dass sie Lernstrategien planen und anwenden sowie das Gelingen überprüfen. Das Modell der „Planung – Durchführung – Überprüfung – Schlussfolgerung/Handlung“ ist aus dem Qualitätsmanagement bekannt. Es eröffnet Lernenden die Chance, im Soll-Ist-Vergleich ihre Selbstlernkompetenzen kontinuierlich weiterzuentwickeln und zu verbessern (→ Abb. 43).

Bezogen auf die Anwendung von Lernstrategien heißt dies (→ Abb. 44):

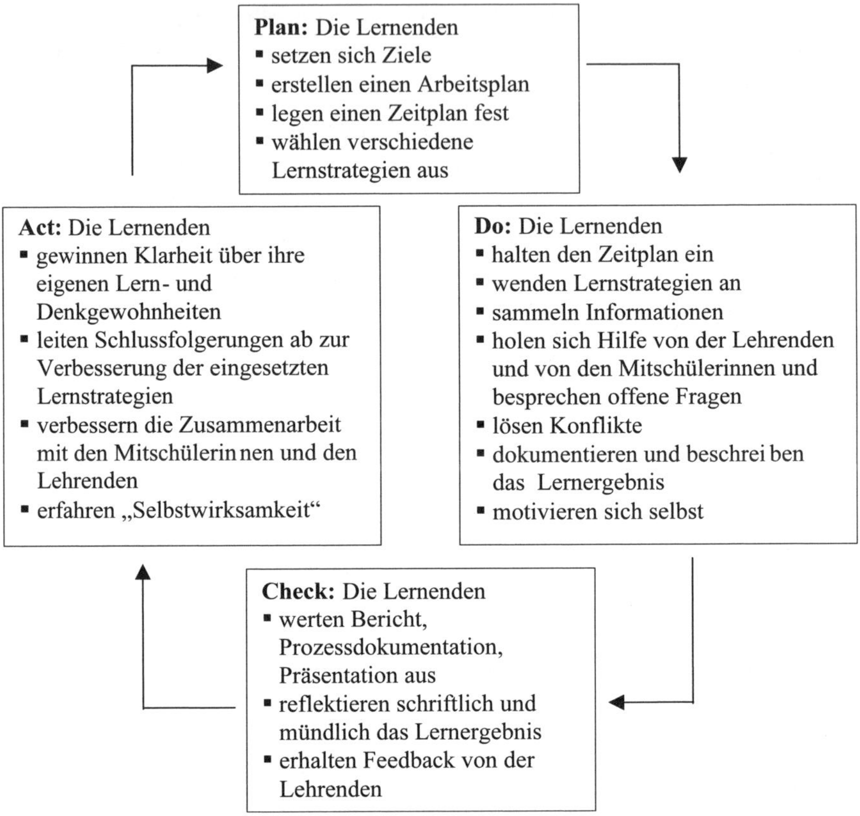

Abb. 44: Lernstrategien anwenden

Das PDCA-Modell verdeutlicht den systematischen Zusammenhang von Planung, Durchführung, Auswertung und abgeleiteten Konsequenzen. Die selbst gesetzten Ziele müssen so konkret formuliert sein, dass ihr Erreichen überprüft werden kann. Überprüfbar sind sie, wenn sie „smart“ formuliert sind: spezifisch, messbar, ausführbar, relevant, terminiert. Hinsichtlich der Sicherheit in der Anwendung von Lernstrategien lässt sich der Entwicklungsstand des Schülers oder der Schülerin an Hand eines Kompetenzrasters feststellen. Kompetenzraster bilden den Maßstab für die Zielerreichung ab (→ Tab. 18). In der regelmäßigen Auswertung werden zunächst Ergebnis und Arbeitsprozess überprüft und mit den selbst gesetzten Zielen verglichen. Jeder Lernende kann sich seine Erfolge und seine Kompetenzentwicklung bewusst machen und damit seine Selbstwirksamkeitsüberzeugung stärken.

Lernstrategien	kann ich noch nicht 6	kann ich teilweise 5 – 4 – 3	kann ich gut 2	kann ich sehr gut 1
Kognitive Lernstrategien				
Ich kann mich eigenständig mit Lerninhalten auseinandersetzen.				
Ich nutze Instruktionen vom Lehrer im Sinne von Impulsen, Anregungen und Überprüfungen.				
Ich setze eigene und vom Lehrer vermittelte Lernstrategien ein.				
Ich reflektiere mein eigenes Lernen.				
Metakognitive Strategien				
Ich bin in der Lage, meinen Lernprozess zu planen.				
Ich kann mir einen Zeitplan erstellen.				
Ich kann (Teil)Ziele für die Aufgabenbearbeitung formulieren.				
Ich beschaffe mir eigenständig die notwendigen Materialien.				
Ich kann die Qualität meiner Lernergebnisse selbst einschätzen.				
Ich analysiere meine eigenen Stärken und Schwächen und arbeite daran.				
Ich hole mir Rückmeldungen von anderen ein.				
Motivationale Strategien				
Ich behalte das gesetzte Ziel im Auge.				
Ich beeinflusse gezielt meine Motivation.				
Ich zeige eine hohe Anstrengungsbereitschaft und erfahre „Selbstwirksamkeit“.				
Ich kann mich konzentrieren.				
Ressourcenstrategien				
Ich halte mich an meinen Zeitplan.				
Ich gestalte mir eine angenehme Lernumgebung.				
Ich hole mir Hilfe, wenn ich nicht mehr weiter weiß.				

Tab. 18: Kompetenzraster „Lernstrategien“

Mit Hilfe der Kompetenzraster überprüft sich die Lernende selbst. Selbstbeurteilung wird verschränkt durch Fremdbeurteilung. Die Lehrende kann auf dieser Basis durch Fremdeinschätzung zu einer realistischen Selbsteinschätzung beitragen.

4.2.1 Das Konzept „cognitive apprenticeship"

Lehrende sind Experten für das Lernen. Die Rolle der Lehrenden bei der Vermittlung von Lernstrategien beschreibt das Konzept cognitive apprenticeship (Mandl, Gruber, Renkl 2002). Cognitive apprenticeship – „kognitive Lehre" – ist eine Methode, die im Sinne eines Meister-Lehrlings-Verhältnisses kognitive Prozesse[1] für den Lernenden sichtbar machen will. Im Handwerk sind die Handlungsfolgen für den Lehrling transparent und ersichtlich, wenn z. B. der Meister einen Tisch herstellt. Diese „Ersichtlichkeit" soll auf unsichtbare Denkschritte übertragen werden.

Cognitive apprenticeship – das „Lehrlingsprinzip" – ist durch vier Phasen gekennzeichnet:

- Modeling (Vorführen),
- Scaffolding (unterstützte Eigentätigkeit),
- Fading (Nachlassen der Unterstützung durch den Lehrer bei steigender Kompetenz der Lerner) und
- Coaching (betreutes Beobachten).

Die Vermittlung von Lernstrategien erfolgt entsprechend des cognitive apprenticeship:

---

1. Vorführen in der Expertenrolle:

Durch lautes Denken, beispielhaftes Vorzeigen, durch Beobachten und Aufmerksammachen einer kognitiven Zieltätigkeit (z. B. wie eine Aufgabe zu lösen ist) entsteht beim Lernenden eine Vorstellung vom angestrebten Ziel und dem hinführenden Weg. Am Beispiel der Textarbeit soll die Rolle als Modell erläutert werden. Der Lehrende:

- legt sich während des Lesens über ablaufenden Denkprozesse laut Rechenschaft ab, indem er z. B. Vor- und Nachteile bestimmter Deutungsmöglichkeiten abwägt und thematisiert;
- verbalisiert, wie er mit Verständnisproblemen umgeht;
- macht deutlich, wie er relevantes Vorwissen aktiviert;
- erläutert, wie er das Gelesene durch konkrete Lebensbezüge anreichern und transparent macht;
- legt offen, wie er ein fehlerhaftes Vorverständnis korrigiert.

---

1 Mit kognitiven Prozessen sind Wahrnehmung, Urteilen, Aufmerksamkeit, Verstehen, Problemlösen, Erkennen, Schließen und Lernen gemeint. Kognitive Prozesse beziehen sich auf den Erwerb, die Organisation, die Speicherung und Anwendung von Wissen (→ Kapitel 1).

2. Unterstützte Eigentätigkeit Der Lehrende dient dem Lernenden als Modell, an das er sich halten kann, um sich von ihm allmählich loszulösen. Schwierige Aspekte der Zieltätigkeit werden interaktiv mit dem Lernenden ausgeführt. Dem Lernenden werden auf seine spezifischen Bedürfnisse und Kompetenzen abgestimmte Hilfen geben.
3. Nachlassen der Unterstützung – Sich zurückziehen Der Lehrende gibt die Lernsteuerung graduell frei, er verringert seine Hilfestellung in dem Maße, wie die Kompetenzen der Schüler sich festigen und sie selbst Verantwortung für ihr Handeln und Problemlösen übernehmen. Der Lehrende macht sich allmählich überflüssig und tritt zurück.
4. Coaching In der Rolle des Coachs beobachtet und unterstützt der Lehrende die Lern- und Problemlöseversuche des Lernenden situationsbezogen. Der Lehrende muss dabei den Lernprozess der Lerner genau beobachten, um adäquate Hilfestellungen geben zu können (Coaching).

Tab. 19: Vermittlung von Lernstrategien

Die Rolle des Lehrenden wandelt sich im Sinne des kognitiven Lehrlingsprinzips zu einem Gestalter von Lernumgebungen. Er fungiert darin als kognitives Verhaltensmodell, als Lerngerüst, Coach und Lernhelfer, als Fachperson für das Lernen (Reusser 1998).

4.2.2 Methodenkompetenz entwickeln im Situierten Lernen

Die Methode der cognitive apprenticeship („kognitive Lehre“) steht in enger Verbindung zum situierten Lernen. Situiertes Lernen will früher erworbenen Wissens in neuen Situationen, im Zusammenhang mit neuen Lernaufgaben, nutzbar machen. Wir wissen aus unserer eigenen Ausbildung, dass im Unterricht erworbenes Wissen häufig „träges Wissen“ ist – ein Wissen, das zwar vorhanden ist, aber nicht angewendet wird. Lernen vollzieht sich immer im Kontext einer Situation. Das darin erworbene Wissen bleibt kontextgebunden, aus dem es sich schwer befreien lässt.

Neue Situationen provozieren neues Lernen. Situiertes Lernen wird definiert als anwendungsbezogenes, lebensweltlich orientiertes und selbst gesteuertes Lernen, das die aktive Beteiligung der Lernenden impliziert. Ruhendes Wissen wird in neuen Situationen aktualisiert. „Situationen zu bewältigen“ heißt, einen Problemlöseprozess in nacheinander ablaufenden Handlungsschritten zu absolvieren (→ Abb. 45).

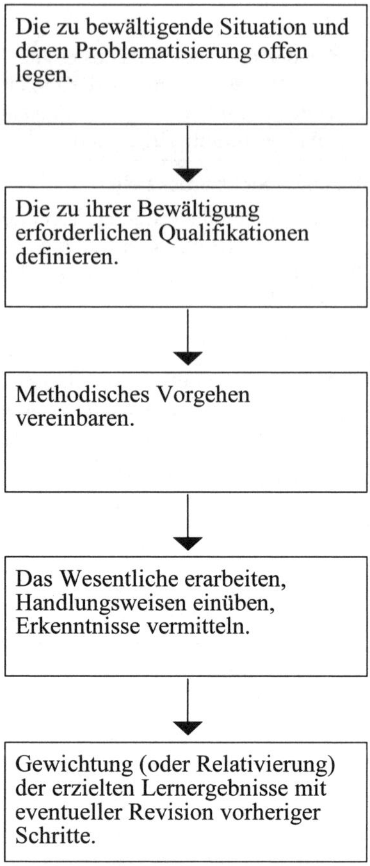

Abb. 45: Situationen bewältigen

Lernschritte	Leitfragen
Die zu bewältigende Situation und deren Problematisierung offen legen	• Was ist nicht so, wie es sein sollte? • Was soll erreicht werden? • Wie, wodurch und womit soll es erreicht werden? • Welchen Handlungsspielraum gibt es? • Wer ist beteiligt, wer ist betroffen? • Welche Chancen der Mitwirkung bestehen?
Die zu ihrer Bewältigung erforderlichen Qualifikationen definieren	• Welche Gegebenheiten sind zu verändern? • Welche Fähigkeiten, Fertigkeiten und Kenntnisse zur Durchsetzung sind einzuüben? • Wie muss ich mich/müssen wir uns/verhalten, um die Situation in meinem/in unserem/Sinne zu bewältigen?
Methodisches Vorgehen vereinbaren	• Wie kann ein Verhalten eingeübt werden, um die Situationen meinem/in unserem/Sinne zu bewältigen? • Wie können die Fähigkeiten, Fertigkeiten und Kenntnisse zur Durchsetzung angeeignet werden?
Das Wesentliche erarbeiten, Handlungsweisen einüben, Erkenntnisse vermitteln	• Vermittlung von Einstellungen, Erkenntnissen (Funktions- Struktur- Partizipationswissen) • Einüben von Handlungsweisen unter Verwendung von Methoden des Erfahrungslernens (Realbedingungen, Simulation/Rollenspiel)
Gewichtung (oder Relativierung) der erzielten Lernergebnisse mit eventueller Revision vorheriger Schritte	• War das Vorhaben realistisch? • Reichen die angeeigneten Fähigkeiten aus, die Situation zu bewältigen? • Welcher Unterschied besteht zwischen Schule und Betrieb? • In welcher Weise lassen sich andere Arbeitssituationen bewältigen? • Auf welche andere Arbeitssituation lässt sich der Qualifizierungsprozess übertragen? • Welche zusätzlichen Informationen benötigen wir?

Tab. 20: Leitfragen zum situierten Lernen

Zusammenfassung

Lernstrategien entfalten sich in einem situativen Kontext, der durch äußere Bedingungen – durch eine Aufgabe bzw. Problem – und durch innere Bedingungen, durch die Einstellung zum Lernen und vorhandene Lernkompetenzen, bestimmt wird.

Die Möglichkeit des selbst gesteuerten Lernens muss einerseits im Unterricht angeboten und andererseits von den Schülerinnen und Schülern gelernt werden. Dieses kann nur mit Hilfe von Methoden und Instrumenten geschehen, die unter der Perspektive der Selbststeuerung ausgewählt werden.

Übung

Bearbeiten Sie folgenden Fall in der Abfolge der Phasen des Situierten Lernens. Wählen Sie die für diese Lernsituation entsprechenden Fragen aus.

Sie lernen als Altenpflegeschülerin in einer stationären Pflegeeinrichtung. Bisher waren Sie sehr zufrieden mit der praktischen Ausbildung, Ihre Fragen wurden beantwortet, und Sie hatten eigene Lernzeiten zur Verfügung. Seit einem halben Jahr hat sich Ihre Lernsituation jedoch dramatisch verändert. Die Pflegedienstleiterin ist krank, die Stellvertretung vermittelt Ihnen nicht mehr die entsprechende fachliche Unterstützung. Die Pflegebereiche sind personell chronisch unterbesetzt, weil Überforderung und Krankheit – es ist die Erkältungs- und Grippezeit – zu diesem Circulus vitiosus geführt haben. Sie wollen an ihrem Lernplan festhalten. Thema ist das Pflegeprozessorientierte Arbeiten, in das Sie in der Schule schon eingeführt worden sind. Sie wollen dieses Lernprojekt jetzt angehen, auch ohne die Unterstützung der Stellvertretung. Wie gehen Sie vor?

Erstellen Sie einen Plan, wie Sie Ihr Lernprojekt nach dem Modell des situierten Lernens angehen wollen. Die Schritte 1 bis 3 helfen, einen Plan zu erstellen, Schritt 4 ist die Umsetzung bzw. Durchführung, Schritt 5 soll Sie in der Auswertung Ihres Lernprojektes unterstützen.

5. Von der Belehrungs- zur Lernkultur: Methoden selbst organisierten und selbst gesteuerten Lernens im Unterricht

Vertieftes Lernen und Verstehen soll durch selbst gesteuertes und selbst organisiertes Lernen ermöglicht werden. Selbstorganisation und Selbststeuerung beinhalten eine Verlagerung der Verantwortung hin zum Lernenden. Der Begriff des selbstständigen Lernens ist nicht neu. Die Begriffe selbst bestimmt, selbst gesteuert, selbst organisiert betonen jedoch stärker als das selbstständige Lernen, dass der Lernende unabhängig von einer äußeren Instanz handelt, Zielsetzung Ausgestaltung und Kontrolle seines Lernens in seiner Verantwortung liegt.

Das selbst gesteuerte und selbst organisierte Lernen unterscheiden sich, auch wenn die Begriffe oft synonym gebraucht werden. Bezüglich des theoretischen Hintergrunds sind zwei Richtungen maßgeblich, einmal das konstruktivistische Lernverständnis im Zusammenhang mit dem selbst organisierten Lernen, zum anderen das handlungstheoretische Lernverständnis, das die Grundlage für das selbst gesteuerte Lernen bildet. Beide Lernformen können sich überlappen, die Grenzen sind fließend.

- Selbst organisiertes Lernen wird als selbstreferentieller, autopoietischer Prozess verstanden (→ Kapitel 2). Wirklichkeit wird in der Interaktion mit der Umwelt stets subjektiv konstruiert.
- Selbst gesteuertes Lernen wird als ein zielgerichteter Prozess verstanden, orientiert am Modell einer vollständigen Handlung. Die Lernenden überwachen ihre Lernaktivitäten selbst. Während des Lernprozesses werden Feedback-Schleifen wirksam (→ Kapitel 1).

Idealer Weise strukturieren und steuern die Schüler beim selbst organisierten und selbst gesteuerten Lernen den Lernstoff eigenständig. Das Lernen wird vom Lernenden selbst geplant, ausgeführt und ausgewertet. Die im Lernprozess zu steuernden Faktoren sind:

- das Ziel des Lernprozesses (woraufhin/wozu?),
- die Inhalte des Lernprozesses (was?),
- der Lernweg (wie? auf welche Weise, mit welchen Hilfsmitteln, allein oder gemeinsam mit anderen?),
- die Lernregulierung (wann, wo, wie lange),
- die Überprüfung des Lernerfolgs.

In diesem Kapitel geht es um handlungsorientierte Unterrichtsmethoden, die eine in unterschiedlichen Graden ermöglichende Selbstorganisation und Selbststeuerung des Lernens zulassen. Die vorgestellten Methoden unterscheiden sich nach dem Grad der Selbstbestimmung in Bezug auf die Entscheidungsspielräume des Lernens, die den Schülerinnen und Schülern beim Lernen eingeräumt werden.

Institutionalisiertes Lernen ist immer auch fremdbestimmt. Nicht nur die curricularen Vorgaben, die zu beachten sind, verhindern eine vollständige Selbstorganisation, auch die knappen Ressourcen in zeitlicher, räumlicher und personeller Hinsicht begrenzen autonomes Lernen. Autonomes, selbst bestimmtes Lernen existiert m. E. nur institutionenfrei, aber darauf hin zu arbeiten lohnt sich.

Zu Beginn dieses Abschnitts sei noch einmal an den Konstruktivismus erinnert: Die konstruktivistische Didaktik radikalisiert das Modell der Erkenntnis sowie das Modell des Lernens. Es gibt keine objektiv erfassbare Wirklichkeit, die der Mensch konstruiert, daher auch kein objektiv zu vermittelndes Wissen. Bestenfalls ist der Aufbau des jeweiligen subjektiven Wissens zu stimulieren. Lernen zu stimulieren ist Aufgabe der Lehrenden. Diese stellen Lernarrangements bereit, die didaktisch so strukturiert sind, dass vielfältige methodische Ansätze zum Tragen kommen. Die hier vorgestellten Methoden erfüllen diesen Anspruch:

- Lernteamcoaching
- SOL – ein Modell selbst organisierten Lernens als integratives Unterrichtskonzept
- Projektunterricht
- Planspiel
- Problemorientiertes Lernen

Ziele

Die Lehrenden

- wissen, dass das selbst gesteuerte Lernen dadurch gekennzeichnet ist, dass die Schüler die Zielbestimmung, die Planung von Inhalten und Methoden, die Ausführung der Lernhandlung, das Feststellen des Lernergebnisses und deren Abgleich mit der Zielsetzung (Evaluation) bis hin zur Kontrolle des eigenen Lernfortschrittes selbstständig vornehmen,
- verstehen das Lernen als aktiven und subjektorientierten Prozess, in dessen Verlauf die Schülerinnen und Schüler ihr Wissen aktiv handelnd in komplexen, authentischen Situationen sowie in Abhängigkeit von ihren Erfahrungen und im Austausch mit anderen erwerben (Meixner, Müller 2004),
- überprüfen und erweitern ihr Methodenrepertoire im Hinblick auf die Förderung der Selbstlernkompetenzen,
- lernen die Methode des Lernteamcoaching kennen zur Selbsterschließung von Fachwissen,

- lernen ein Modell selbst organisierten Lernens (SOL) kennen, das auch im traditionellen Unterricht angewendet werden kann,
- erarbeiten für ihren Unterricht „komplexe Lernsituationen“,
- stellen die pädagogischen Wurzeln sowie das Anliegen der Projektmethode dar
- würdigen die didaktische Leistung der Projektmethode in der Ausbildung und begründen die veränderte Rolle der Lehrenden,
- lernen das Planspiel ins besondere im Zusammenhang mit Institutionen- und Partizipationswissen kennen und würdigen dessen didaktische Leistung,
- wissen, dass die Inkongruenz von Zielen und verfügbaren Mitteln Merkmal von Problemen ist,
- wissen, dass die Bereitstellung von Problemen die Voraussetzung für die Entwicklung von Problemlösefähigkeiten sind.

5.1 Lernteamcoaching

Das Lernteamcoaching wende ich immer dann an, wenn es um die eigenständige Erarbeitung von Texten in arbeitsteiliger oder arbeitsgleicher Gruppenarbeit geht und deren Ergebnisse im Plenum vorgestellt werden.

Ziele

Die Lernenden

- eignen sich selbstständig Fachwissen an,
- setzen sich aktiv mit dem Stoff auseinander,
- wenden Techniken der Informationsverarbeitung und -wiedergabe an,
- achten auf Zeitmanagement,
- übernehmen Verantwortung für ihr Lernen,
- verbessern ihre kommunikativen Fähigkeiten in der Gruppe.

Das Lernen geschieht in drei Schritten (→ Tab. 21):

Die Lernenden	**Aufgabe der Lehrenden**
1. Orientierungsphase • Die Lernenden erhalten einen Text zum Selbststudium. • Die Lernenden arbeiten ihn selbstständig allein durch.	1. Orientierungsphase Lehrende erarbeitet einen geeigneten Text. Der Text sollte Fachbegriffe erklären, Lernziele klar formulieren und Lernzielkontrollen enthalten.
2. Gruppenphase Die Lernenden diskutieren offene Fragen im Team.	2. Gruppenphase Beobachtung des Prozesses
3. Beratungsphase Die Lerngruppe präsentiert die Ergebnisse und bringt offene Fragen ein.	3. Beratungsphase • Der Lehrende begleitet die Lernenden in ihrem Lernprozess als Coach.

	• Im Beratungsgespräch werden die Fragen der Schüler geklärt, allerdings ohne dass der Lehrende selbst erläutert, sondern durch Steuerung des Gesprächs mit Gegenfragen und Impulsen. Das fällt Lehrenden nicht leicht; es besteht die Gefahr, dass sie in die gewohnte Rolle des Instrukteurs zurückfallen.

Tab. 21: Phasen Lernteamcoaching

Hier ein *Beispiel* zur Bearbeitung von Texten. Zur Erschließung von Texten stelle ich den Teilnehmerinnen und Teilnehmern folgende Anleitung vor:

Leitfragen

1. Konzentration auf Schlüsselwörter:
   - Worauf kommt es im Text an?
   - Welches sind die wichtigsten Begriffe im Text?

   Ergebnis: Lernende reduzieren Komplexität
2. Entwicklung einer Struktur/eines thematischen Zusammenhangs:
   - Zwischen welchen Schlüsselwörtern gibt es Ihrer Ansicht nach eine Verbindung?
   - Erstellen Sie dazu eine Mindmap und zeigen Sie die Verbindungen durch Linien auf.

   Ergebnis: Eine thematische Struktur ist hergestellt
3. Einbettung des neuen Wissens in Wissensvoraussetzungen
   - Gibt es Dinge in Ihrer Erfahrung (Wissen, Handlungen, Ereignisse), woran Sie persönlich anknüpfen können?
   - Erinnert Sie das neue Wissen an bestehendes, früher erworbenes Wissen?

   Ergebnis: Integration des neuen Wissens in Erfahrungs- und Wissensbestand
4. Veranschaulichung des neuen Wissens
   - Welche Beispiele veranschaulichen das neu Gelernte?
   - Gibt es Beispiele, das Gelernte in die praktische Arbeit zu integrieren?

   Ergebnis: Wissenstransfer ist ermöglicht

Abb. 46: Texte erschließen

Da in meinen Seminaren die Teilnehmerinnen (Erwachsenenbildung) Texte mit einer besonderen Aufgabenstellung bearbeiten, beende ich den Bearbeitungszyklus mit einer Vorstellung der Ergebnisse im Plenum. Je nachdem wie lern(un)gewohnt die Teilnehmerinnen sind, schließt sich eine kritische Reflexion des Erarbeitungsprozesses und den bereitgestellten Hilfen an unter der Fragestellung: Was lief gut in meinem Lernprozess – was ist noch nicht so gut gelungen?

Übung

Erstellen Sie einen Text zu einem Themengebiet Ihres Unterrichts mit Erläuterung der enthaltenen Fachbegriffe, klar formulierten Lernzielen (Was wissen die Schülerinnen, nachdem sie den Text durchgearbeitet und verstanden haben?) und entsprechenden Lernzielkontrollen. (Keinen Lehrbuchtext nehmen, der ist in der Regel didaktisch nicht genügend aufbereitet.)

5.2 Ein Modell selbst organisierten Lernens (SOL)

„SOL ist keine neue methodische Variante, sondern ein Ansatz, der zwar mit neuen Methoden arbeitet, diese aber in ein inhaltlich und pädagogisch definiertes Unterrichtskonzept integriert und damit einen Rahmen liefert, um die viel beschworene neue Lern- und Unterrichtskultur praktisch umzusetzen“, so ist der Anspruch der Autoren formuliert (Ministerium für Kultus, Jugend und Sport des Landes Baden-Württemberg, ohne Datum). *„SOL versteht sich als allgemeine methodisch-didaktische Rahmenkonzeption für Unterricht, die es ermöglicht, die im Lernfeldkonzept geforderten Kompetenzen – vor allem im überfachlichen Bereich – bei den Schülerinnen und Schülern systematisch entwickeln zu können. SOL ermöglicht grundsätzlich die Integration aller bekannten Methoden, solange sie im Sinne der systematischen Kompetenzentwicklung eingesetzt werden."*

Ziele

Lehrende

- lernen ein Modell zum selbst organisierten Lernen kennen, das bei der Schulrealität ansetzt und die Schülerinnen und Schüler schrittweise an selbstständiges und eigenverantwortliches Arbeiten heranführt sowie die traditionelle Rolle der Lehrenden als Wissensvermittler in Richtung auf Lernberatung verändert,
- stärken die Selbstorganisation der Schülerinnen und Schüler durch den systematischen Aufbau von Methoden- und Lernkompetenzen,
- schaffen eine soziale Lernstruktur durch den Wechsel von kooperativen und individuellen Lernphasen sowie von rezeptiven und schüleraktiven Phasen,
- stärken die (Selbst-)Verantwortung der Schülerinnen und Schüler für das eigene Lernen,
- unterstützen den Erwerb von Handlungskompetenz.

Der Weg ist das Ziel

Selbst organisiertes Lernen muss wachsen. Das Modell soll Lehrende und Lernende dazu befähigen (→ Abb. 47).

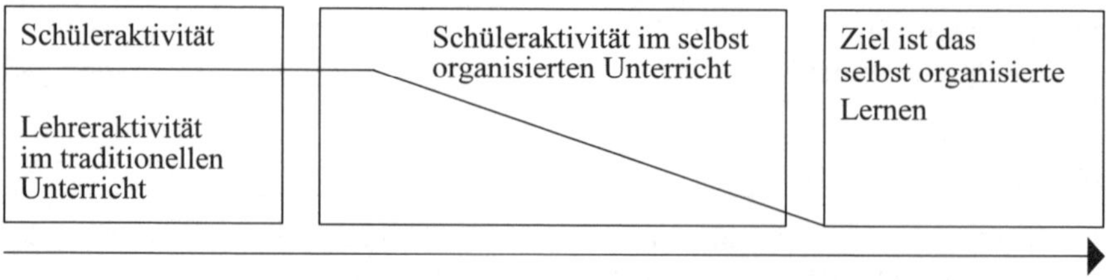

Abb. 47: Schüler- und Lehreraktivität (Ministerium für Kultus, Jugend und Sport des Landes Baden-Württemberg, ohne Datum)

SOL ist ein Modell zum selbst organisierten Lernen, das bei der Schulrealität ansetzt und die SchülerInnen schrittweise an selbstständiges und eigenverantwortliches Arbeiten heranführt. Das Modell ist ungeeignet als einmalige methodische Abwechslung. Wirksam wird es erst in der dauerhaften Anwendung, um das Ziel der zunehmenden Selbstorganisation der Schüler zu erreichen.

Das Modell

Hinter SOL verbirgt sich ein pädagogischer Ansatz, der die Arbeit mit schüleraktiven Methoden in ein Unterrichtskonzept einfügt. Er kann in verschiedenen Formen durchgeführt werden: von zweistündigen Einheiten im Fachunterricht bis zu fächerübergreifenden Projekten über mehrere Wochen. Entscheidend ist, dass ein Prozess stattfindet mit dem Ziel der zunehmenden Selbstorganisation. Das Modell besteht aus 3 didaktisch-methodischen Bausteinen:

- Gruppenpuzzle (Gruppenarbeit)
- Sandwichprinzip (Methodenwechsel)
- Advance Organizer (Lernlandkarte)

Organisatorisches Grundprinzip ist das Gruppenpuzzle, ein arbeitsteiliges Verfahren, aus dem sich die Notwendigkeit verantwortlicher Erarbeitung und Vermittlung ergibt, denn die anderen Gruppen sind auf die Ergebnisse der eigenen Gruppe angewiesen.

Die zweite Grundlage ist das Sandwichprinzip, der geplante Wechsel von individuellen und kollektiven Lernphasen, um möglichst vielen Lernbedürfnissen, Lerntypen und Lernwegen gerecht zu werden. Hier ist auch ein Unterrichtsgespräch oder ein Lehrervortrag möglich (Herold/Landherr 2001).

Der Advance Organizer ist eine lernpsychologisch begründete Organisationshilfe zur Verknüpfung des bisherigen Wissens mit den neuen Inhalten. Die Lernlandkarte steht am Anfang einer Unterrichtseinheit oder eines Unterrichtsabschnitts und begleitet die weitere Arbeit. Die didaktische Begründung von Lernlandkarten ergibt sich aus der Annahme, dass Lernen erfolgreicher verläuft, wenn Schüler sich bewusst machen können, in welchem Kontext sie etwas warum mit welcher Reichweite und welchem Ergebnis lernen. Sie spricht die rechte und linke Gehirnhälfte an, d.h. sie verknüpft Bilder, Grafiken und Text. Eine rein lineare Darstellung der Lerninhalte – z.B. in Form eines Inhaltsverzeichnisses – vermag diese Funktion nicht zu leisten.

5.2.1 Gruppenpuzzle

Voraussetzung: Die Lehrenden brauchen ein Thema, das in Teilthemen aufgeteilt werden kann. Sie organisieren ihre Klasse in Gruppen, und zwar in Stammgruppen und Expertengruppen. Dabei erfolgt die Wissenserarbeitung in themengleichen Expertengruppen, die Wissensvermittlung dagegen in Stammgruppen.

1. Bildung von Stammgruppen

   Die Anzahl der zu bearbeitenden Texte und die Gruppengröße sind gleich: Die Größe der Stammgruppen entspricht der Anzahl der Teilthemen. In der Stammgruppe entscheidet sich jede Schülerin für ein Teilthema. Das heißt jeder Schüler der Stammgruppe erarbeitet einen unterschiedlichen Text zu einem Teilthema.

2. Bildung von Expertengruppen

   Das Teilthema wird entsprechend der Aufgabenstellung in der Expertengruppe erarbeitet: Die Teilnehmer mit dem gleichen Text treffen sich in der Expertengruppe und arbeiten den Text durch. Das Ergebnis wird dokumentiert entweder auf einem Lernposter, einer Folie, auf einem Metaplan oder auf einem Info-Blatt.

3. Treffen in der Stammgruppe

   Rückkehr in die Stammgruppe und Wissensvermittlung an die anderen Gruppenmitglieder: Die einzelnen Gruppenmitglieder übernehmen die Rolle des Lehrenden und unterrichten die übrigen Teilnehmer über das Teilthema, das sie erarbeitet haben. Grundlage ist das „Produkt“, z.B. das Infoblatt, Poster usw., welches als inhaltlicher Leitfaden eingesetzt wird.

Das Gruppenpuzzle mit drei Teilthemen:

Stammgruppen mit Thema **1 2 3**	Expertengruppe mit Thema **1**	Vermittlung von **1 2 3** in der Stammgruppe
Stammgruppen mit Thema **1 2 3**	Expertengruppe mit Thema **2**	Vermittlung von **1 2 3** in der Stammgruppe
Stammgruppen mit Thema **1 2 3**	Expertengruppe mit Thema **3**	Vermittlung von **1 2 3** in der Stammgruppe

Tab. 22: Stamm- und Expertengruppe im Wechsel

Ich möchte das Gruppenpuzzle am Thema „Pflegeberatung“ in der ambulanten Pflege veranschaulichen:

Pflegeberatung im engeren Sinne findet statt zu folgenden Anlässen:

- Beratung im Kontext des Erstgesprächs
- Beratung im Kontext der Pflegedurchführung
- Pflegeberatung nach § 37 (3) SGB XI
- Beratung pflegender Angehörige nach § 45 SGB XI

Bildung von vier Stammgruppen zu den vier Teilthemen. Die Teilnehmerinnen entscheiden sich für ein Thema. Die Aufgabenstellung in der Expertengruppe lautet: Beschreiben Sie die Anforderungen der Pflegesituation und erarbeiten Sie das methodisch-planerische Vorgehen in der Pflegeberatung.

Die vier Texte, die in den Expertengruppen zu bearbeiten sind, sind ähnlich im Aufbau und im Schwierigkeitsgrad. Die Ergebnisse werden auf einem Flipchart visualisiert. Sie bilden anschließend die Grundlage zur Vermittlung des Teilwissens in den Stammgruppen. Ich setzte das Gruppenpuzzle immer dann ein, wenn es um die textgestützte Erarbeitung von Fachwissen geht. Früher habe ich einen Vortrag gehalten, zwar anregend, aber die Ergebnisse blieben in der Regel flüchtig. Das Wissen, welches sich die Teilnehmerinnen selbstständig erarbeiten und zudem noch vermitteln müssen, bleibt haften.

Die Vorbereitung der Lehrenden zu den Teilthemen ist zunächst komplexer als die traditionelle Unterrichtsvorbereitung. Die Anforderungen für die Teilthemen müssen ähnlich komplex sein

- in der Zielsetzung
- in der Bereitstellung von Arbeitsmaterialien
- in den Arbeitsaufträgen
- in der Zeitstruktur, die zur Bearbeitung zur Verfügung steht.

Damit verbunden sind aber längerfristig zunehmende Freiräume zur individuellen Lernberatung. Darüber hinaus müssen Wissensvoraussetzungen auf Seiten der Schüler geschaffen worden sein, und zwar:

- Regeln für Gruppenarbeit und Konfliktlösung
- Texte analysieren und bearbeiten können
- Gruppen moderieren können
- Arbeitsergebnisse visualisieren und präsentieren können
- Ziele setzen und verfolgen können

Ich habe die Teilthemen zu Beginn des neuen Unterrichtsabschnitts auch von den Schülern durch „ihre Fragen an das Thema“ erarbeiten lassen.

Übung

Wählen Sie sich ein Unterrichtsthema. Gliedern Sie Ihr Thema in mehrere thematische Einheiten. Beachten Sie dabei, dass das Arbeitsgebiet bzw. die zu erarbeitenden Fragestellungen für die Teilthemen annähernd identisch sind in der Komplexität.

Unter welcher Aufgabenstellung sind die Teilthemen zu bearbeiten?

5.2.2 Sandwichprinzip

Lehrende äußern mitunter die Sorge, dass das Lernergebnis bei der Vermittlung durch Schüler nicht gut genug sei. Mit Einführung der neuen Lernmethode wird das wohl auch so zutreffen. Schüler müssen das Lehren erst lernen. Das Sandwichprinzip bietet jedoch Korrektur- und Interventionsmöglichkeiten, weil das Thema wiederholt, gefestigt und vertieft wird in einem Methodenwechsel, der Schülern abwechselnd ein individuelles wie kollektives Arbeiten ermöglicht. Das Sandwichprinzip sollte schüleraktive und rezeptive Phasen – im Sine des geistigen Atmungsprozesses – beachten (→ Kapitel 1).

Durch den Wechsel der Lernphasen nach dem Sandwichprinzip können mit SOL unterschiedliche Lernsituationen differenziert gestaltet werden, die den unterschiedlich Lernenden gerecht werden. Methoden wie Partnerinterview, Szenario, Pro und Kontra, Rollenspiel, kontrollierter Dialog haben genau so ihren Platz wie Impulsvortrag, Interview, Präsentation und Schülerreferate.

Das Sandwichprinzip an einem Beispiel veranschaulicht zeigt Tabelle 23.

Plenum	• Präsentation des Themas/Erarbeitung der Unterthemen durch die Schüler (der Lehrende moderiert) • Bildung von Stammgruppen entsprechend der Teilthemen
Expertengruppe	• individuelle Wissensaneignung zum Teilthema 1, 2 oder 3 • Klärung der Thematik und Erarbeitung der Präsentation
Stammgruppe	Wissensvermittlung/individuelle Vertiefung z. B. durch einen Text/einem Fallbeispiel
Plenum	• Vertiefung des Themas durch Lehrervortrag/Experteninterview • individuelle Bearbeitung durch Beantwortung von Fragen usw.
Expertengruppe	• möglicherweise Bildung von Untergruppen innerhalb der Expertengruppe • Bearbeitung eines Teilthemas durch Lernteamcoaching • Klärung der Präsentation
Stammgruppe	• Wissensvermittlung/Bearbeitung durch Erstellung eines Interviewbogens/einer Mindmap • Überprüfung des Wissens durch eine Übungsaufgabe

Tab. 23: Sandwichprinzip

Für das obige Beispiel der Pflegeberatung (→ Abb. 48) heißt dies, in den folgenden Seminareinheiten Erhebungsbögen zur Feststellung der Ist-Situation zu entwerfen, in Rollenspielen die entsprechende Gesprächsführungs- bzw. Beratungskompetenz zu festigen, Anleitungen zu einer Pflegeverrichtung zu üben, Informationen klar und deutlich zu vermitteln, Protokolle zu schreiben, Konflikte zu erkennen und zu lösen usw.

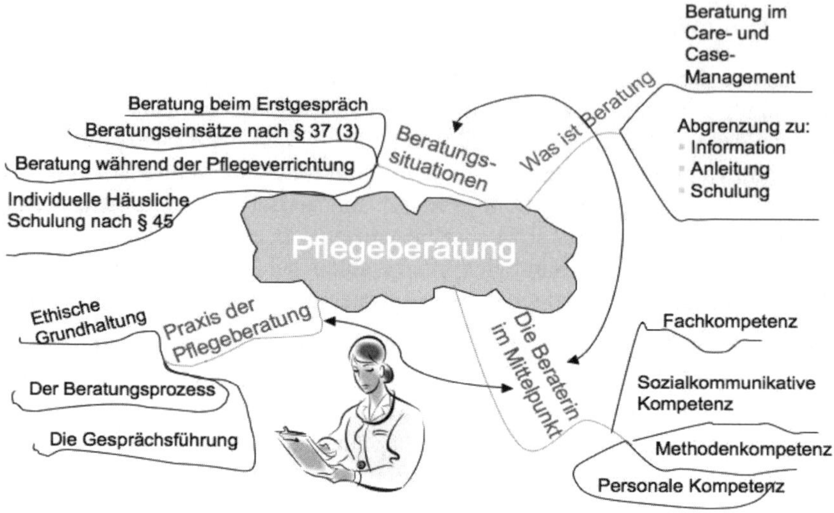

Abb. 48: Themen Pflegeberatung

Ich finde es wichtig, dass die Sandwichvariationen nicht in einen traditionellen Unterricht abgleiten, in dem der Lehrende das Lerngeschehen dominiert. Da ich Tages- und Wochenveranstaltungen durchführe, motiviert mich bei der Seminarvorbereitung die Frage: Wie kann ich mich best möglich entlasten? Je besser und durchdachter meine Planung ist, desto stärker ermögliche ich selbstständigkeitsfördernde Lernaktivitäten, die mich dann in eine Beobachterposition bringen; in der agiere ich nicht, sondern ich setze Impulse.

Die Auswahl der zu kombinierenden Methoden sollte sich in der Regel am handlungsorientierten Vorgehen des PDCA-Zyklus orientieren: Plan – Do – Check – Act. Das heißt das methodische Vorgehen muss durch die Schüler geplant, durchgeführt und ausgewertet werden mit den entsprechenden Schlussfolgerungen für weitere Lernabschnitte.

Übung

Entwickeln Sie Ihren Themenschwerpunkt entsprechend des Sandwichprinzips weiter unter Beachtung eines systematischen Methodenwechsels.

5.2.3 Advance Organizer/Lernlandkarten

Das Prinzip des Advance Organizer stammt aus der Lernpsychologie und stellt im Rahmen der Theorie des bedeutsamen Lernens nach Ausubel (1974) eine wichtige Organisationshilfe dar. Advance Organizer sind eine Hilfe zur Verbesserung der strukturierten Aufnahme eines Inhalts.

Bedeutungsvolles Lernen entsteht nicht allein dadurch, wie ein Lehrender seine Informationen präsentiert, sondern wie der Lernende es versteht, diese Informationen in sein bestehendes Wissen und Denkvermögen zu integrieren. Damit Lernende dies können, ist es wichtig, dass sie mit Einführung eines neuen Themas einen Überblick darüber erhalten, was sie mit welchen Methoden zu welchem Ziel lernen können. Daher steht die Lernlandkarte am Anfang einer Unterrichtseinheit oder eines Unterrichtsabschnitts und begleitet die weitere Arbeit.

Plenum	**Advance Organizer**	• Präsentation des Themas/Erarbeitung der Unterthemen durch die Schüler (Der Lehrende moderiert) • Bildung von Stammgruppen entsprechend der Teilthemen
Expertengruppe		• individuelle Wissensaneignung zum Teilthema 1, 2 oder 3 • Klärung der Thematik und Erarbeitung der Präsentation
Stammgruppe		Wissensvermittlung/individuelle Vertiefung z. B. durch einen Text/einemFallbeispiel
Plenum		• Vertiefung des Themas durch Lehrervortrag/ Experteninterview • individuelle Bearbeitung durch Beantwortung von Fragen usw.
Expertengruppe		• möglicherweise Bildung von Untergruppen innerhalb der Expertengruppe • Bearbeitung eines Teilthemas durch Lernteamcoaching • Klärung der Präsentation
Stammgruppe		• Wissensvermittlung/Bearbeitung durch Erstellung eines Interviewbogens/einer Mindmap • Überprüfung des Wissens durch eine Übungsaufgabe

Tab. 24: Lernlandkarte

Alles darf in dieser Lernlandkarte eingetragen werden, was

- den Überblick, die Sicht vom Start zum Ziel fördert,
- die Orientierung während der Lernphase verbessert,
- die Zusammenhänge leicht herstellen lässt,
- hilft, das neue in das bisherige Wissen zu integrieren.

Lernlandkarten können von den Lehrenden, aber auch von jeder Schülerin selbst erstellt werden. Hier zwei Beispiele:

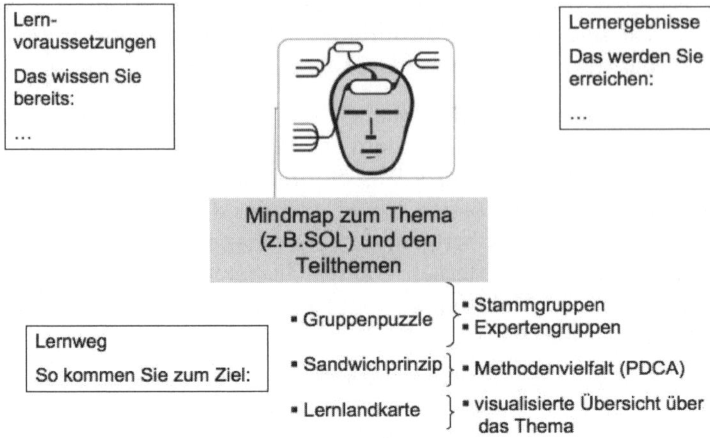

Abb. 49: Entweder die Lernlandkarte wird von der Lehrenden erstellt ...

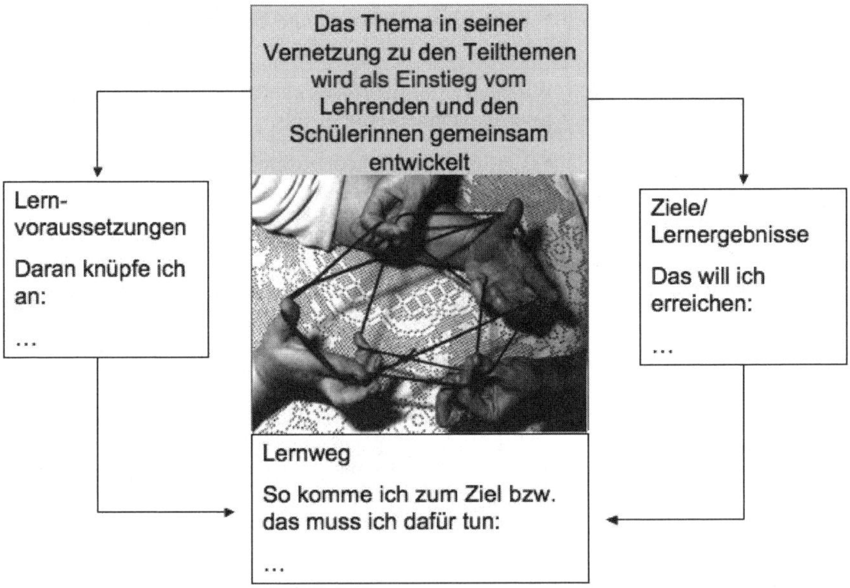

Abb. 50: ... oder Schülerinnen erstellen ihre eigene Lernlandkarte nach Präsentation des Themas

Übung

Erstellen Sie eine Lernlandkarte für Ihr Thema, das den Schülern die Orientierung im Lernprozess erleichtert.

Übung

Planung einer Unterrichtseinheit (90 Min.) zum selbst organisierten Lernen SOL

Vorgehen:
Wählen Sie ein Unterrichtsthema, das sich sinnvoll in 3 Unterthemen zerlegen lässt.

Planen Sie folgende Zeiten ein:

5 Min.: Puffer
5 Min.: Vorstellung Lernlandkarte
5 Min.: Bildung von Stammgruppen und Themenwahl
5 Min.: Wechsel zu Expertengruppen
15 Min.: Lesezeit in Expertengruppe
10 Min.: Zeit für Diskussion und Klärung der Präsentation
5 Min.: Wechsel zur Stammgruppe
30 Min.: Wissensvermittlung (3 mal 10 Min.)
10 Min.: Verarbeitungszeit (Fragen beantworten/Lehrervortrag usw.)
90 Min.: Summe

Notieren Sie das Ziel der Unterrichtseinheit (UE). Die Schüler sind nach Abschluss der UE in der Lage, ...

Überlegen Sie, wie Sie die Erreichung dieses Ziels überprüfen bzw. auswerten können. (z. B. durch folgende Fragen: ...)

Entwickeln Sie eine Lernlandkarte, die die Lernvoraussetzungen, das Thema, die inhaltliche Aufteilung, die Zusammenhänge und das Ziel dieser UE darstellt.

Formulieren Sie Arbeitsaufträge und überlegen Sie sich dafür die notwendigen Kompetenzen (→ Kapitel 8 „Kompetenzanalyse“).

Stellen Sie die notwendigen Arbeitsmaterialien zusammen (Bücher, Kopien, Internetadressen usw.).

Arbeitsauftrag für die Schüler

- Entscheiden Sie sich in Ihrer Stammgruppe für das Thema A, B oder C.
- Nehmen Sie alle Texte und Arbeitsmaterialien in Ihre entsprechende Expertengruppe mit.
- Bestimmen Sie in Ihrer Expertengruppe, wer Moderator und wer Zeitnehmer ist. (s. Arbeitsplan und –bericht, Kapitel 7)
- Erarbeiten Sie den Inhalt des Textes so, dass Sie ihn später in der Stammgruppe den „Nichtexperten“ vermitteln können. Überlegen Sie sich, wie Sie Ihr Wissen präsentieren wollen. Erstellen Sie dazu ein Plakat.
- Wechseln Sie in Ihre Stammgruppe.
- Jeder Experte vermittelt nacheinander sein Wissen. Achten Sie auf die Zeitvorgaben.
- Auswertung und Feedback-Runde im Plenum.

(*Quelle:* Ministerium für Kultus, Jugend und Sport des Landes Baden-Württemberg, ohne Datum)

5.3 Selbst organisiertes Lernen im Projekt

Will man sich mit der Projektmethode auseinandersetzen, muss man wissen, was ihr Anliegen ist. Was ist die Projektmethode und ihre verwandten Spielarten und wie unterscheiden sie sich vom herkömmlichen Unterricht?

Das Wort „Projekt“ kommt aus dem Lateinischen und bedeutet vorauswerfen, entwerfen, planen, sich vornehmen. Der Begriff „Methode“ ist griechischen Ursprungs und bedeutet „Weg der Untersuchung, Weg, das anzugehen, was man sich vornimmt oder vorgenommen hat“.

Ein Projekt ist ein konkretes Lernunternehmen, ein gemeinsames, sinnvolles Vorhaben, das von einer Gruppe zielorientiert verwirklicht wird. Eine für die Beteiligten sinnvolle Fragestellung wird gemeinsam bearbeitet. Die dazu notwendigen Handlungsschritte, von der Vorbereitung über die Planung, Ausführung und Bewertung, werden kooperativ durchgeführt.

Realisiert man ein Projekt im Rahmen von Unterricht, spricht man von Projektunterricht. Projektunterricht ist also eingebettet in institutionell organisierten Unterricht und seine Zeitvorgaben. Projektartiges Lernen oder projektorientierter Unterricht stützt sich auf einzelne Komponenten der Projektmethode.

Weitere verwandte Formen sind der fächerübergreifende Unterricht. Fächerübergreifender Unterricht findet sich in Schulen, die grundsätzlich in Fächern unterrichten. Er geht insofern darüber hinaus, als z.B. ein gemeinsames Oberthema unter der spezifischen Perspektive der einzelnen Fächer bearbeitet wird.

Die Projektmethode geht über die genannten Formen hinaus. Sie ist institutionell unabhängig. Karl Frey beschreibt die Projektmethode als einen curricularen Weg der Bildung. *„Sie ist eine Form der lernenden Betätigung, die bildend wirkt.“* (Frey 1993, S. 13) In der Projektmethode entwickeln die Teilnehmerinnen selbst ihr Betätigungsgebiet. Insbesondere bestimmte Formen des Aushandelns einer Projektinitiative und meta-kommunikative Phasen lassen Projektarbeit zum bildenden Tun werden. Insofern kommt die Projektmethode den Anforderungen an selbst organisiertes Lernen am nächsten.

5.3.1 Unterschied zwischen traditionellem Unterricht und Projektmethode

Die Projektmethode ist eine offene Lernform. Sie nimmt auf die Teilnehmerinteressen und deren Problemlage Rücksicht. Zentrale Zielsetzung ist die zunehmende „Selbstorganisation der Lerngruppe“. Sie leitet sich von einem nicht-hierarchischen Rollenverständnis von Lehrenden und Lernenden ab. Wenn Selbstorganisation und Selbstverantwortung zum Ziel werden, muss Kommunikation symmetrisch angelegt sein. Die Schülerinnen und Schüler sind für die Aktivitäten zuständig, die im traditionellen Unterricht der Lehrerin zukommen.

Ein Vergleich zwischen traditionellem Unterricht und Projektmethode soll dies veranschaulichen (→ Tab. 25).

Lehrgang	Projektmethode
• vom Lehrenden geplante Ziel- und Organisationsstruktur mit schülerzentrierten Sozialformen • Evaluation/Leistungsbeurteilung durch den Lehrenden	• entdeckendes, selbst gesteuertes Lernen • Lehrender ist Prozessbegleiter und Berater • Selbstevaluation der Lernenden

Tab. 25: Unterschied zwischen Projektmethode und Lehrgang

Traditioneller Unterricht vollzieht sich in der Regel in „Lehrgängen". Grundprinzip von Lehrgängen ist, dem Schüler die vom Lehrenden vorher geplante Zielstruktur und Arbeitsorganisation zu verdeutlichen. Der Unterricht im „Lehrgang" muss keineswegs vom Lehrervortrag und Frontalunterricht beherrscht sein; möglich sind über weite Strecken Gruppenarbeit oder auch Unterrichtsgespräche. Immer bleibt es jedoch dabei: der Lehrende vertritt dem Schüler gegenüber „die Sache", und er organisiert deren Bearbeitung aufgrund einer didaktisch-methodischen Analyse.

Wie unterscheidet sich nun die „Projektmethode" vom „Lehrgang"? Im Vordergrund stehen entdeckende statt darstellende Lehr-Lern-Verfahren. Der Lernprozess wird durch die Lernenden selbst gesteuert. Aktivitäten außerhalb des Klassenraumes gewinnen an Bedeutung. Lernziele werden vorher nur zum Teil festgelegt, sie werden während des Projektes entdeckt. Der Umgang mit Hilfsmitteln, im Besonderen mit Informationsquellen, Beratungsinstanzen und Werkzeugen verschiedenster Art werden während der Projektarbeit gelernt.

Projekte werden überwiegend in arbeitsteiliger Gruppenarbeit realisiert. Die Auswertung geschieht idealer Weise über Selbstevaluation mit anschließender Fremdevaluation.

Der Lehrende nimmt eine veränderte Rolle ein, er versteht sich als ein am Projekt Lernender, als ein Begleiter und Berater der Schülerinnen. Selbstverständlich müssen Lehrende Projekte vorbereiten. Dazu gehört auch die Frage, welche Kenntnisse, Fähigkeiten und Fertigkeiten im Projektverlauf gelernt werden und welche im Unterricht zuvor vermittelt werden sollten.

Die Gegenüberstellung soll die charakteristischen Merkmale verdeutlichen. Es geht dabei nicht um ein entweder – oder. Beide Formen haben im Unterricht ihre Existenzberechtigung.

5.3.2 Theoretische Grundlagen

„Die ganze Erziehung dient heute dazu, den Menschen für die Welt der Zusammenhangslosigkeit vorzubereiten, darum wird in die Menschen zusammenhanglos ein Haufen von Lehrstoff hineingeschüttet ... die Schule wird die Schule der Zusammenhanglosigkeit." (zit. nach Oelkers 1997, S. 13)

Was glauben Sie, in welcher Zeit diese Schulkritik geäußert wurde? Das war 1946. Der schweizerische Schriftsteller Max Picard beklagte die damalige Schulwirklichkeit und das beziehungslose Nebeneinander der Unterrichtsfächer. Diese Schulkritik ist uns auch heute nicht fremd. Sie hat eine lange Tradition. Sie geht zurück auf den Beginn des letzten Jahrhunderts und bezog sich auf den Volksschulunterricht, der erstarrt im Ablauf, wenig lebendig und für die Schüler wenig Mut machend ablief. Der Erstarrung wurden reformpädagogische Ideen entgegengesetzt. Sowohl der Projektunterricht als auch der fächerübergreifende Unterricht stehen in dieser kritischen reformpädagogischen Tradition. Der Lernfeldansatz ist die heutige Antwort der Berufspädagogik auf dieses Problem.

Fächer standen einer „Pädagogik vom Kinde aus", so das reformpädagogische Leitmotiv, im Wege. Kindliche Neugierde sollte sich im ungefächerten Erfahrungsraum entfalten können. Die reformpädagogischen Ideen wurzeln wiederum in pädagogischen Konzepten, die zeitlich noch weiter zurück reichen. Zu nennen ist hier Pestalozzi, ein Pädagoge, der von 1746–1827 lebte. Mit seiner Pädagogik verfolgte er das Ziel, verarmten herumstreunenden Kindern und Jugendlichen durch eine Erziehung und Bildung „von Kopf, Herz und Hand" in die Lage zu versetzen, ihre Existenz zu sichern. Dieser Grundsatz, – die Bildung von Kopf, Herz und Hand – ist als „ganzheitliches Lernen" zum zentralen Motiv der Reformpädagogik geworden.

Ich komme zurück zum Beginn des 20. Jahrhunderts, der Geburtsstunde der Projektmethode. Die Projektmethode hat unterschiedliche Wurzeln:

Zunächst finden wir die Wurzel – wie beschrieben – in reformpädagogischen Ansätzen. Zeitlich nahezu parallel zur Reformpädagogik entwickelte sich in Russland die Arbeitsschulbewegung aus sozialistisch-marxistischer Tradition heraus. Projektarbeit sollte die künstliche Trennung von Kopf- und Handarbeit aufheben.

In den USA bestimmten andere Ideen die Entwicklung der Projektmethode. Das „Lernen in Projekten" erhielt entscheidende Impulse von der amerikanischen Philosophie des Pragmatismus. Der Pragmatismus ist eine Bewegung zu Beginn des 20. Jahrhunderts, der die Pragmatik, d. h. die Tätigkeit oder Praxis der Theorie und der Wissenschaft überordnet. John Dewey und William Heard Kilpatrick entwickelten aus dieser Philosophie ihre Leitideen zur Projektmethode. Unterricht heißt für sie, ihn an Lebenspraxis zu orientieren. Daher sollten möglichst realistische Aufgaben aus dem alltäglichen Leben im Unterricht einbezogen werden. Learning by doing – so die plakative Leitidee dieser amerikanischen Tradition. Projekte sollten die Schüler befähigen, problemorientiertes, planvolles Handeln einzuüben. Darüber hinaus versprach man sich charakterbildende und Demokratie fördernde Impulse.

Kommen wir zur Gegenwart. Verwandt mit Deweys problemorientierten Lernen ist die Bestimmung von „epochaltypischen Schlüsselproblemen" als Grundlage eines Allgemeinbildungskonzeptes von Wolfgang Klafki (1994). Nach Klafki orientiert sich eine neu verstandene Allgemeinbildung weniger an Traditionen der Vergangenheit als vielmehr an alle Menschen betreffende Probleme der Zukunft. Er nennt sie „epochaltypische Schlüsselprobleme".

Auch die Forderung nach sog. „Schlüsselqualifikationen", wie Selbstständigkeit, systemisches Denken, Kreativität, soziale Kompetenz usw. erfordert ein Lernen über die engen Grenzen der Fächer hinaus.

5.3.3 Größe und Umfang von Projekten

Projekte können sich in Umfang und Größe unterscheiden. Man unterscheidet zwischen Klein-, Mittel- und Großprojekten.

- Kleinprojekte sind eigentlich ähnlich dem projektartigen Lernen; sie umfassen mindestens 2 bis 6 Stunden.
- Mittelprojekte belaufen sich auf 2 Tage bis zu einer Woche; sie sind eigentlich der Normalfall in der Erwachsenenbildung.
- Großprojekte können von einer Woche bis zu einem Jahr dauern; sie haben in der Regel eine hohe gesellschaftspolitische Relevanz und beziehen andere gesellschaftliche Initiativen und Institutionen mit ein (z.B. Schulgestaltung/Schulentwicklung etc.).

Projekte verbinden theoretisches und praktisches Lernen. Sie können aber auch institutionsübergreifend zwischen Schule und praktischer Ausbildungsstätte konzipiert werden.

5.3.4 Phasen des Projektablaufs

Das Projekt läuft in verschiedenen Phasen ab. Die Lerngruppe berät über eine Projektinitiative. Sie entwirft auf dem Hintergrund dieser Idee eine Projektskizze. In diese Projektskizze gehen eigene Erfahrungen und Bedürfnisse, aber auch schon Überlegungen zu den Realisierungsmöglichkeiten mit ein. Daraus entwickelt die Lerngruppe den Projektplan. Im Projektplan hält die Lerngruppe die Zielsetzung und Inhalte des Projektes, die einzusetzenden Mittel sowie den Plan zur Verwirklichung schriftlich fest. Die Lerngruppe führt das Projekt durch, korrigiert eigenständig Fehlentscheidungen und beurteilt den Gesamterfolg des Unternehmens.

Man darf sich die einzelnen Projektphasen nicht als starr ablaufende Schritte vorstellen, sondern als Gruppenprozesse, die eine eigenständige Dynamik gewinnen und sich auch mehrfach überschneiden und wiederholen können.

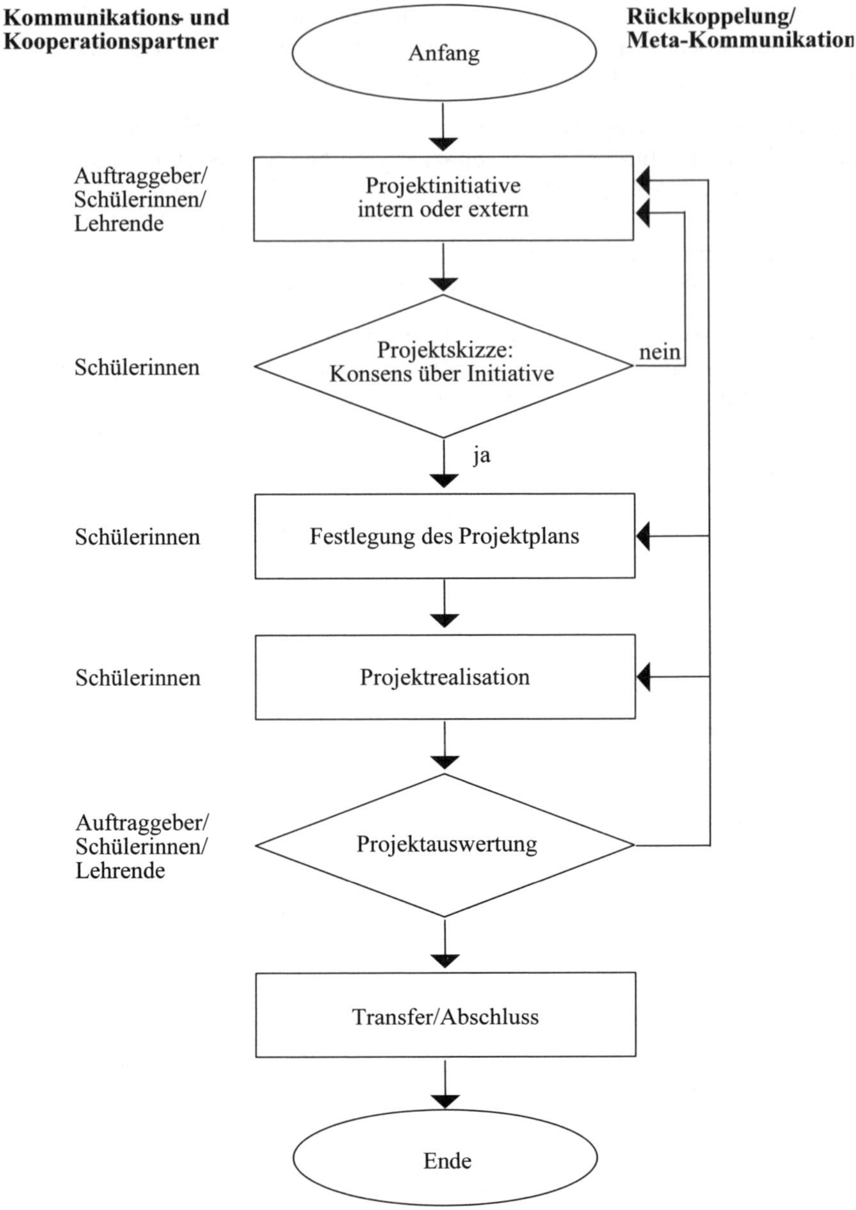

Abb. 51: Projektablauf

Stellt man den Ablauf in einem Flussdiagramm dar (→ Abb. 51), dann kommen die „Schnittstellen“ – Frey nennt sie die „Fixpunkte“ –, also die Feedbackphasen bzw. Phasen der Meta-Kommunikation, deutlicher zum Vorschein. Gerade diese Phasen lassen Projektarbeit zum bildenden Tun werden.

1. Phase: Einbringen der Projektinitiative

Wer ergreift die Initiative zu einem Projekt? Grundsätzlich kann jedes Thema in einem Projekt erarbeitet werden. Die Initiative kann z. B. durch Außenstehende ergriffen werden. Dann ist das Projekt eine „Auftragsarbeit". Eine Auftragsarbeit kann z. B. sein, für ein Krankenhaus oder eine Altenpflegeeinrichtung einen Tag der offenen Tür zu veranstalten. Sie kann durch die Auszubildenden selbst erfolgen. Dann basiert das Projekt auf Eigeninitiative. Sie kann durch Lehrende und Lernende gemeinsam ergriffen werden. Dann handelt es sich um eine Gemeinschaftsinitiative. Oder die Idee kann vom Lehrer eingebracht werden. Um aber ein Gleichgewicht zwischen den Anforderungen der Lehrpläne und Interessen bzw. den Vorstellungen der Beteiligten herzustellen, sollte die Initiative zu einem Projekt nicht von vornherein durch die Lehrenden erfolgen.

Projekte brauchen eine Struktur, einen Bezugsrahmen; das sind in der Regel:

- die Interessen, Bedürfnisse und Wünsche der Auszubildenden,
- der stoffliche Rahmen, der Bildungsplan, z. B. das Krankenpflege- oder Altenpflegegesetz,
- die Interessen und Möglichkeiten der Lehrenden,
- die Realisierungsmöglichkeiten struktureller, organisatorischer, personeller und zeitlicher Art.

Projektunterricht wird dann erfolgreich sein wenn es gelingt, ein Gleichgewicht zwischen diesen Einflussgrößen herzustellen.

2. Phase: Projektskizze

Die Lerngruppe analysiert die Projektidee. Sie untersucht, welche Realisierungsmöglichkeiten gegeben sind. Die Schwierigkeiten werden eingegrenzt, die Probleme benannt, die Fragestellungen werden herausgearbeitet. Die Projektidee wird grundsätzlich bewertet im Hinblick auf ihre Lösungs- und Realisierungschancen. Ist ein Konsens nicht möglich oder erscheint das Projekt nicht durchführbar, muss über die Projektidee neu verhandelt werden. Hier werden die Rückkopplungsprozesse deutlich, d. h. die Kommunikation über das Projekt.

3. Phase: Projektplan

Nun geht es um die konkrete Erarbeitung einer Lösung aufgrund der Ergebnisse der Vorplanungen bzw. der Projektskizze. Projektplanung im pädagogischen Bereich ist keine einmalige Phase im Projektablauf. Sie ist eigentlich eine Projekt begleitende Dauerbetätigung. Es ist weder machbar noch wünschenswert, ein Projekt bis in alle Details vorauszuplanen. Der entdeckende und bildende Charakter der Projektmethode ginge damit verloren. Der Projektplan ergibt sich nahtlos aus der Projektskizze. Die Lösungen werden schriftlich festgehalten. Es wird das Projektmanagement beschrieben mit Zielen, Arbeitsschritten und Methoden sowie der einzusetzenden Mittel und der zeitlichen Vorgaben.

An einer Metaplanwand (→ Tab. 26) wird der Projektplan visualisiert. Veranschaulicht wird der Projektplan hier an Beispiel eines Unterrichtsprojektes zur Biographiearbeit – „Leben in der ersten Hälfte des Jahrhunderts", das ich in der Pflegeausbildung durchgeführt habe.

Name	Thema	Produktidee	Informations- und Materialbeschaffung	Auswertung der Informationen	Ausarbeitung des Materials	Bearbeitung der Präsentation
Datum	bis 30.3.	bis 30.3.	bis 3.4.	bis 5.4.	bis 8.4.	bis 10.4.
Schmidt/ Meier/ Müller	Freizeitgestaltung im 19. Jahrhundert	Videofilm erstellen	Bibliothek/ Stadtteilbesichtigung	Literatur/ Informationen auswerten	Drehbuch erstellen/ Drehtermine absprechen	Videoproduktion bearbeiten
N.N.	usw.					

Tab. 26: Projektplan

4. Phase: Projektrealisation

Hier geht es um die Projektrealisierung; die geplanten Lösungen werden in die Praxis umgesetzt. Die Arbeiten werden durchgeführt; die Projektergebnisse präsentiert.

5. Phase: Projektauswertung

In der 5. Phase geht es um die Auswertung der Projektarbeit. Das Projekt wird im Hinblick auf die vorhergehenden Phasen verglichen und bewertet. Es wird ein Soll-Ist-Vergleich vorgenommen. Die Projektergebnisse, die Produkte und Arbeitsergebnisse werden bewertet und beurteilt. Der Arbeits- und Projektablauf wird reflektiert. Das Verhalten der Teilnehmerinnen, die Zusammenarbeit und die Umgangsformen werden besprochen. Die bereitgestellten Hilfen durch die Lehrenden werden im nachhinein überprüft und bewertet.

6. Phase: Abschluss und Transfer

Die 6. Phase kann als Abschluss, aber auch als Auftakt zu neuen oder veränderten Projekten gelten. Es werden die grundlegenden Ergebnisse und Erkenntnisse zusammengefasst. Möglicherweise werden sie Außenstehenden präsentiert und möglichen Anwendern vorgestellt. Schlussfolgerungen für weitere Arbeiten werden gezogen.

5.3.5 Planungs- und Organisationshilfen bei der Durchführung eines Projektes

Projektunterricht erfolgt im ständigen Wechsel zwischen Gruppenarbeit, praktischer Arbeit, unterrichtsähnlichen Arbeitsformen, Gesprächen. Die Gefahr ist groß, dass man inhaltlich und auch sozial auseinander fällt, man den Roten Faden verliert. Lehrende bieten deshalb Strukturierungshilfen an. Diese sind:

- Verfügung über Räume, Arbeitszeiten und Arbeitsmittel
  Projekte sind fächerübergreifend angelegt; sie benötigen einen relativ freien Zugang zu Unterrichts- und Praxisräumen.
- Außenkontakte herstellen
  Zu den Merkmalen eines Projektes gehört es, das Schulgelände zu verlassen und sich andernorts Material zu beschaffen. Es müssen Kontakte nach außen geklärt werden, wenn das Projekt über die eigenen Schulgrenzen hinaus reicht, z. B. bei einer Auftragsarbeit.

Dazu wird den Schülern ein Projektausweis ausgestellt, so dass sie sich bei Bedarf ausweisen können (→ Beispiel aus einer Altenpflegeschule).

Projektausweis

Name der Institution

Name

Auszubildende des Kurses … der Altenpflegeschule … arbeitet in der Woche vom … bis … gemeinsam mit anderen Auszubildenden an einem Projekt zum „Thema“:

....

....

Wir bitten, ihr/ihm behilflich zu sein.

Ort, Datum	Unterschrift Schulleiter bzw. Lehrer
Stempel	Projektleiter

- Wochenarbeitsplan erstellen
  Ein Wochenarbeitsplan enthält feste Zeiten für Unterricht, Projektarbeit und Besprechungszeiten. Diese richtet man am besten in festen Zeitblöcken ein. Besprechungszeiten könnten z. B. zu Beginn und/oder am Ende eines Tages oder mehrerer Tage stattfinden. Inhaltlich geht es dabei

  – um die Besprechung fachlicher Probleme,
  – um einen Erfahrungsaustausch,
  – darum, Vereinbarungen zu treffen,

– darum, einen Austausch über den Projektstand zu ermöglichen,
– darum, mögliche Konflikte zu lösen.

Diese festen Besprechungs- und Feedbackzeiten sowie der Raumplan werden auf dem Wochenarbeitsplan festhalten. Falls „normaler“ Unterricht weiterhin stattfindet, wird er ebenfalls aufgeführt.

Zeit	Montag	Dienstag	Mittwoch	Donnerstag	Freitag
08.00–09.30	Unterricht	Ort: … Besprechung Projekt	Unterricht	Ort: … Besprechung Projekt	Präsentation
09.30–11.00	Ort: … Besprechung Projekt	Projektarbeit	Unterricht	Projektarbeit	Präsentation
11.00–12.30	Projektarbeit	Projektarbeit	Projektarbeit	Projektarbeit	Präsentation
12.30–14.00	Unterricht	Projektarbeit	Projekt Feedback	Projektarbeit Feedback	Präsentation

Tab. 27: Wochenarbeitsplan

Der Wochenarbeitsplan ergänzt den Projektplan, der die Aufgaben- und Zielstruktur des Projekts beschreibt. Man kann ein Projekt nur dann erfolgreich abschließen, wenn alle Beteiligte eine Übersicht auch über die Ergebnisse anderer Arbeitsgruppen haben, wenn die Ziele und die Vorgehensweisen klar sind. Der Projektplan sowie der Wochenarbeitsplan sollte für alle sichtbar ausgehängt werden.

- Vereinbarungen über Ordnung, Sicherheit und Sauberkeit
  Es sind weitere Vereinbarungen in Bezug auf Ordnung, Sicherheit und Sauberkeit zu treffen. Ordnung und Sauberkeit in den Räumen wird durch Regeln gewährleistet, Verantwortlichkeiten für die Sicherheit werden schriftlich festgehalten. Denn Projekte können daran scheitern, wenn mit Material und Räumen, mit Geräten und Mitteln nicht sachgerecht umgegangen wird. Diese Vereinbarungen beziehen sich darauf:

– Wer aufgrund von speziellen Erfahrungen oder Einarbeitung durch den Lehrer welche Geräte, Maschinen, Unterrichtsmittel bedienen kann;
– Wer für das Herstellen von Ordnung verantwortlich ist;
– Was in Schadensfällen zu tun ist.

Die Projektmethode fördert die kommunikative und kooperative Zusammenarbeit. Die Befähigung zur Gruppenarbeit und Gesprächsführung ist nicht nur Voraussetzung, sondern auch Lernziel der Projektmethode. Daher ist regelmäßiges Feedback einzuplanen, wie im Wochenarbeitsplan vorgesehen.

Mit den Arbeitsgruppen wird vereinbart,
- dass die Ergebnisse der Gruppenarbeiten dokumentiert werden,
- dass Projektberichte zu führen sind,
- dass bei der Herstellung von Produkten, Flussdiagrammen, Zeichnungen, Bilder usw. diese im Raum auszuhängen sind,
- dass Plantafeln und Flipcharts zur Visualisierung und Tafeln für Meta-Kommunikation für „zu klärende Fragen" eingesetzt werden.

Welche Kommunikationsregeln und -techniken werden gelernt und eingeübt?
- in schriftlicher Form: Protokollieren, Notizen machen, Fragebögen entwickeln, um Interviews durchzuführen usw.
- in mündlicher Form: Diskussionsverhalten einüben und -hemmnisse überwinden; Übernahme der Gesprächsleitung, Umgangsformen einhalten, Feedback geben und entgegennehmen.

Die Kommunikationsregeln sollten von den Schülerinnen erarbeitet werden. Sie entwickeln Kriterien, wie Kommunikationsstörungen abgebaut werden können. Darüber werden Verträge abgeschlossen, und die Spielregeln werden ausgehängt. Regeln des Umgangs miteinander könnten z.B. auf der Basis der Themenzentrierten Interaktion nach Ruth Cohn – TZI – (→ Kapitel 2) erarbeitet werden. Maßgeblich ist, dass gemeinsam mit der Gruppe akzeptierte Formen gefunden und keine theoretischen Modelle einfach übergestülpt werden. Diese Kommunikationsvereinbarungen können entweder in den Projektunterricht integriert werden; sie können aber auch – und das erscheint sinnvoll – vorher erarbeitet werden.

5.3.6 Rolle der Lehrenden

Die Lehrenden übernehmen die volle Verantwortung für alle Handlungen der Gruppe nach außen. Nach innen müssen die Lehrkräfte eine neue Rolle einüben; sie wirken beratend und regen die Arbeit an, strukturieren aber inhaltlich nicht vor. Ziel ist es, dass die Schülerinnen und Schüler möglichst alle Schritte selbst tun.

Was Lehrende inhaltlich offen lassen, müssen sie auf der Beziehungsebene ausgleichen. Sie beraten die Schüler, wie die Integration in die Gruppe gestärkt werden kann. Das verlangt ein Umdenken oder so etwas wie eine „Selbstdisziplinierung": Zurückhaltung, nicht Eingreifen ist gefordert.

Die Vorstellung, nach bestimmten Unterrichtseinheiten müsse abprüfbares Wissen vorhanden sein, verführt Lehrende oftmals zu einem „unterrichtlichen Aktionismus". Themen werden in möglichst knapper Zeit abgehandelt. Mit der „Stofffülle und -zentrierung" ist der Trugschluss verbunden, der Unterricht laufe produktiv ab. Der Lehrer glaubt, dass wenn er selber aktiv ist, der Unterricht ebenfalls aktivierend und produktiv abliefe. Dies trifft auch zu, so Karl Frey (1993, S. 193), aber nur für den Part des Lehrers. Dieser ist in Bewegung, hat etwas vollbracht. Die Schüler dagegen verharren in Passivität.

5.3.7 Evaluieren, Beurteilen und Benoten

Im Rahmen der Evaluation vergleichen die Schülerinnen und Schüler den Schlussstand des Projektes mit der Projektinitiative und den Weg der Auseinandersetzung mit ihr. Das Prüfen und Beurteilen sollte dem projektmethodischen Arbeiten möglichst entsprechen. Die Schülerinnen und Schüler beraten gemeinsam mit den Lehrenden über die Beurteilung und Benotung und machen Vorschläge zu den Kriterien. Was können Prüfungskriterien sein?

Zunächst einmal der Projektablauf: Wie wurde das Problem angegangen und gelöst? Wie war die Kooperation und Arbeitsteilung? Welche Absprachen wurden getroffen und eingehalten? Wer ergriff welche Initiative?

Zum anderen die Produktbewertung: Ist es fachgerecht erstellt? Wie ist die Güte des Produktes oder anderer Maßnahmen, z.B. einer Ausstellung, einer Informationsveranstaltung, Altenbetreuung, einer Festveranstaltung? Nach folgenden Kriterien können Produkte ausgewertet werden:

- Informationsgehalt und -dichte
- Übersichtlichkeit, Klarheit
- Originalität, Ästhetik
- Darstellung der Ergebnisse
- Güte der Selbstevaluation

Grundlage für die Bewertung ist ein Bericht über den Arbeitsprozess. Kriterien für den Arbeitsprozessbericht ist die chronologische und realistische Darstellung des Arbeitsprozesses. Im Einzelnen wird bewertet:

- Arbeitsplan
- Themenfindung und Zielformulierung
- Materialsuche, Recherche

Im Weiteren werden die Darstellung und Reflexion der Schwierigkeiten und Erfolge ausgewertet. Leitfragen dazu sind:

- Welches Arbeitsziel verfolgten Sie in der Gruppe?
- Haben Sie Ihr Ziel erreicht?
- Über welche Maßnahmen und welche Art der Zusammenarbeit haben Sie Ihr Ziel erreicht?
- Wenn Sie Ihr Ziel nicht erreicht haben, worin liegen Ihrer Meinung nach die Ursachen begründet?
- Wie zufrieden sind Sie mit der Zusammenarbeit in der Gruppe?
- Welche Erkenntnisse, Fertigkeiten und Fähigkeiten haben Sie während des Projektes erwerben/erweitern/vertiefen können?
- Was fehlte, wo sind Lücken?

- Woran möchten Sie noch weiter arbeiten?
- Was im Projektverlauf hätte – vom jetzigen Wissen her – anders verlaufen sollen?
- Fühlen Sie sich durch die Lehrenden ausreichend beraten und begleitet?
- Was hat Ihnen dabei gefehlt?
- Was sollte beim nächsten Projekt anders gemacht werden?

5.3.8 Didaktische Leistung der Projektmethode

Zusammenfassend soll die didaktische Leistung der Projektmethode hervorgehoben werden:

- *Projekte sind produkt- und zielorientiert:* Projektunterricht bezieht sich auf das Erreichen konkreter Handlungsziele, z.B. das Herstellen von Produkten, das Lösen von Problemen und das Erarbeiten von Ergebnissen. Lernen vollzieht sich innerhalb zielgerichteten Handelns.

- *Projekte haben einen Lebens- und Aktualitätsbezug:* Projektunterricht ist lebendiger, aktueller Unterricht. Er knüpft an die Erfahrungen der Schüler an; er befasst sich mit lebenspraktischen, bedeutsamen Inhalten oder stellt zu ihnen Bezüge her.

- *Projekte fördern das selbst organisierte Lernen:* Projektunterricht wird vom gemeinsamen Entdecken der Probleme, Planen der Arbeitsschritte, Organisieren und Bewerten, also von einem Kooperationsprinzip getragen, das die unterschiedlichsten Fähigkeiten der Gruppenmitglieder zusammenführt.

- *Projekte fördern das soziale Lernen:* Projektunterricht stellt soziale Wirklichkeit dar; er findet wie in der Arbeitswelt, vorwiegend in Gruppen- und Partnerarbeit statt. Arbeitsteiliges Arbeiten, sinnvolle Umgangs- und Kommunikationsformen werden erlernt und erlebt. Eine gruppenbezogene Interpretation und Bewertung schließt das Projekt ab.

- *Projekte ermöglichen ein Handeln in einer pädagogisch gestalteten Wirklichkeit:* Das Projekt liefert die Schüler nicht an eine hoch komplexe Wirklichkeit aus. Gesellschaftliche Probleme und Widersprüche werden auf ein von dem Schüler erfahr- und erlernbares Maß reduziert. Über die pädagogisch gestaltete Wirklichkeit wird ganzheitliches Lernen im Sinne der reformpädagogischen Tradition ermöglicht. In Projekten lernen die Schülerinnen mit „Kopf, Herz und Hand".

- *Projekte verbessern die Orientierungsmöglichkeiten:* Die Lernenden erhalten einen Überblick über Stoffinhalte und Vorgehensweisen durch eigenes Handeln und fächerübergreifendes Arbeiten.

- *Projekte benötigen keine zusätzliche Motivationsförderung:* Projekte, die die Interessen der Schülerinnen aufnehmen und die von ihnen als sinnvoll und wichtig akzeptiert werden, bedürfen keiner äußeren Motivierung. Sie lernen intrinsisch motiviert und erfahren Selbstwirksamkeit.

- *Projekte fördern das Lernen an Erfahrungen:* Der Umgang mit aktuellen Fragestellungen und das praktische Tun vermitteln konkrete Erfahrungen. Nicht nur das kognitive, das sprachlich-begriffliche Lernen, sondern auch das sinnliche Erfahren wird entwickelt.
- *Projekte lassen Differenzierungen beim Lernen zu:* Innerhalb der Projektgruppe kann die Gruppenarbeit so organisiert werden, dass Stärken und Schwächen und unterschiedlichen Fähigkeiten und Interessen der Schülerinnen entsprochen werden kann.
- *Projekte fördern Offenheit für Neues:* Projekte entwickeln die Fähigkeit, Neues zu suchen, zu entwickeln und zu akzeptieren. Sie vermitteln damit Flexibilität und geistige Beweglichkeit, sowie das Vertrauen darauf, neue Situationen meistern zu können.
- *Projekte fördern Handlungskompetenz:* Kopf- und Handarbeit, oft künstlich getrennt, sind zusammen erforderlich. Handlungskompetenz bezieht sich auch auf soziales Handeln, auf den Umgang miteinander und die Fähigkeit zu kooperieren und Konflikte zu überwinden.

5.4 Selbst organisiertes Lernen im Planspiel

Das Planspiel fordert in besonderem Maße zu selbst organisiertem Lernen heraus. Mit dem Planspiel wird soziale und politische Realität in der Simulation erfahrbar gemacht. Was ist Simulation? Bedingungen und Verhältnisse sowie komplexe soziale Strukturen werden entsprechend der Wirklichkeit künstlich auf nachvollziehbare Entscheidungsprozesse reduziert.

Planspiele haben immer Handlungsprobleme, fiktive oder reale Konflikte zum Inhalt. Im Spiel werden Konflikte nicht nur theoretisch analysiert, sondern in Handlung umgesetzt und durch Nachspielen oder antizipierendes, also vorwegnehmendes, Spielen selbst erfahrbar gemacht. Das Einbringen von zu bearbeitenden Konflikten, die Rollen- und Strategieerarbeitung, die Initiativen bei der Durchführung des Planspiels, die Auswertung und Schlussfolgerungen liegen in der Hand der Schülerinnen und Schüler.

Das Planspiel wird m. E. viel zu selten im Unterricht eingesetzt. Dabei bietet es hervorragende Lernmöglichkeiten in Bezug auf die Bearbeitung und Lösung von institutionellen und in der Organisation verankerten Problemen und Konflikten. Folgende Themen habe ich im Planspiel u. a. bearbeiten lassen:

- Schüleranleitung wird in der praktischen Ausbildung vernachlässigt,
- eine unklare Arbeitsorganisation fordert Doppelarbeit und Mitarbeiterkonflikte heraus,
- in der Organisation haben sich Mobbingstrukturen herausgebildet oder

- in der Organisation ist eine hohe Mitarbeiterfluktuation bedingt durch Fehlzeiten und Kündigung. Die noch motivierten Mitarbeiter sind völlig überfordert und machen zunehmend Fehler.

Am letzten Beispiel soll kurz die Dynamik aufgezeigt werden: Die Schüler entscheiden sich für ein Problem, identifizieren die beteiligten Gruppen, ordnen sich den Gruppen zu und erarbeiten sich zunächst das Wissen um soziale Rolle, Auftrag und Funktion in der Organisation sowie die Konfliktstrategie. Die Spielleitung – das sind in der Regel die Lehrenden, u. U. weitere Fachexperten – spitzen das Problem zu. In diesem Fall hat sich eine Angehörige zum wiederholten Mal bei der Heimaufsicht beschwert, so dass diese tätig werden muss.

Mit diesem Spielzug beginnt das Planspiel. Offene Planspiele bilden meiner Erfahrung nach die konfliktträchtige Realität ab. Der Konflikt droht zu eskalieren. Entweder verändert eine der Gruppen ihre Strategie und versucht die Situation zu entschärfen bzw. zu lösen oder die Spielleitung forciert z. B. über eine „Vollversammlung" die Klärung und Aufarbeitung der Situation. Diese abschließende Reflexion ist besonders wichtig, weil die Konfliktlösung und die Identifikation mit den Rollen ins Bewusstsein der Schüler gehoben werden muss.

Prinzipiell kann jeder Konflikt in einer Organisation zum Ausgangspunkt eines Planspiels werden.

Abgrenzung Planspiel zum Rollenspiel

Um das Planspiel genauer zu charakterisieren, sollen die wichtigsten Unterschiede in Abgrenzung zum Rollenspiel aufgezeigt werden. Während im Rollenspiel einzelne Personen direkt miteinander interagieren, werden im Planspiel die Interaktionspartner durch Gruppen dargestellt, die nicht direkt miteinander in Verbindung treten, sondern über die Spielleitung.

Die wesentlichen Unterschiede sind in der Tabelle 28 verdeutlicht.

Rollenspiel	**Planspiel**
weniger strukturiert	starke Vorstrukturierung
individuelle Rollen, personenbezogen	Thematisierung gesellschaftlicher Prozesse, kollektive Interessenpositionen, größere sachliche Reichweite und höhere Komplexität
„autonomes" individuelles Handeln	Spieler als Gruppenvertreter an Aufträge der Gruppe gebunden
spontane Darstellung	rational-diskusive Durchsetzung von Interessen; stärkere Betonung von Entscheidungs- und Problemlösungsstrategien

direkte mündliche Kommunikation	vorwiegend schriftliche Kommunikation über die Spielleitung
nur ein Handlungsfeld	Aktion auf mehreren Handlungsfeldern zur gleichen Zeit
eher Zeitpunkt bezogen	eher Zeitraum bezogen
geringe Personen-/Spielerzahl	höhere Personen-/Spielerzahl
geringer organisatorischer Aufwand	höherer organisatorischer Aufwand

Tab. 28: Unterschied Rollenspiel – Planspiel

Gemeinsam sind beiden Verfahren der Spielcharakter, der Handlungsbezug und die Einbeziehung von affektiven, kognitiven und sozialen Dimensionen des Lernens.

5.4.1 Theoretische Grundlagen

Das Planspiel wurde ursprünglich im Bereich des Militärs entwickelt. Bereits die chinesischen Militärstrategen um 3000 vor Chr. spielten Truppen- und Gefechtsübungen im Planspiel durch. In den USA der 1960er Jahre wurden Simulationsspiele vorwiegend für die Aus- und Weiterbildung wirtschaftlicher Führungskräfte entwickelt. Management-Planspiele sind Trainingsinstrumente, um Risiken in möglichen Ernstfallsituationen zu minimieren. Sie werden da eingesetzt, wo angesichts der Vielfalt von Interessen es schwierig erscheint, die Situation im Sinne eigener Ziele zu beeinflussen. Management-Entscheidungen werden durch das Erkennen und Verändern von Variablen erprobt und überprüft. Zu Beginn der 1970er Jahre fand das Planspiel Eingang in die didaktischen Überlegungen von Lehrenden. Das Planspiel wird als Mittel zum Wissenserwerb, zur Verstärkung der Lernbereitschaft und problemorientierten Arbeit gesehen.

In der Pflegeausbildung wird der Einsatz des Planspiels im Zusammenhang mit der Herausbildung von Schlüsselqualifikationen diskutiert. Professionelles Handeln in sozialen und pflegerischen Kontexten besteht in der Fähigkeit, in nicht genau vorhersehbaren, einmaligen Situationen effektiv zu handeln. Die beruflich Handelnden müssen widersprüchliche Anforderungen durchschauen, die daraus erwachsenden Paradoxien aushalten und die Folgen gemeinsam mit den Klienten und den Kollegen bearbeiten. Dazu bedarf es der sozial-kommunikativen sowie der Handlungskompetenz.

Bemüht man die Theorie des symbolischen Interaktionismus (Krappmann 1978), so meint soziale Kompetenz die Fähigkeit, zwischen kollektiven gesellschaftlichen Rollenerwartungen und der eigenen individuellen Rolleninterpretation zu vermitteln. Rollen sind ja nicht fest definiert. Es besteht in der jeweiligen Situation ein Spielraum für die subjektive Interpretation und die individuelle Ausgestaltung der Rolle. Der Symbolische Interaktionismus beschreibt die Leistung des Individuums, zwischen den individuellen und gesellschaftlich vermittelten Erwartungen zu balancieren, als „Ich-Identität". Aufgabe des Einzelnen ist es, seine persönliche und soziale Identität zu entwickeln. Die hierfür von Krappmann postulierten „Grundqualifikationen" oder „identitätsfördernden" Fähigkeiten sind:

- *Rollendistanz:* Fähigkeit, die an einen gerichteten Erwartungen und Normen zu reflektieren und zu verändern.
- *Empathie:* Fähigkeit, sich gedanklich in die Rolle eines Interaktionspartners hineinzuversetzen und aus seiner Sicht Normen, Erwartungen und Bedürfnisse zu betrachten.
- *Ambiguitäts- oder Frustrationstoleranz:* Ambiguitäts- oder Frustrationstoleranz ist die Fähigkeit, das Gefühl von „nicht zufrieden sein" aushalten zu können, das durch widersprüchliche Erwartungen und Bedürfnisse der Interaktionspartner hervorgerufen wird. Ambiguitäts- und Frustrationstoleranz schließt Konfliktfähigkeit mit ein.
- *Identitätsdarstellung:* Die Fähigkeit, die eigene Identität in Interaktionen dem anderen mittels kommunikativer Kompetenz darstellen zu können.

Das Planspiel eignet sich in besonderer Weise, sozial-kommunikative Kompetenz in den oben beschriebenen Grundfähigkeiten auszubilden. Die Teilnehmer üben sich relativ sanktionsfrei in neuen Rollen und Handlungsstrategien ein. Sie lernen, eigene Bedürfnisse und Interpretationen in Einklang mit rollenspezifischen Erwartungen zu bringen. Realität wird als gestaltbar erlebt. „Sachzwang-Ideologien" und die Vorstellung, die da oben machen ja doch, was sie wollen, werden korrigiert.

5.4.2 Arten des Planspiels

Gegenstand eines Planspiels ist ein Problem oder ein Konflikt, der durch die Interaktionen von Gruppen zu einer Lösung bzw. Entscheidung gebracht wird. Der Problemfall muss „spielbar" sein. Die Spielbarkeit eines Problems hängt von folgenden Kriterien ab:

- Einzelne Gruppen haben einen weitgehend gleich großen rollenbedingten Handlungs- und Aktivitätsspielraum (keine lange Wartezeiten zwischen den Spielzügen);
- Offene Konstruktion des Problems, durch welche unterschiedliche Handlungs- und Lösungsstrategien möglich werden;
- Möglichkeit der Identifizierung mit den Rollen;
- Organisatorische Spielvoraussetzungen müssen gewährleistet sein; jede Spielgruppe sollte über einen eigenen Raum verfügen. Schreibmaterial, Laptops bzw. PCs, Drucker usw. müssen verfügbar sein.

Es gibt unterschiedliche Arten des Planspiels.

- Schriftliches Planspiel

  Alle Spielzüge laufen schriftlich über die Spielleitung, die alle Spielzüge protokolliert. Ich selber bevorzuge eine veränderte Variante des schriftlichen Planspiels. Diese besteht darin, szenische Darstellungen einzuflechten. Szenische Darstellungen erhöhen die Spontaneität des Spiels. Der Antrag zum szenischen Spiel erfolgt über die Spielleitung. Der Sinn dieser mündlichen Interaktion besteht darin, dass die Gruppen versuchen, argumentativ entsprechend ihrer Rollen Einfluss zu nehmen oder Sachverhalte zu klären. Nach der szenischen Darstellung gehen die beteiligten Akteure in ihre Gruppen zurück, die der Darstellung zugeschaut haben. Die Szenen werden reflektiert. Daraus werden neue Handlungsstrategien entwickelt und entsprechende Anträge bei der Spielleitung gestellt.

- Mündliches Planspiel

  Spielzüge werden der Spielleitung mündlich mitgeteilt; diese leitet die Mitteilungen über Boten an die anderen Spielgruppen weiter. Auch diese Spielschritte werden von der Spielleitung festgehalten. Man kann sich vorstellen, dass mündliche Planspiele wegen ihrer Hektik schwer durchzuführen und zu protokollieren sind.

- Computer-Planspiel

  Der Computer übernimmt die wesentlichen Aufgaben der Spielleitung. Die Situations- bzw. Rahmenbedingungen sind im PC einprogrammiert. Die Spielzüge der Gruppen werden in den Computer eingegeben. Der PC setzt nun – ähnlich wie in der Realität – je nach Handlung neue Spielimpulse.

- Offenes oder zielbestimmtes Planspiel

  Zu unterscheiden ist darüber hinaus das offene Planspiel vom zielbestimmten Planspiel. Bei dem offenen Planspiel ist das Problem bzw. der Konflikt, aber nicht die Lösung vorgegeben. Beim zielbestimmten Planspiel wird allein das Handlungsziel festgesetzt.

Ich verwende das offene Planspiel zur Diagnose aufbau- und ablauforganisatorischer Prozesse. Denn auch im Spiel agieren die Gruppen so, wie sie es in ihrem Arbeitsalltag gewöhnt sind. Arbeitsalltag zeichnet sich häufig dadurch aus, dass Mitarbeiter wie Führungskräfte nur den eigenen Arbeitsbereich wahrnehmen und sich von den anderen, ob vom Management oder anderen Abteilungen, nicht genügend unterstützt fühlen. Im Spiel geraten die dysfunktionalen Arbeitsabläufe und Kommunikationsstrukturen sowie Fehlentscheidungen des Managements ins Blickfeld, ohne dass es – wie in der Realität – zu Schuldzuweisungen kommen muss. In der Auswertung des Spiels vergegenwärtigt man sich die im Spiel vorkommenden Abteilungen und Kompetenzbereiche. Die Interdependenzen werden herausgearbeitet, Schnittstellenprobleme oder Fehlentscheidungen sowie mangelnde Kooperationsstrukturen werden analysiert. Aus der Diagnose werden dann die entsprechenden Lösungsvorschläge zur Verbesserung/Veränderung der Organisationsabläufe und -strukturen entwickelt.

Das zielbestimmte Planspiel fördert dagegen ein zielgerichtetes Vorgehen bei der Einführung und Umsetzung bestimmter Projekte. Das Planspiel wird hier vorwiegend als Veränderungs- bzw. Gestaltungsinstrument von Organisationsprozessen eingesetzt. Auch hier geraten mögliche Fehlentscheidungen des Projektmanagements ins Blickfeld.

5.4.3 Phasen des Planspiels

Man kann den Verlauf eines Planspiels am Regelkreismodell veranschaulichen (→ Abb. 52).

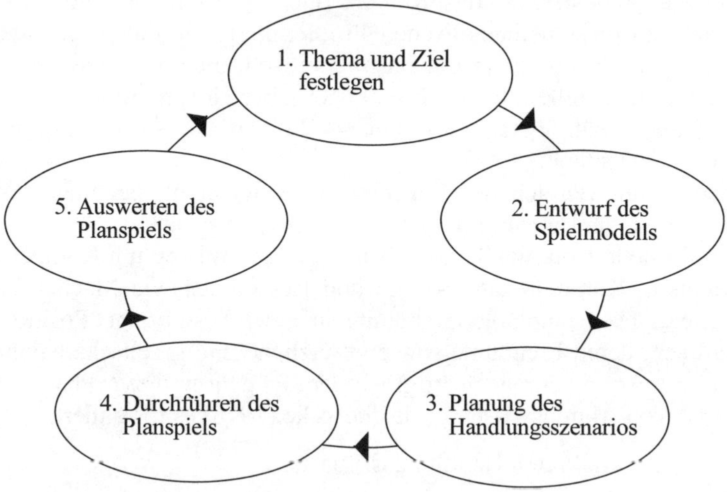

Abb. 52: Ablaufphasen des Planspiels

Es geht im ersten Schritt um die Bestimmung des Themas und die Ziele des Planspiels (1). Im Weiteren geht es darum, Informationen zum Handlungsfeld/Thema zu sammeln (2). Daran anschließend wird das konkrete Handlungsszenario geplant (3), das Spiel wird durchgeführt (4) und anschließend ausgewertet (5). Die einzelnen Phasen gehen nahtlos ineinander über.

1. Festlegung des Themenbereiches und der Ziele des Planspiels

   Zunächst geht es um die Festlegung des Themenbereiches. Ein Themenbereich kann z. B. die Umstrukturierung der Arbeitsorganisation von der Funktions- auf die Bezugspflege sein. Ziel ist die Berücksichtigung der Bedürfnisse der Bewohner eines Altenheimes bei flexibler und effektiver Arbeitsorganisation. Die Problematik wird konkretisiert durch die Erarbeitung einer Ausgangslage in Form einer schriftlichen Situationsschilderung. Diese bildet dann den verbindlichen Bezugsrahmen für das Plan-

spiel. Die Ausgangslage muss offen genug sein, um verschiedene Handlungsschritte zuzulassen.
Es geht im Weiteren darum festzulegen, welche Art von Planspiel durchgeführt werden soll. Wird ein verbindliches Handlungsziel, etwa die Reorganisation der Station festgelegt, so handelt es sich um ein zielbestimmtes Planspiel. Ist nur das Problem oder der Konflikt vorgegeben – z.B. mangelnde Bewohnerorientierung in den Abläufen –, entscheidet man sich für ein offenes Planspiel.

2. Informationssammlung über das Handlungsfeld

   Der 2. Schritt wird notwendig, wenn die Teilnehmer kaum über Hintergrundwissen zu dem Problembereich verfügen. Dann müssen sie, um die Realität genau abzubilden, Informationen über den Sachverhalt und die Hintergründe des Handlungsproblems oder Konfliktes sammeln. Sie eignen sich zu diesem thematischen Problemkreis die entsprechenden Informationen an, und zwar sowohl theoretisch, indem sie Fakten sichten und zusammenstellen, als auch praktisch über Hospitationen, Interviews usw. Dies gewährleistet schon bei der Informationssammlung eine gewisse Realitätsnähe.
   Planspiele im Bereich der Organisationsentwicklung benötigen Wissen über aufbau- und ablauforganisatorische Zusammenhänge, über formelle und informelle Kommunikationsstrukturen, das Wissen um Kompetenzen, Befugnisse, Kommunikationswege und Ressourcen wie Macht, Einfluss und Geld. Die Handlungsspielräume in einer bestimmten Position sind auszuloten, deren Freiräume sowie gesetzliche und gesellschaftspolitische Grenzen müssen vergegenwärtigt werden. Es geht in dieser Phase um den „Erwerb von Aktionswissen“, wie Giesecke (1978) es formuliert.

3. Planung des konkreten Handlungsszenarios

   In der dritten Phase geht es um die Planung des konkreten Szenarios. Die Teilnehmerinnen werden zunächst in das Planspiel eingeführt. Es werden die Spielgruppen bestimmt, der Konflikt bzw. Problemfall wird vorgestellt – beispielsweise könnte dies eine Beschwerde über unzureichende Bewohnerorientierung einer Angehörigen sein – und so die konkrete Ausgangslage festgelegt. Analog zum Realitätsfeld erarbeiten die Teilnehmer nun in ihrer jeweiligen Spielgruppe ihre Rollen- und Handlungsvorschriften. Sie halten sich dabei an die Rollenvorgaben, die in groben Zügen in der Ausgangslage formuliert worden sind. Ich gebe keine „Persönlichkeitsmerkmale“ oder bestimmte „Charakteristika“ für bestimmte Rollenträger vor, z.B. eine stark autoritäre Hausleitung oder der schlecht gelaunte Lehrer. Der Ausgangskonflikt muss klar genug beschrieben sein, damit die Schüler in den entsprechenden Rollen (in der Gruppe) handeln können. Auf der Basis von z.B. Stellenbeschreibungen, Richtlinien des Heimbeirates, Unternehmens- und Pflegekonzepten oder Arbeitsanweisungen entwerfen die Teilnehmer der jeweiligen Spielgruppe entsprechend ihrer Interessen ihre Strategie zur Lösung des Problems. Die Handlungsvorschriften, die die Gruppen erarbeiten, sollten folgende Angaben enthalten:

- den Handlungsträger, den die Gruppe verkörpert,
- deren Zielsetzung und Interessen,
- deren (gesetzliche) Aufträge und Aufgaben,
- Strategie und Taktik im Entscheidungs- bzw. Konfliktlösungsprozess (vgl. Gudjons 1990).

Die einzelnen Interaktionspartner werden durch Gruppen dargestellt, die nicht direkt, sondern nur über die Spielleitung miteinander kommunizieren dürfen. Es sei denn, eine andere Spielform regelt einen direkten Kontakt, wo Gruppenvertreter szenisch miteinander interagieren. Dann wird das Planspiel mit einem Rollenspiel kombiniert. Dieses Vorgehen muss aber vorher abgesprochen und geregelt sein.

Die Inhalte der Handlungsvorschriften der einzelnen Gruppen werden nicht untereinander mitgeteilt, ebenso nicht die benötigten Spielmaterialien wie Gesetzestexte, Organigramme von Organisationen, Formulare usw. Auch über die Dokumentation des Spiels während der Durchführung wird nicht gesprochen.

Es sind organisatorische Fragen zum Spielablauf zu klären, nämlich:

- Die Spielregeln festlegen, fotokopieren und aushändigen.
- Die Spielleitung bestimmen.
- Die Rechte der Spielleitung festlegen (s. unten).
- Räume und Material bereitstellen, wie Hilfsmittel, Medien, z. B. Computer, Fotokopiergerät usw.
- Die Zeitplanung festlegen: Dauer der Spielabschnitte, Zeitpunkt des Spielendes oder Abbruch.
- Protokollanten in Spielleitung und -gruppen festlegen.

4. Durchführung der Planspiels

Die Spielleitung bestimmt, wer mit dem Spiel beginnt. Der Ablauf des Planspiels folgt den Initiativen der Spielgruppen. Die einzelnen Gruppen versuchen, ihr Problem dadurch zu lösen, dass sie auf die anderen Gruppen im Sinne ihrer eigenen Interessen Einfluss nehmen. Die Ziele der Einflussnahme haben die Gruppen bereits in der vorherigen Phase festgelegt. Auf der Grundlage des Strategiepapiers treten sie nun mit den anderen Gruppen in Verhandlung (z. B. Aufforderungen zur Stellungnahme, Mitteilung von getroffenen Entscheidungen usw.) Jeder Entscheidungsprozess wird protokolliert. Diese stichpunktartigen Kurzprotokolle helfen bei der Auswertung. Sie geben Auskunft über die Motive, Differenzen und gruppendynamischen Prozesse.

Die Spielleitung bestimmt das Spielende, wenn z. B. die zugrunde liegende Problematik gelöst ist, oder in einem gemeinsamen Plenum das Problem zur Entscheidung gebracht wurde. Am Ende kommen alle beteiligten Gruppen im Plenum zusammen. Hier werden die Informationsdefizite der Gruppen ausgeglichen und das Spiel wird abgeschlossen.

5. Auswertung des Planspiels

In der Auswertungsphase wird das Spiel inhaltlich und formal ausgewertet und die gewonnenen Erfahrungen reflektiert. Am wichtigsten ist die Ad-hoc-Auswertung unmittelbar nach dem Spiel. Hier äußern sich die Teilnehmer spontan zu ihren Grundbefindlichkeiten, sie beschreiben ihre Erlebnisse, Erfahrungen und Gefühle.

Giesecke (1979) weist auf die Bedeutung dieses Schrittes hin. Er berichtet, dass Gruppen mit der Identifizierung ihrer Rollen so weit gehen, dass sie selbst darüber erschrecken, wie sie gegen ihre eigentlichen persönlichen Grundsätze zuwider gehandelt haben.

Die Spielleitung ermöglicht einen Überblick über den gesamten Spielverlauf mit Hilfe einer Interaktionsmatrix, die die quantitative Häufigkeit von Spielzügen verdeutlicht. Anzuraten ist, diese mit Hilfe einer Excel-Tabelle anzulegen, weil sie die Auswertung erleichtert. Die Gruppenprotokolle werden ebenfalls hinzugezogen. Die Auswertung erfolgt auf vier Ebenen:

1. Der Ebene der Spielrealität

   Hier geht es um eine formale und inhaltliche Kritik des Spielverlaufs. Waren alle Interaktionspartner aktiv beteiligt? Wenn nicht, bei wem gab es Leerlauf?

   Leerlauf trat in meinen Planspielen immer dann auf, wenn zur Lösung der Problematik die Teilnehmer eine Gruppe von „Altenheimbewohner“ einrichten wollten. Es zeigte sich regelmäßig, dass im Planspielverlauf diese Spielgruppe zwar aktiv wurde, aber in ihren Anliegen von den übrigen „professionellen“ Gruppen nicht wahrgenommen bzw. übergangen wurde.

2. Der Ebene des Vergleichs von Spielrealität und Wirklichkeit

   Sowohl der gesamte Spielverlauf als auch spielrelevante Einzelentscheidungen und Handlungen werden auf ihre Realitätsnähe hin befragt. Schwierigkeiten, die im Spiel auftraten, werden besprochen. Bezogen auf die Gruppe der Heimbewohner kann z. B. gefragt werden, inwieweit „Übergangenwerden“ Realität abbildet.

3. Der Ebene der gruppendynamischen Prozesse

   Thematisiert werden Erfahrungen der Kooperation, hemmende und fördernde Kommunikationsstrukturen, Dominanz- und Rivalitätskonflikte, besondere Kompetenzen und gelungenes Problemlösungsverhalten einzelner Teilnehmerinnen.

4. Der Ebene der praktischen Konsequenzen

   Hier werden die Ergebnisse mit den Erwartungen, Strategien und Positionen der Gruppe verglichen. Die praktischen Konsequenzen werden unter folgenden Fragestellungen ausgewertet:

   - Des Wissens: Welche Informationen fehlten mir?
   - Der Ziele: Was wollte ich erreichen?
   - Der Situationseinschätzung: Was hätte ich tun können?

- Der Aktion: Was kann ich zukünftig tun?

Die Auswertung stellt den einzelnen Teilnehmer in den Mittelpunkt. Der Gruppenzusammenhalt und -druck muss aufgehoben werden, um individuelle Reflexion zu ermöglichen.

An die Auswertung könnten weitere Informations- und Schulungseinheiten anknüpfen. Die weiterführenden Lernschritte können in Richtung und Inhalt von diesen Konsequenzen her bestimmt werden.

Die Aktivitäten der Spielleitung werden ebenfalls im Auswertungsgespräch analysiert und bewertet.

Darüber hinaus werden Vorschläge für einen künftigen Einsatz des Planspiels gesammelt und das Planspielkonzept wird überarbeitet.

5.4.4 Rolle der Spielleitung

Der Spielleitung kommt eine überragende Bedeutung zu. Sie ist die einzige Instanz, die einen vollen Überblick über den Spielverlauf hat. Sie alleine entscheidet, ob sie Informationen zurück behält oder nicht. Sie gibt zudem zusätzliche Impulse und korrigiert unrealistische Spielschritte. Darüber hinaus hat sie die Aufgabe, alle Spielschritte festzuhalten und für ein Spielprotokoll zu sorgen. Aufgrund dieser Arbeitsfülle ist es ratsam, die Spielleitung als Team wahrzunehmen. Bei bestimmten Themen empfiehlt es sich darüber hinaus, einen Experten mit in die Spielleitung zu nehmen. Denn die Spielleitung muss bei zu klärenden Fragen besonders gut vorbereitet sein.

Der Spielleitung (=Kommunikationszentrum) kommen folgende Aufgaben zu:

- *Organisation*: Bereitstellung von Materialien, Weiterleiten von Spielzügen usw.
- *Beratung*: Ergänzen fehlender Informationen
- *Dokumentation*: Festhalten des Spielverlaufs in quantitativer und qualitativer Hinsicht
- *Achtung auf Einhalten der Spielregeln*: sie kann bei Verstoß gegen Realitätsvorschriften gegebenenfalls Spielzüge zurückweisen
- *Repräsentation der weiteren nicht im Spiel vorkommenden „Umwelt“:* Sie kann auf der Ebene der schriftlichen Spielzüge Impulse einbringen, die das Spielgeschehen entweder vereinfachen oder verkomplizieren. Sie kann z. B. veranlassen, dass Angehörige oder Seniorengruppen initiativ werden. Die Presse kann eingeschaltet werden usw. Sie kann darüber hinaus neue Anforderungen oder strengere Maßstäbe aufstellen; sie kann Sanktionen beschließen, z. B. dass Informationen zurückgehalten werden.
- *Steuerung*: Sie steuert das Spiel und bestimmt das Tempo des Spielverlaufs, z. B. durch Weitergabe oder Zurückhalten von Spielzügen.
- *Beendigung*: Sie beendet das Spiel oder bricht es ab.

5.4.5 Didaktische Leistung des Planspiels

Planspielteilnehmer schaffen eine neue Realität. Diese neue Realität ist charakterisiert durch die Ambivalenz von Realität und Schein. In ihr findet immer nur ein Als-ob-Handeln statt. Verhaltensweisen können relativ sanktionsfrei ausprobiert werden. Die didaktische Leistung des Planspiels soll auf vier Ebenen gewürdigt werden:

1. Auf der Ebene des *kognitiven Wissenserwerbs:*

- Kennen lernen von Strukturen und Begriffen, von Richtlinien, Normen, Gesetzen und Organisationen
- Aufarbeitung und Formulierung des rollenadäquaten Verhaltens, z. B. auf der Grundlage aufbau- und ablauforganisatorischer Strukturen
- Erkennen der Rollen- und Situationsabhängigkeit von Interessenperspektiven
- Erkennen, Artikulation und kritische Bewertung eigener Interessen, Einstellungen, Verhaltensweisen
- Einblick in den Ablauf komplexer Systeme und Bewusstwerden von Entscheidungsprozessen
- Aufbau eines argumentativen Verhaltens aufgrund gewonnener Kenntnisse

2. Auf der *affektiven Erfahrungsebene:*

- Erleben von Handlungsbedingungen und Gefühlskomponenten fremder Rollen
- Erfahren der Grenzen des Handlungsspielraums, von Machtstrukturen, Abhängigkeitsverhältnissen und der ungleichen Verteilung von Macht
- Erfahren der eigenen Fähigkeit zur Beeinflussung von Entscheidungen und sozialen Prozessen
- Erfahrung des Zusammenhangs von Lernen, Wissen und Handeln
- Erfahren der eigenen Gefühle als Motor des Handelns
- Förderung der Selbst- und Realitätswahrnehmung durch Erkennen der gegebenen Handlungsbedingungen
- Artikulation des subjektiven Befindens

3. Auf der *strategisch-methodischen Ebene:*

- Entwickeln und Ausprobieren von Planungs- und Handlungsstrategien
- Handlungs- und Entscheidungsvorbereitung durch Antizipation von Folgen und Wirkungen eigenen Handelns und Überprüfen im Feedback
- Entwicklung diskursiver, d. h. logisch fortschreitender, Handlungsentwürfe

4. Auf der Ebene des *sozial-kommunikativen Verhaltens:*

- aktive Veränderung von Einstellungen und Verhaltensbereitschaft und Erweiterung des Verhaltensrepertoires zur verantwortlichen Bewältigung von Situationen

- erkenntnis- und handlungsbezogene Integration unterschiedlichen Fachwissens (interdisziplinäre Kommunikation)
- Förderung der Fähigkeit zur Kooperation und Kommunikation in Gruppen durch Auseinandersetzen und Tolerieren anderer Meinungen in der eigenen Gruppe

Die didaktische Würdigung des Planspiels darf einen Aspekt nicht vernachlässigen. Man vergegenwärtige sich, aus welchen Bestandteilen das Wort Planspiel zusammengesetzt ist: Planen und Spielen. Spielen macht Spaß! Planspiele durchzuführen ist ein spannendes und vergnügliches Vorhaben.

5.5 Selbst gesteuertes problemorientiertes Lernen

In Schule und praktischer Ausbildung sollte stärkeres Gewicht auf selbst gesteuertes Problemorientiertes Lernen[1] – POL – gelegt werden, dies ist eine immer wiederkehrende Forderung. Die Forderung wird begründet mit der gesellschaftlichen Komplexität, die durch soziale und kulturelle Ungewissheit, durch moralische und wertebezogene Widersprüchlichkeit und durch erhebliche Zukunftsunsicherheit (Hurrelmann 1989) gekennzeichnet ist. Daher müssen Schülerinnen und Schüler den Umgang mit Offenheit und Unsicherheit lernen. Die Auseinandersetzung mit Offenheit und Komplexität verlangt die Fähigkeit zur Problemlösung. Damit wird zur bedeutendsten Schlüsselqualifikation die Fähigkeit, Probleme zu lösen, im Einzelnen:

- der Umgang mit Unsicherheit,
- der Mut und die Fähigkeit zur Erfindung von Problemlösungen, von Antworten auf Problemstellungen,
- die Reflexion der möglichen Auswirkungen von Problemlösungen in komplexen Beziehungsgeflechten sowie
- Bewertung der Auswirkungen.

Das Problemorientierte Lernen muss daher Eingang finden in Unterricht und praktischer Ausbildung. POL ist dem Handlungstheoretischen Lernverständnis zuzuordnen. „Ein Problem entsteht dann, wenn ein Lebewesen ein Ziel hat und nicht weiß, wie es dieses Ziel erreichen soll (Duncker 1935, zit. nach Edelmann 1996, S. 314). Ein Problem ist also durch drei Komponenten gekennzeichnet:

- Unerwünschter Anfangszustand;
- Erwünschter Zielzustand;
- Barriere, die die Überführung des Anfangszustandes in den Zielzustand im Augenblick verhindert (ebd.).

1 Ich verwende die Begriffe „problemorientiertes Lernen“ und „problemlösendes Lernen“ gleichbedeutend.

Das Wort „Problem“ – aus dem Griechischen kommend – bedeutet „das, was (zur Lösung) vorgelegt wurde“ – eine schwer zu beantwortende Frage, eine schwierige, noch ungelöste Aufgabe, eine Fragestellung oder Schwierigkeit. Probleme stellen Hindernisse dar, die überwunden werden müssen, um von einer unbefriedigenden Ausgangssituation in eine befriedigende Zielsituation zu gelangen. Ein Problemlöser hat ein mehr oder weniger gut definiertes Ziel, weiß aber nicht unmittelbar, wie es zu erreichen ist (Baumert 2003). Probleme zu lösen erfordert ein zielorientiertes Denken und Handeln in Situationen, für deren Bewältigung keine Routinen verfügbar sind.

Die Fähigkeit, Probleme lösen zu lernen, ist Bestandteil der Methodenkompetenz. In der Bearbeitung gesellschaftlich anerkannter Probleme (Schlüsselprobleme bei Klafki) sowie berufsbezogener Problemstellungen durch die Schüler entwickeln sie Methodenkompetenz, die direkt mit der Lern-, Kommunikations- und Teamfähigkeit verbunden ist. Problemlösekompetenz erleichtert den Schülerinnen und Schülern, sich in den verändernden Gegebenheiten der heutigen Wissens- und Informationsgesellschaft zurechtzufinden.

Der Problemlöseprozess erfolgt in der Abfolge bestimmter Schritte. Die Anzahl dieser Schritte kann unterschiedlich und die Schrittabfolge mehr oder weniger formalisiert sein. Eine Formalisierung erleichtert es, komplexe, zunächst unübersichtliche Situationen selbstständig zu bearbeiten. Die Schülerinnen und Schüler sind dadurch in der Lage, die innere Logik des problemlösenden Arbeitens zu überblicken und die entsprechenden methodischen Schritte zu kennen, um diese relativ sicher in der Praxis anwenden zu können. Motivierend wirken wirklichkeitsnahe Situationen, in denen das Lernen auf die Lösung solcher Probleme gerichtet ist, mit denen sich die Schülerinnen und Schüler in ihrer beruflichen Tätigkeit auseinanderzusetzen haben.

5.5.1 Handlungsschritte der Problemlösung

Problemlösungsprozesse folgen einer gewissen Logik. Ist ein Problem festgestellt, so beginnt ein klar gestufter Informations-, Planungs- und Entscheidungsprozess. Ich stelle vier Modelle des problemorientierten Lernens vor (vgl. Falk/Kerres 2006). Die Modelle 1 und 3 sind dem problem-orientiertes Lernen – POL – zuzuordnen, Modell 2 und 4 dem Problem-based learning – PBL. Modell 4 beruht auf einem Lehr-Lernkonzept mit Lernschritten und einer curricularen Basis, die an der McMaster Universität in Kanada definiert wurde.

Modell 1: Algorithmus Problemlöseprozess

Die wichtigsten Schritte, die in diesem Prozess aufeinander folgen, sind im Flowchart dargestellt (→ Abb. 53).

Der Algorithmus des problemlösenden Vorgehens soll an dem Beispiel „Der Bewohner nimmt seine Medikamente nicht regelmäßig ein“ veranschaulicht werden (→ Tab. 29).

Wie geht die Schülerin bei der Problemlösung vor? Die Schülerin beschreibt ihren Lernprozess und klärt:

- Welche Fakten habe ich in Bezug auf die Beschreibung der Situation/des Problems?
- Welche Lernziele will ich erreichen in der Bearbeitung des Problems?
- Mit welchen Inhalten/Themen/Fakten muss ich mich auseinandersetzen?
- Wie will ich vorgehen bei der Problemlösung (Ablauf Algorithmus), und welche Lern- und Arbeitstechniken wende ich an?
- Welches Material bzw. welche Medien brauche ich dazu?

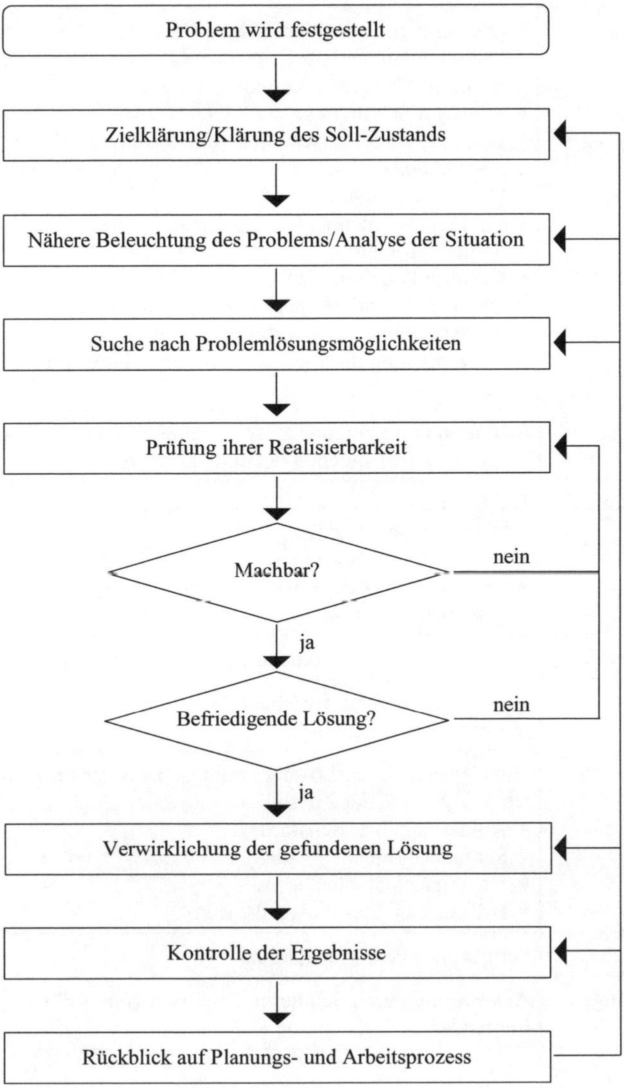

Abb. 53: Problemlösungsschritte, vgl. Klippert 1998

Beispiel: Probleme in der Medikamenteneinnahme

Handlungsschritte	**Arbeits- bzw. Lernaufgabe**
• Problem wird festgestellt • Das Problem wird entweder vom Schüler oder von der Lehrenden benannt.	Bewohner nimmt Medikamente nicht regelmäßig ein.
Zielklärung/Klärung des Soll-Zustands	• Regelmäßige Medikamenteneinnahme ist gewährleistet • Kontrollierte Medikamentengabe
Nähere Beleuchtung des Problems/ Analyse der Situation	• Die Schülerin orientiert sich an Hand der Dokumentationen über Bewohner, • informiert sich über Krankheitsbilder, • greift auf Schulwissen zurück (z. B. zur Demenz, akute Verwirrtheit, altersbedingte Vergesslichkeit), • klärt Sehstörungen, • Ekel vor Medikamenten, Übelkeit • Schluckprobleme • Gestörte Feinmotorik • Überprüfung der Beipackzettel auf mögliche Nebenwirkungen/Unverträglichkeiten • Verweigerung der Medikamenteneinnahme, um das Leben zu verkürzen
Wissensüberprüfung	Schülerin und Lehrende klären in einem Gespräch, ob das Problem angemessen untersucht worden ist.
Suche nach Problemlösungen	Die Schülerin entwickelt Problemlösungsvorschläge für den Bewohner, z. B.: • Gespräch mit Bewohner • Gespräch mit Arzt/Kollegen wegen möglicher Unverträglichkeiten
Prüfung ihrer Realisierbarkeit	Gespräch mit der Lehrenden über Lösungsvorschläge
Erstellung eines Handlungsplans	Die Schülerin plant, wer macht was wann mit wem mit welchem Ergebnis?
Verwirklichung der gefundenen Lösung	Die Umsetzung der Lösung ergibt sich aus der Problemanalyse und der Zielstellung entweder durch • Abklärung einer Sehstörung, • Schluckstörung, • Unverträglichkeiten, • Hilfestellung des Personals usw.
Kontrolle des Ergebnisses	Selbstkontrolle der Schülerin
Rückblick auf den Planungs- und Arbeitsprozess	Auswertung durch Schülerin, Feedback von Lehrender

Tab. 29: POL 1

Modell 2: Problemlösung in vier Schritten mittels Hypothesenbildung

Die Abfolge der Problemlösungsschritte ist leicht verändert (→ Tab. 30). Zwischengeschaltet ist der Schritt der Hypothesenbildung, der das Vorwissen der Schüler einfordert. In Konfrontation mit Ergebnissen aus Wissenschaft und Forschung bzw. mit Expertenstandards und Leitlinien wird das Wissen der Schüler neu strukturiert, bestätigt bzw. erweitert.

Das Modell basiert auf dem problem-based-learning – PBL-Lernablauf nach Barrows (2005).

Die Schüler werden mittels eines Fallbeispiels mit dem Problem konfrontiert.

Phasen	**Ergebnis**
1. Wahrnehmung und Analyse des Problems • Wahrnehmung • Analyse	1. Die Schüler klären die erkenntnisleitende Problemstellung. (Worum geht es in diesem Fall?)
2. Diskussion mit Mitgliedern der Lerngruppe • Hypothesenbildung (Ideen/ Annahmen) • Lernzielformulierung	2. Hypothesenbildung: Die Schülerinnen erarbeiten Lösungshypothesen, ausgehend von ihren vorhandenen Kompetenzen.
3. Selbststudium Informationsakquise/Erweiterung von Wissen und Fertigkeiten	3. Evaluation: Die Lösungshypothesen werden mit Expertenlösungen verglichen.
4. Ergebnisdiskussion der Lerngruppenmitglieder in Bezug auf das Problem mit offenem Ende • Überprüfung und Modifikation der Hypothesen • Lösungsvorschlag als vorläufige Synthese	4. Die Schülerinnen leiten daraus Schlussfolgerungen ab (sie ergänzen, korrigieren, revidieren usw. ihre Hypothesen und kommen zu begründeten Ergebnissen).

Tab. 30: Modell 2 „Hypothesenbildung“

Auch hier wieder stichpunktartig ein *Beispiel* zur Veranschaulichung:

Frau Mayer ist 85 Jahre alt, Pflegestufe 1, beginnende Demenz, Osteoporose, venöse Insuffizienz mit ausgeprägten Ödemen und Varizen. Hatte mehrere Stürze in der eigenen Wohnung und auf der Straße. Nach dem letzten Sturz mit Handgelenksfraktur rechts und daraus resultierender Schwäche der Gebrauchshand. Aufnahme zur Kurzzeitpflege vor zwei Monaten.
Nach Feststellung beginnender Demenz und der Einschränkung in der Selbstversorgung dauerhafte stationäre Aufnahme. Bis dahin allein lebend, seit zwei Jahren verwitwet.

Sohn und Enkelkinder wohnen in der Nähe. Einmal wöchentlich Besuch von 14-jähriger Enkeltochter und regelmäßig Besuch am Wochenende vom Sohn und der Schwiegertochter.

Frau Mayer hat bis zum 70. Lebensjahr in der eigenen Gaststätte gearbeitet, dann an den Sohn abgegeben. Ihren Haushalt, Einkauf und sonstige Tätigkeiten des täglichen Lebens hat Frau Mayer bis zum letzten Sturz selbst erledigt. Lediglich einmal wöchentlich kam eine Putzfrau.
Frau Mayer ist es gewohnt, jeden Abend zu duschen und Sonntagabend zu baden.
Frau Mayer geht nie vor Mitternacht zu Bett, schläft dagegen morgens etwas länger. Geht nachts aufgrund der Diurese 4 bis 5 Mal selbstständig auf die Toilette ohne Hilfe zu rufen. Wurde öfters von Nachtwache auf dem Boden liegend vorgefunden.
Frau Mayer hat einen Rollator, den sie aber nur außerhalb der Wohnung benutzt hat, um den Einkauf zu transportieren. Weigert sich, auf Station den Rollator zu benutzen.

Frage: Wie kann der Gesundheitszustand von Frau Meier erhalten, ihre Lebenssituation stabilisiert und eine Verschlechterung verhindert werden?

Die Schüler bearbeiten das Fallbeispiel entlang des Algorithmus von Modell 2:

Ziel

Die Schüler identifizieren „Sturz“ als Hauptproblem

Problemlösung in folgenden Schritten:

---

1. Die Schülerinnen werden mittels des Fallbeispiels mit dem Problem konfrontiert
   - Ständige Sturzgefahr
   - Demenz
   - Osteoporose
   - Venöse Herzinsuffizienz
   - Ödeme
   - Varizen
   - Sturz in der Wohnung
   - Rechte Handgelenksfraktur/Bewegung jetzt eingeschränkt
   - Früher selbstständig
   - Diurese
   - Meldet sich nicht bei Toilettengang

---

2. Die Schülerinnen klären die erkenntnisleitende Problemstellung (worum geht es in diesem Fall?)
   - Sturzgefahr als Hauptproblem

---

3. Hypothesenbildung: Die Schülerinnen erarbeiten Lösungsvorschläge – ausgehend von ihren vorhandenen Kompetenzen:
   Sie entwickeln z. B. folgende Vorschläge
   - Gespräch mit Bewohner
   - Anamnese über Sturzursache (psychisch, körperlich, Krankheitsbild mit Medikation)
   - Sturzprotokoll führen

- Auswertung der Pflegedokumentation (Pflegeberichte, alte Sturzprotokolle)
- Stolper- und Sturzquellen erkennen und entfernen
- Überprüfen von Licht- und Rufanlage
- Erreichbarkeit von Klingel und Lichtschalter
- Rundgänge in der Nacht zeitlich anpassen (Hilfen zum Toilettengang anbieten)
- WC-Stuhl anbieten
- Nachtlicht und Orientierungshilfen anbieten
- Hüftprotektoren
- Krankengymnastik: Rollatortraining und Aufbautraining der rechten Hand

4. Evaluation: Die Lösungshypothesen werden mit vorliegenden Expertenlösungen verglichen
   - Die Überprüfung der Lösungen erfolgt durch das Studium „Expertenstandard zur Sturzprophylaxe“

5. Die Teilnehmerinnen leiten daraus Schlussfolgerungen ab:
   In Konfrontation mit dem Expertenstandard ergänzen, korrigieren, revidieren usw. die Schülerinnen ihre Hypothesen und kommen zu begründeten Ergebnissen

Tab. 31: PBL 2

Modell 3: Bearbeitung sozialer und institutioneller Probleme

Gesellschaftliche oder institutionelle Probleme mit hoher Komplexität können ebenfalls von den Schülern analysiert, bewertet und auf Lösungsmöglichkeiten hin abgeklopft werden. Abbildung 54 gibt einen Überblick über die wichtigsten Etappen dieses problemorientierten Arbeitsprozesses:

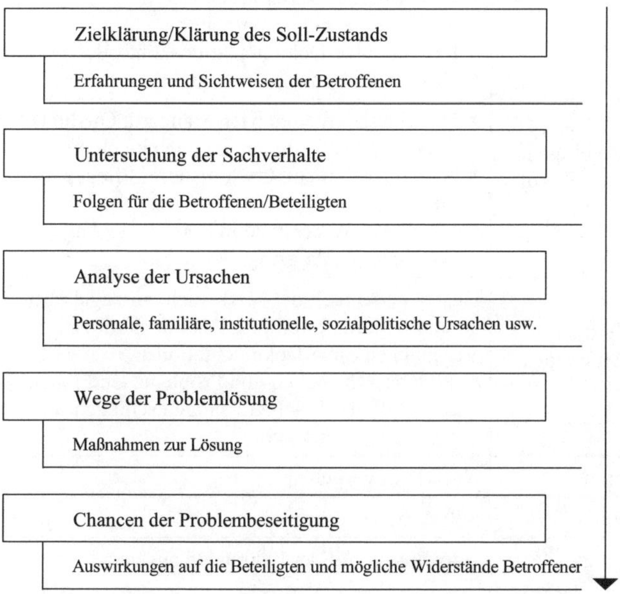

Abb. 54: Modell 3 – Problemlösungsschritte bei der Bearbeitung sozialer und institutioneller Probleme (Klippert 1998)

Das Vorgehen wird am Beispiel des Problems der mangelhaften Pflegedokumentation veranschaulicht:

Handlungsschritte	**Arbeits- bzw. Lernaufgabe „Pflegedokumentation wird nicht korrekt geführt“**
Beschreiben und Überdenken des Problems Erfahrungen und Sichtweisen der Betroffenen	• Unsicherheit von Mitarbeitern in der sprachlichen Verschriftlichung • Angst vor dem MDK • „Überfrachtete“, bürokratische, unpraktikable Dokumentationssysteme
Untersuchung der Sachverhalte Folgen für die Betroffenen/ Beteiligten	• Fehlende rechtliche Nachweise • Fehlinformationen aus der Dokumentation führt zu gefährlicher Pflege • Gefahr der Unterversorgung • Personalabbau durch falsche Pflegeeinstufung
Analyse der Ursachen Personale, familiäre, institutionelle, sozialpolitische Ursache usw.	• Zeitdruck • Mangelndes Wissen • Fehlende Einarbeitung • Schlechte organisatorische Rahmenbedingungen • Lustlosigkeit und Stress • Keine Fortbildungen zum Dokumentationssystem
Wege der Problemlösung Maßnahmen zur Lösung	• Delegieren von Nebentätigkeiten („C-Aufgaben“, Pareto-Analyse) • Arbeitsablauf besser organisieren • Fachlich korrekte Einarbeitung • Regelmäßige Dokumentationskontrolle • Dokumentationssystem „entbürokratisieren“
Chancen der Problembeseitigung Auswirkungen auf die Beteiligten und mögliche Widerstände Betroffener	• Mitarbeiter arbeiten nach Standard, Qualitätssicherungsmaßnahmen werden eingehalten. • Akzeptanz bei entbürokratisierter Pflegeplanung • Möglicher Widerstand in Form von „Angst vor Neuem“, Angst vor Kontrolle
Praxisaufgabe planen Ziel der Lernaufgabe, Zeit, Ort, welche Dokumentationen werden überprüft? usw.	Häufig bemängelt der MDK nicht aussagekräftige und fehlerhaft geführte Dokumentationen. Vergleichen Sie 5 Dokumentationen. • Welche Schwächen und Probleme sind Ihnen aufgefallen? Welche Lösungen schlagen Sie zur Verbesserung vor?
Praxisaufgabe durchführen	Nach Plan vorgehen
Praxisaufgabe kontrollieren	Selbstüberprüfung
Lernprozess und Handlungsschritte auswerten	Gemeinsam mit der Lehrenden auswerten.

Tab. 32: POL 3

Übung

Untersuchen Sie entsprechend der Handlungsschritte von POL 3 folgendes Fallbeispiel:

Die Einrichtung mit Schwerpunkt auf gerontopsychiatrisch erkrankte Menschen hat seit 4 Monaten einen neuen Pflegedienstleiter. Die Einrichtung trennte sich von dem vorigen, weil neben pflegefachlichen Fehlern auch die Dokumentation erhebliche Mängel aufwies. Der vorherige Pflegedienstleiter forderte zwar Pflegefachlichkeit ein, aber die Umsetzung überprüfte er nicht. Zudem rotierte das Personalkarussell verursacht durch Überforderung – Krankheit – Fehlzeiten – Überforderung. In der Einrichtung leben 20 pflegebedürftige Personen. Es gibt unterschiedliche psychische Erkrankungen, Demenz vom Anfangsstadium bis hin zur Bettlägerigkeit, verbunden mit den mobilitätsbedingten Risiken wie Dekubitusgefahr, Sturzgefahr, Inkontinenz usw. Die meisten der pflegebedürftigen alten Menschen sind vom MDK in der Begutachtung in Pflegestufe 2 und 3 eingestuft worden.

Die Situation stellte sich für den Pflegedienstleiter mit Antritt der Stelle wie folgt dar: Zwei Pflegefachkräfte, die aufgrund fachlicher Mängel nicht in der Lage waren, Gesundheitsrisiken der zur pflegenden Bewohner zu erkennen, geschweige denn entsprechend zu pflegen und zu begleiten. In der Überzahl Pflegehilfskräfte, aber zunehmend demotiviert. Die Pflegedokumentation ist rudimentär bis gar nicht geführt.

Nach Auftreten schwerster Pflegefehler – Dekubitus 2. Grades blieb unerkannt, falsche Insulingabe bei einem Bewohner, der ins Krankenhaus eingewiesen werden musste – trennte sich der neue Pflegedienstleiter kurzerhand von den beiden Pflegefachkräften. Seitdem stimmt das Verhältnis Pflegefachkräfte zu Hilfskräften nicht mehr.

Seit 2 Monaten ist eine neue Bereichsleiterin eingestellt, die ein „Glücksgriff“ zu sein scheint. Sie versteht es, einige Pflegehilfskräfte zu motivieren, und „räumt insofern auf“, als sie die gesamte Medikation überprüft und sich intensiv um die behandlungspflegerischen Aufgaben kümmert. Die Personalsituation ist jedoch immer noch durch Personalknappheit gekennzeichnet. Zunehmend fühlt sie sich überfordert und klagt bei dem Heimleiter ihr Leid, sie sei vom Pflegedienstleiter nicht richtig eingearbeitet worden und die ganze Situation überfordere sie. Dabei versucht der Pflegedienstleiter – laut eigener Aussage – sie zu unterstützen, wo er nur kann. Er ist kaum in seinem Büro anzutreffen, sondern befindet sich ausschließlich auf den beiden Pflegebereichen der neuen Bereichsleiterin. Er übernimmt die Körperpflege, wenn Personalnot ist, um sie zu unterstützen. Die Dienstplangestaltung liegt im Argen, weil die Mitarbeiter viel zu spät von ihren Diensten erfahren. Zudem ist es sowieso nicht sicher, welchen Dienst sie haben, weil immer jemand fehlt. Wenn die Pflegemitarbeiter sich Urlaub wünschen, unterstützt der Pflegedienstleiter sie. Er versteht ihre Überforderung. Dafür kommt er morgens um 6.00 h, übernimmt deren Pflege und geht abends um 20.00 Uhr. Pflegevisiten führt er nur rudimentär durch – er hat ja keine Zeit. Zudem sind die Mitarbeiter nicht in der Lage – aus Zeitgründen oder mangelnder Kompetenz (?) –, seine Ergebnisse in die Pflegeplanung einzuarbeiten. Bisher glaubte er, sein Arbeitsverhältnis zur neuen Bereichsleitung sei hervorragend. Nun aber kommen Zweifel.

Modell 4: In sieben Schritten zur Problemlösung

Aufgabe	Vorgehen	Bemerkung
Klärung unklarer Termini und Begriffe	Prüfen Sie, welche Begriffe der Problemstellung unbekannt sind bzw. wie diese zu definieren sind.	Die notierten Begriffe werden gestrichen, wenn eine Kurzdefinition möglich ist, ansonsten bleiben sie ohne weitere Diskussion stehen.
Definieren Sie das Problem/ die zentralen Fragestellungen	Sammeln Sie in der Gruppe Fragen, die sich zur Problemstellung ergeben, z. B. • Was ist hier eigentlich das Problem? • Was verstehe ich nicht? • Was macht mich neugierig?	Fragen anschließend thematisch gruppieren
Sammeln Sie Ihr Vorwissen zum Problem	Überlegen Sie sich, was Sie zu diesen Fragen schon alles wissen oder vermuten; stellen Sie vorläufige Behauptungen/Hypothesen auf.	Brainstorming in der Gruppe auf Flipchart sammeln oder einzeln durch Karten.
Ordnen Sie die verschiedenen Erklärungen aus Schritt 3	Formulieren Sie Überbegriffe oder Thesen zu den genannten Überlegungen und ordnen Sie diesen zu.	Überbegriffe mit Nummern versehen und via Brainstorming auf dem Flipchart entsprechend zuordnen oder bei Brainstorming auf Karten durch Umstecken diese den Überbegriffen zuordnen.
Formulieren Sie Lernziele oder Lernfragen	Notieren Sie, welche Fragen oder Ziele zu diesen Themen zu bearbeiten sind; konzentrieren Sie sich auf das Wesentliche und sichern Sie sich ab, dass alle wissen, was zu tun ist.	Evtl. begrenzt die Lehrende die Fragen oder regt zu weiteren Fragen an.
Sammeln Sie zusätzliche Informationen außerhalb der Gruppe in Einzelarbeit	Suchen Sie weitere Informationen aus der Literatur, aus dem Internet oder befragen Sie Experten bzw. Lehrende zu diesen Themen.	Die Schülerinnen informieren sich selbstständig auf der Basis didaktisch aufbereiteter Texte.
Fassen Sie die neuen Erkenntnisse zusammen und überprüfen Sie diese in der Gruppe	Die Ergebnisse der Einzel- oder Kleingruppenarbeiten werden zusammengetragen und diskutiert. Die erarbeiteten Informationen werden ausgetauscht und ergänzt.	Die Lehrende regt durch Fragen zur Präzisierung, Korrektur oder Sicherung an, evtl. werden die Schritte 2 bis 7 bei neuen Fragen wiederholt.

Tab. 33: In 7 Schritten zur Problemlösung (PBL)

Übung

Fallbeschreibung

Hilde Schmidt, 67 Jahre alt, kam am Vortag aus der Reha in die stationäre Pflegeeinrichtung.

Zustand nach Apoplex mit Hemiplegie links, Diabetes II, Adipositas, Vorhofflimmern, Panaritium rechte Großzehe, Dysphasie, Dauerkatheter.

Frau Schmidt hat einen Sohn und eine Tochter, die sehr um die Mutter besorgt sind und im Wechsel jeden zweiten Nachmittag zu Besuch kommen. Von ihrer Tochter wissen wir, dass die Mutter gern viel Süßes isst; die Kinder versorgten die Mutter mit Kuchen und Pralinen aus der eigenen Konditorei.

Vor dem Apoplex lebte Frau Schmidt gemeinsam mit ihrem 3 Jahre älteren Ehemann im eigenen Reihenhaus. Dort gab es aufgrund der baulichen Gegebenheiten bereits Probleme, da Frau Schmidt die Treppen ins erste Stockwerk nicht mehr bewältigen konnte und deshalb auf dem Sofa übernachtete.

Der Ehemann ist mobil und aktiv und besucht die Ehefrau jeden Vormittag und jeden Abend für eine Stunde. Er kümmert sich zu Hause um Hund und drei Katzen, die Frau Schmidt sehr vermisst.

Krankengymnastik ist genehmigt und bestellt für drei Mal wöchentlich.

Frau Schmidt ist voll orientiert und kann nach Logopädie in der Reha langsam, aber verständlich sprechen. Sie äußert Wünsche und Bedürfnisse, ist motiviert und hofft bald wieder nach Hause zu können.

Frage: Wie kann der Gesundheitszustand verbessert sowie die Lebensqualität von Frau Schmidt gefördert werden?

- Am Beispiel dieses Problems wenden Sie die Modelle 1, 2 und 4 an.
- Welches sagt Ihnen im Problemlöseprozess am meisten zu? Begründen Sie Ihre Entscheidung

5.5.2 Zur Konstruktion von Problemsituationen/ Fallbeschreibungen

Entscheidend für den gesamten Lernprozess ist die am Anfang stehende Problematik, die einen Spielraum für offene Lösungen zulässt. Das Problemlösen schafft den Lernenden Spielräume für eigene Vermutungen, Widerlegungen, Modifikationen und Begründungen. Ein Perspektivenwechsel, den die Lernenden in Bezug auf die beteiligten Personen einnehmen, kann beispielsweise zur Lösung führen. Ebenso kann es hilfreich sein, die Ausgangssituation auf eine ungewohnte kreative Art und Weise neu zu betrachten.

Lehrende konstruieren authentische Probleme mit herausforderndem und motivierendem Charakter. Das haben sie, wenn die Probleme für die Schülerinnen und Schüler eine Relevanz haben. Voraussetzung dafür ist ein in ihrer Lebens- und Arbeitswelt erlebter Konflikt bzw. eine wahrgenommene Diskrepanz zwischen dem was ist, und dem, was sein könnte.

Ausgangspunkt problemlösender Lernprozesse sind dann möglichst komplexe Fragestellungen, die die Eigeninitiative der Lernenden anregen. Die

Komplexität des Problems richtet sich nach der pädagogischen Zielsetzung, dem Ausbildungsstand, den Erfahrungen der Lernenden sowie den curricularen Vorgaben.

Tabelle 34 gibt mit Hilfe der aufgeführten Leitfragen einen Überblick über zu beachtende Aspekte bei Problem- und Fallbeschreibungen (Quelle: Checkliste zur Entwicklung eines Problems nach Delisle 1997, S. 19). Die Leitfragen dienen sowohl zur Überprüfung als auch zur Auswertung von Problem- und Fallbeschreibungen.

Leitfrage	**Planung**	**Auswertung**
Ist ein unstrukturiertes (offenes) Problem beschrieben?		
Ist der passende Inhalt ausgewählt?		
Knüpft das Problem an die Erfahrungen der Schüler an?		
Basiert das Problem auf dem Lehrplan/Curriculum?		
Entspricht das beschriebene Problem dem Ausbildungsstand der Schülerin/des Schülers?		
Ist die Motivation zur Problemlösung berücksichtigt?		
Sind mögliche Ressourcen festgelegt (Bücher/Internet/Schautafeln usw.)?		
Ist eine abschließende fokussierende Frage entwickelt?		
Ist die abschließende Evaluation festgelegt?		

Tab. 34: Leitfragen zur Konstruktion von Problembeschreibungen

5.5.3 Didaktische Leistung des Problemorientierten Lernens

Problemlösendes Lernen ist ein ganzheitliches Lernen: Aktiviert werden die kognitiven Strukturen. Denn Probleme zeichnen sich immer auch dadurch aus, dass der Problemlösende Wissenslücken hat. Durch Lernen über einen Problemlöseprozess entwickelt er aktives Wissen, wobei Zusammenhangsdenken angebahnt wird.

Darüber hinaus ist immer auch die affektive Dimension eingeschlossen, wie Neugier, Interesse, Erfolgs- und Misserfolgserlebnisse, die persönlichkeitsbildend wirken. Probleme, die im beruflichen Kontext bzw. in der Ausbildung auftreten und den Erfahrungshorizont der Schülerinnen und Schüler berücksichtigen, fordern in hohem Maße zur aktiven Auseinandersetzung heraus und wirken somit motivierend.

Zusätzlich werden strategisch-methodische Kompetenzen erworben, insofern die Schüler den Lernprozess methodisch strukturiert organisieren, und zwar von der Problemfindung bzw. Problemerkennung, über die Problemanalyse und Suche nach Lösungen, die Überprüfung von Lösungsmöglichkeiten bis hin zur Lösungsfeststellung.

Die didaktische Leistung des problemlösenden Lernens besteht zusammenfassend darin,

- selbst bestimmt und schöpferisch zu lernen,
- Phantasie und Kreativität anzuregen,
- Handlungskompetenz auszubilden,
- die Lernmotivation zu stärken,
- analysierend, planend und schlussfolgernd zu denken,
- die Fähigkeit zur Kommunikation und Kooperation zu unterstützen.

6. Von der Belehrungs- zur Lernkultur: Methoden selbst gesteuerten Lernens (SGL) in der praktischen Ausbildung

6.1 Theorie- und Praxiswissen durch selbst gesteuertes Lernen verbinden

Theorie und Praxis werden häufig als Gegensätze aufgefasst, wobei der Theorie Priorität eingeräumt wird, die man in die Praxis transferieren will, unter deren Ansprüche die Praxis jedoch oftmals unter Druck gerät. Aktuelles Beispiel ist die Implementierung der Expertenstandards im Bereich der Pflege. Die Schwerpunktsetzung auf den Theorietransfer lässt vermuten, dass umgekehrte Transferprozesse – von der Praxis zur Theorie – kaum Bedeutung haben (de Jong 1999).

Zunächst eine Begriffsklärung: Theorie wird verstanden als ein System wissenschaftlich begründeter Aussagen zur Erklärung von Tatsachen oder Erscheinungen und der ihnen zugrunde liegenden Gesetzmäßigkeiten (Duden). Unter „Praxis" verstehen wir die Anwendung von Gedanken, Vorstellungen, Theorien in der Wirklichkeit (Duden). Ein Gegensatz oder eine bestimmte Wertigkeit sind hier nicht zu erkennen.

Auch wenn wir mit dem Begriff „Theorie" in der Regel positiv besetzte Bedeutungsgehalte assoziieren, kann sich dies schnell ins Gegenteil verkehren. Man vergegenwärtige sich den Begriff „Theoretiker" und die damit verbundenen Stereotypien. Unterstellt wird, dass dies eine Person sei, die sich mit wissenschaftlichen Problemen auseinander setze, die aber in ihrer abstrakten Gedankenwelt nichts von der praktischen Umsetzung verstehe.

Begrifflichkeiten werden häufig unreflektiert übertragen. So überträgt man den vermeintlichen Gegensatz zwischen Theorie und Praxis auf Schule und praktische Ausbildungsstätte – m. E. eine euphemistische Gleichsetzung der Institution Schule mit Theorie. Unterstellt wird dann nämlich, dass die Schulen theoriegeleitet arbeiteten. Aber welche Theorie ist handlungsleitend für eine Ausbildungsstätte? Sind dies die Lern- und Motivationstheorien, die didaktischen Schulen, z. B. die kritisch-konstruktive Didaktik von Wolfgang Klafki oder die Lerntheoretische von Wolfgang Schulz? Oder verbindet man mit Theorie „nach dem Stand der Künste" der Fachwissenschaften lehren und lernen? Und welche Praxis hat die Schule? Nicht die der

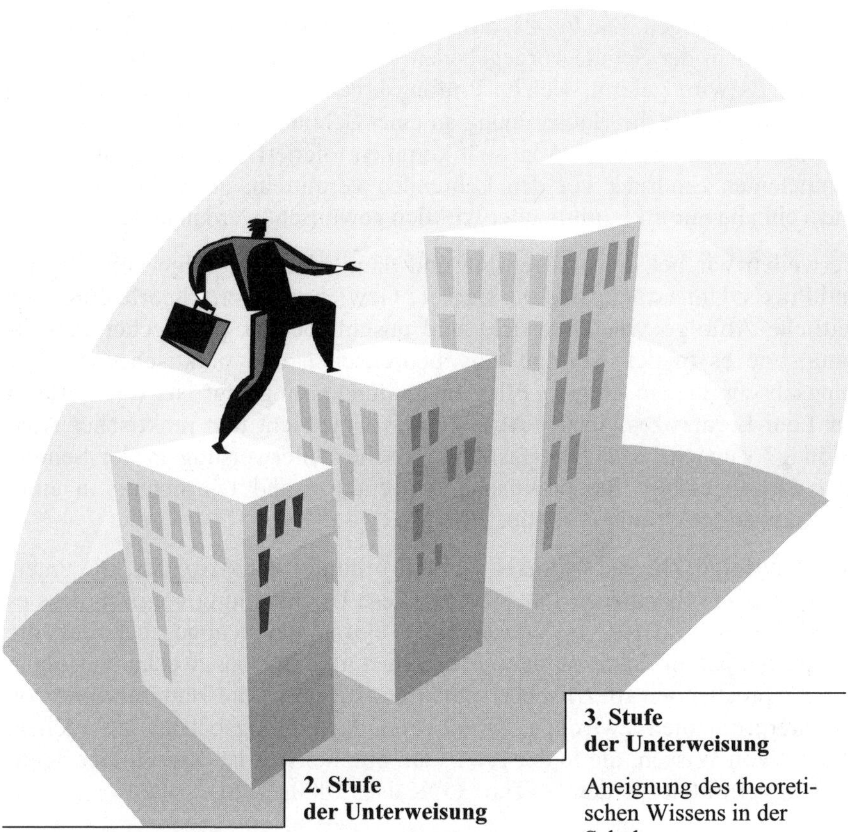

3. Stufe der Unterweisung

Aneignung des theoretischen Wissens in der Schule usw.

2. Stufe der Unterweisung

Praktische Umsetzung in einer Pflegeeinrichtung

Während der Praktika erfolgt die praktische Umsetzung des vorher theoretisch erlernten Wissens.

Das vorgegebene Thema/die Aufgabe wird unter Anleitung geübt und bewertet.

Das Praktikumsergebnis wird in sog. Beurteilungsbögen festgehalten.

1. Stufe der Unterweisung

Aneignung des fachtheoretischen Wissens in der Schule

Das Thema wird zunächst entweder im traditionellen Lehrgangsunterricht oder handlungsorientiert gelernt.

Nach Abschluss der Wissensaneignung benoten die Lehrenden die Ergebnisse.

Transferaufgaben für das Praktikum sollen eine praktische Anwendung bzw. Umsetzung sichern.

Abb. 55: Theorie-Praxis-Folge

Praxiseinrichtungen. Die Praxis, die die Schule hat, offenbart sich in der Umsetzung der in der Schule vorgegebenen Postulate, informellen Normen und Regeln. Es wird gelernt, welche Prüfungserwartungen die Lehrerinnen und Lehrer haben, wie die Hausordnung an einer Schule ausgelegt wird – werden 5 Minuten oder 15 Minuten zu spät kommen toleriert? –, wie Schüler einen kompetenten Eindruck vor den Lehrenden vermitteln, ob Selbstständigkeit und Teilhabe nur im Leitbild oder wirklich gewünscht werden usw.

Verweilen wir bei dem Gegensatz und damit der Rangfolge von Theorie und Praxis. Unterstützt wird die stärkere Gewichtung von Theorie durch die zeitliche Abfolge von Unterricht und anschließender praktischer Ausbildung, wie es in der Abfolge von theoretischen und praktischen Ausbildungsabschnitten in einigen Pflegeausbildungen angelegt ist. Wie verläuft der Lehr-Lernprozess in der Abfolge von Unterricht und praktischer Ausbildung? Zunächst steht die fachtheoretische Unterweisung in der Schule. Erst danach erfolgt die praktische Anwendung und Umsetzung in einer Praktikumseinrichtung (→ Abb. 55).

Die Rangfolge Theorie – Praxis verführt mitunter zur Arroganz, die unterstellt, dass Praxis „theorielos“ arbeite. Diese Unterstellung vergisst, dass es unterschiedliche Arten von Wissen gibt – einmal davon abgesehen, dass die unterschiedlichen Institutionen je eigene Organisationszwecke verfolgen mit entsprechenden spezifischen -abläufen. Hierin ist die Hauptursache von Transferproblemen zwischen Schule und Ausbildungsbetrieb zu suchen. Die Art von Wissen, die in der Praxis am nützlichsten ist, kann in der Schule nicht vermittelt werden (→Tab. 35; Kaiser 2000, S. 70).

Situatives Wissen bzw. Praxiswissen	**Deklaratives Wissen (vermittelt in der Schule)**
wird als erlebte Situation erinnert	wird in (sprachlichen) Begriffen festgehalten
Ein großer Erfahrungsschatz an erinnerten Situationen ist die optimale Voraussetzung für ein schnelles, differenziertes Handeln in der Praxis. Die aktuelle Situation löst Erinnerungen an ähnliche Situationen aus. Daraus ergeben sich schnell mögliche Lösungen, Hinweise auf heikle Punkte und vieles mehr.	Deklaratives Wissen ist nicht geeignet, um das Handeln in der Praxis unter Zeitdruck oder emotionalem Stress zu leiten. Um Handlungen aufgrund von Konzepten und Theorien zu planen, braucht man Zeit und Ruhe. Zudem können Konzepte und Theorien immer nur den typischen Fall darstellen.
Situatives Wissen, d. h. Erinnerungen an konkrete, erlebte Situationen, kann die Schule nicht vermitteln. Situatives Wissen ist – mit seiner Orientierung an gewonnenen Erfahrungen – ungeeignet, um neue Wege aufzuzeigen.	Rezepte, Konzepte und Theorien sind die ideale Form, um auf kommende Erfahrungen vorzubereiten. Deklaratives Wissen erlaubt es, zusammen mit anderen Erfahrungen zu analysieren und neue Wege zu durchdenken.

Tab. 35: Arten von Wissen

Das Besondere in der praktischen Arbeit besteht darin, dass das Handeln in einer konkreten Situation nicht unbedingt aus einer Theorie abgeleitet wird. Berufserfahrene Personen verfügen offensichtlich über ein eigenständiges in der Praxis erworbenes Wissen. Diese auf Praxisbewältigung zielende Wissensform ermöglicht ein routiniertes, zügiges, und bei Bedarf kreatives Handeln im beruflichen Alltag. Diese Wissensform wird in der Professionalisierungsforschung als Praxiswissen bzw. Handlungswissen bezeichnet. Praxiswissen ist aufgaben- und lösungs-, nicht aber theoriebezogen. Es ist biografisch vermittelt und basiert auf Erfahrungen. Praxiswissen ist emotional verankert, es ist eher patchworkartig und vernetzt. Das Denken konzentriert sich auf überschaubare Zielkategorien. Es ist aufgabenorientiert, problemorientiert und bewegt sich auf mittlerem Abstraktionsniveau (Meyer 2002, S. 108).

Praxiswissen ist kein verdünnter Aufguss des Theoriewissens, sondern eine eigenständige, vom Praktiker selbst hergestellte Wissensform, und deshalb unterscheidet sie sich auch von Theoriewissen. Da biografisch erworben, ist Praxiswissen langlebig. Radikale Erneuerungen finden deshalb auch eher selten statt. Allenfalls können Krisensituationen Praxiswissen erschüttern. In der Regel entsteht dann ein Lernbedarf, wenn sich die handelnden Personen mit einem Problem, einer Schwierigkeit konfrontiert sehen, die sich nicht mit den gewohnten Lösungsmustern bewältigen lässt (Meyer 2002, S. 105).

An diesem Punkt lässt sich in der Ausbildung anknüpfen. Theorie- und Praxiswissen müssen durch entsprechende didaktische Arrangements aufeinander bezogen werden. Ausgangspunkt sind möglichst praxisbezogene Schwierigkeiten (Fallbeispiele) oder realen Problemstellungen. Praxisrelevanz haben Aufgaben und Problemstellungen, wenn sie drei Wissenstypologien integrieren:

- Know-how: Wissen, wie man etwas tun muss.
  (Methodenwissen/instrumentales Wissen)
- Know-why: Wissen, weshalb man etwas tun/nicht tun sollte.
  (Begründungswissen)
- Know-what: Wissen, was es gibt.
  (Überblicks- und Orientierungswissen)
  (Landwehr 2000, S. 68)

Um berufliche Handlungskompetenz zu erwerben, müssen Schüler in die Lage versetzt werden, Theorie- und Praxiswissen aufeinander zu beziehen. Das ermöglicht ihnen, eine reflexive Distanz zur Berufsarbeit herzustellen unabhängig vom Alltagsstress. Für Lehrende in Unterricht und praktischer Ausbildung heißt dies, didaktisch arrangierte Lernsituationen bereitzustellen, in denen sowohl Routinehandeln eingeübt als auch eine kritische Distanz hergestellt werden kann. Handlungsorientierte Methoden sind das Medium, die diese Verbindung ermöglichen. Mittels handlungsorientierter Methoden werden die Lernenden befähigt, weitgehend selbstständig praxisrelevante Probleme zu klären und Aufgaben zu lösen. Darin enthaltene Reflexionsphasen ermöglichen eine kritische Distanz zum eigenen Lernprozess, zur Kooperation und Kommunikation sowie Aufgabenlösung.

Die in diesem Kapitel vorgestellten handlungsorientierten Methoden verbinden Theorie- und Praxiswissen: 1. Theorie – 2. theoriegeleitete Praxis – 3. Reflexion (im Sinne eines Rückbezugs von Theorie und Praxis zu eigenen Erfahrungen) (→ Abb. 56).

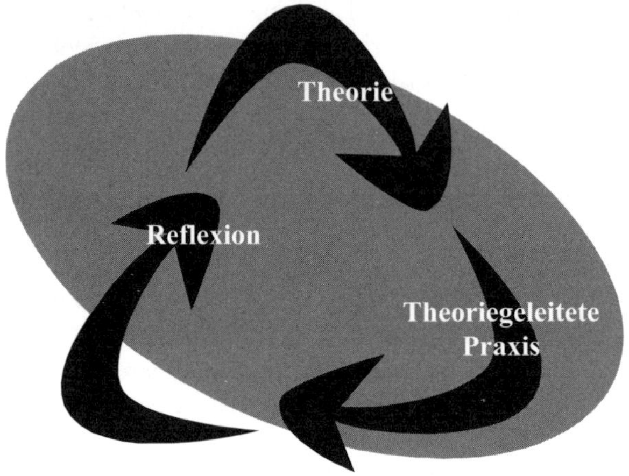

Abb. 56: Theorie-Praxis-Reflexion

Folgende handlungsorientierte Methoden werden vorgestellt:

- das Modell der vollständigen Lernhandlung
- das problemlösende Lernen
- die Leittextmethode

Diesen Methoden liegt ein handlungstheoretisches Lernverständnis zugrunde.

Ich bevorzuge den Begriff „praktische Ausbildung“ und vermeide den gängigen Begriff der „Anleitung“, weil letzterer das Lernen in der Praxiseinrichtung verkürzt. Der Begriff „Anleitung“ bezieht sich auf die tägliche Pflegeverrichtung; die Einweisung erfolgt in der Regel durch die Vier-Stufen-Methode. In einer Anleitungssituation dominiert ein Lernen und Anwenden von Pflegetechniken im Sinne des „Instruierens“– ein Lernmodell, das heftig in der Kritik ist. Zudem geraten bei dem Erlernen und Üben von Pflegetechniken die zu pflegenden Menschen häufig aus dem Blickfeld.

Selbst gesteuertes Lernen erfordert Methodenkompetenz. Methodenkompetenz ist Voraussetzung und Ziel des Lernens zugleich. Die Vermittlung von Methodenkompetenz spielt bisher eine untergeordnete Rolle in Unterricht und Ausbildung. Das hat Konsequenzen, wie die fortwährende Diskussion um das pflegeprozessorientierte Arbeiten aufzeigt[1]. Seit nahezu 30 Jahren in der Ausbildung vermittelt, spielen Pflegeplanung und -dokumentation in der Einrichtung häufig erst dann eine entscheidende Rolle, wenn der MDK die Einrichtung überprüft. Das hat Folgen, denn die testierte Pflegequalität entscheidet sich nach dem derzeitigen Prüfverfahren vorrangig an der Dokumentenqualität.

Ziele

Nach dem Durcharbeiten dieses Kapitels

- wissen Sie, dass das selbst gesteuerte Lernen die Schülerinnen und Schüler in die Rolle der aktiv Lernenden bringt,
- wenden Sie das Modell der vollständigen Lernhandlung im Kontext komplexer Lernsituationen an,
- verschränken Sie das problemlösende Lernen mit dem Modell der vollständigen Lernhandlung,
- kennen Sie Historie und Anliegen der Leittextarbeit,
- können Sie Leittexte für die Ausbildung erstellen.

6.2 Komplexe Lernsituationen strukturieren das Lernen in der praktischen Ausbildung

Komplexe Lernsituationen ermöglichen ein selbst gesteuertes Lernen nach dem „Modell der vollständigen Handlung". Die Phasen des Lernens werden durch Feedbackschleifen reflektiert und begleitet. Das Lernen im Rahmen komplexer Lernsituationen kann eine Woche oder auch länger dauern, unterbrochen durch praktische Arbeit in den Praxiseinrichtungen.

All zu oft wird die praktische Ausbildung reduziert auf das Erlernen von Pflegetechniken, vermittelt durch die Vierstufenmethode (→ Abb. 57).

Der Ausbilder lehrt durch:		Die Schülerin/der Schüler lernt durch:
Erklären	→	Zuhören
↓		
Vormachen	→	Zuschauen
		↓
Korrigieren	←	Nachmachen
		↓
Bewerten	←	Üben

Abb. 57: Vierstufenmethode (Quelle: BIBB 1991)

1 Pflegeplanung ist ein Problemlöseprozess und vorrangig der strategisch-methodischen Kompetenzdimension zuzuordnen.

Bei der Vier-Stufen-Methode steht am Anfang die theoretische und praktische Einweisung/Instruktion durch den Lehrenden bzw. Ausbilder; erst anschließend folgen die Schüleraktivitäten. Die Eigenaktivitäten der Schüler begrenzen sich auf den durch den Ausbilder bzw. Lehrenden vorgegebenen Handlungsspielraum.

Das Modell der vollständigen Handlung gibt dagegen Raum zum selbst gesteuerten Lernen. Es stellt idealtypisch dar, in welchen Lernschritten ein kompletter Arbeitsauftrag ausgeführt wird. Für eine solche Gesamthandlung lassen sich sechs Stufen unterscheiden (→ Abb. 58, vgl. auch Kapitel 3):

Informieren

•

Planen

•

Entscheiden

•

Ausführen

•

Kontrollieren

•

Auswerten

Abb. 58: Modell der vollständigen Handlung

In den traditionellen Unterweisungsformen ist es üblich, dass die Schülerinnen immer nur Teiltätigkeiten übernehmen und lösen. Das Modell der vollständigen Handlung führt die Schülerinnen und Schüler zum selbstständigen Lernen und Arbeiten. Die Schüler informieren sich selbstständig, planen ihre Arbeit, führen diese selbstständig durch und kontrollieren ihr Arbeitsergebnis.

Der Lehrende bzw. Ausbilder wird nicht überflüssig. Er nimmt seine Rolle nur anders wahr. Er ist Berater und Begleiter der Lernenden. Jede Lerneinheit wird durch ein intensives Gespräch mit ihm abgeschlossen. Die Aktivitäten der Schüler sind in allen Phasen auf Selbsttätigkeit ausgerichtet.

Aktivitäten der Schülerin	**Aktivitäten der Lehrenden/ des Ausbilders**
1. Informieren • Die Schülerin informiert sich, analysiert den Sachverhalt/das Fallbeispiel • Sie identifiziert das zur Lösung der Aufgabe erforderliche Wissen und wiederholt das in der Schule theoretisch erworbene Wissen. • Sie informiert sich an Hand der Pflegeplanung über den Gesundheitszustand des Patienten sowie seine psychosoziale Lebenssituation. • Die Schülerin wertet mit der Lehrenden die Informationsaneignung aus.	• Die Lehrende informiert die Schülerin über das Modell der vollständigen Lernhandlung und die Lernaufgabe. Die Lernaufgabe sollte ein zu lösendes Problem an Hand eines konkreten Fallbeispiels (Bewohnerin/Kundin) enthalten. • Sie fordert die Schülerin dazu auf, sich über den Bewohner/den Kunden an Hand der Pflegeplanung zu informieren und das entsprechende theoretische Wissen zu wiederholen bzw. zu erarbeiten.

Wenn an dieser Stelle deutlich werden sollte, dass der Schüler Unterstützung bei der Durchführung einer Pflegemaßnahme braucht, kann hier auch eine Instruktion nach der Vier-Stufen-Methode und ein Üben instrumenteller Techniken erfolgen.	
2. Planen Die Schülerin plant schriftlich ihr Vorgehen bei einer praktischen Lernaufgabe (bei dem Bewohner/dem Patienten)	• Die Lehrende fordert den Schüler auf, einen schriftlichen Handlungsplan über das Vorgehen zur Durchführung der Pflegemaßnahme beim Patienten zu entwickeln mit den entsprechenden Schritten der Vorbereitung, Durchführung und Nachbereitung. • Die Lehrende überprüft den Plan und gibt ggf. Impulse, den Plan zu überdenken und zu korrigieren.
3. Entscheiden Der Schüler entscheidet – im Gespräch mit der Lehrenden – über Plan und Vorgehen.	Die Lehrende gibt ihr Einverständnis.
4. Ausführen Die Schülerin führt die Pflegemaßnahme aus.	Die Lehrende beobachtet oder assistiert, je nach Ausbildungsstand und Vereinbarung.
5. Kontrollieren Der Schüler kontrolliert die Durchführung der Lernaufgabe an Hand eines Soll-Ist-Vergleichs mit seinem Planungskonzept.	Die Lehrende hört ausschließlich zu.
6. Auswerten Die Schülerin reflektiert den gesamten Lernprozess und wertet Stärken und Schwächen aus.	An die Selbstbewertung schließt sich die Fremdbewertung der Lehrenden an. Schlussfolgerungen über weitere Lernaufgaben werden getroffen und vereinbart.

Tab. 36: Aktivitäten auf Seiten der Schüler und auf Seiten der Ausbilder/Lehrenden

Selbstverständlich gehört zum Lernen in der praktischen Ausbildung auch, Pflegetechniken sicher und professionell anzuwenden. Daher kann in das Modell der vollständigen Handlung bei Bedarf eine Instruktion nach der Vier-Stufen-Methode eingefügt werden. Hier macht sie Sinn, weil sie eingebettet ist in eine komplexe Lernaufgabe mit kompletter Handlungsabfolge.

Übung

Hugo Müller ist 88 Jahre alt und lebt mit seiner 80-jährigen Ehefrau in einer altersgerechten 3-Zimmer-Wohnung. Sie haben sechs Kinder, zu denen sie engen Kontakt pflegen. Herr Müller leidet seit Jahren sehr unter Prostatahypertrophie.

Aufgrund einer Kriegsverletzung ist sein rechtes Bein versteift. Wegen zunehmender Altersschwäche ist er in seinen Bewegungen zunehmend eingeschränkt und verlangsamt.

Einmal täglich kommt ein Pflegedienst, um eine kleine Grundpflege durchzuführen. Der Arzt hat eine rezidivierende Pilzinfektion im Genitalbereich festgestellt.

Frau Müller ist wegen ständigem Uringeruch und durchnässten Sitzgelegenheiten sehr überfordert.

Frage: Wie kann der Gesundheitszustand die familiäre Lebenssituation verbessert werden?

Überlegen Sie, wie Sie in der Bewältigung dieser Aufgabe vorgehen. Folgende Leitfragen sollen Sie unterstützen:

- Welche Fakten habe ich? (Beschreibung des Falls)
- Welche Lernziele will ich erreichen in der Bearbeitung des Falls?
- Mit welchen Inhalten/Themen/Fakten muss ich mich auseinandersetzen?
- Was brauche ich dazu? (Materialien/Medien)
- Wie will ich vorgehen? (Ablauf)
- Welche Lern- und Arbeitstechniken wende ich an? (z. B. Lesen, Internet-Recherche, Befragungen durchführen)
- Wie stelle ich die Arbeitsergebnisse vor?
- Wie viel Zeit muss ich einplanen?

6.3 Das problemlösende Lernen eingebettet in das Modell der vollständigen Handlung

Berufliche Situationen im Pflege-, Gesundheits- und Sozialbereich sind offene komplexe Situationen, die je nach Situation, beteiligten Personen und Umwelt unterschiedliche Problemlösungen verlangen. In der Ausbildung wird dieser Umgang mit Komplexität und Unsicherheit vernachlässigt. Wie lernen Auszubildende Probleme zu lösen? Häufig nicht didaktisch beabsichtigt. Die Anleiterin schildert der Schülerin ein Pflegeproblem, beispielsweise eine schwierige häusliche Pflegesituation. Die Anleiterin nimmt dieses Problem aber nicht als Ausgang zu einer neuen Lernsituation, sondern vermittelt gleich die Lösung. Sie erzählt, was zu tun ist, was zu unterlassen ist oder wie hilflos sie sich dieser Situation ausgesetzt fühlt. Sie versäumt es, die Schülerin darüber nachdenken zu lassen, wie mögliche Lösungen aussehen könnten. Die praktische Ausbildung bietet jedoch zahlreiche Möglichkeiten problemlösend zu lernen. Diese Chance ist zu nutzen. Denn das problemlösende Lernen fordert zum aktiven, selbst gesteuerten und kreativen Lernen heraus.

Das problemlösende Lernen wird hier vorgestellt kombiniert mit dem Modell der vollständigen Handlung, die Handlungskette sieht folgendermaßen aus (→ Abb. 59):

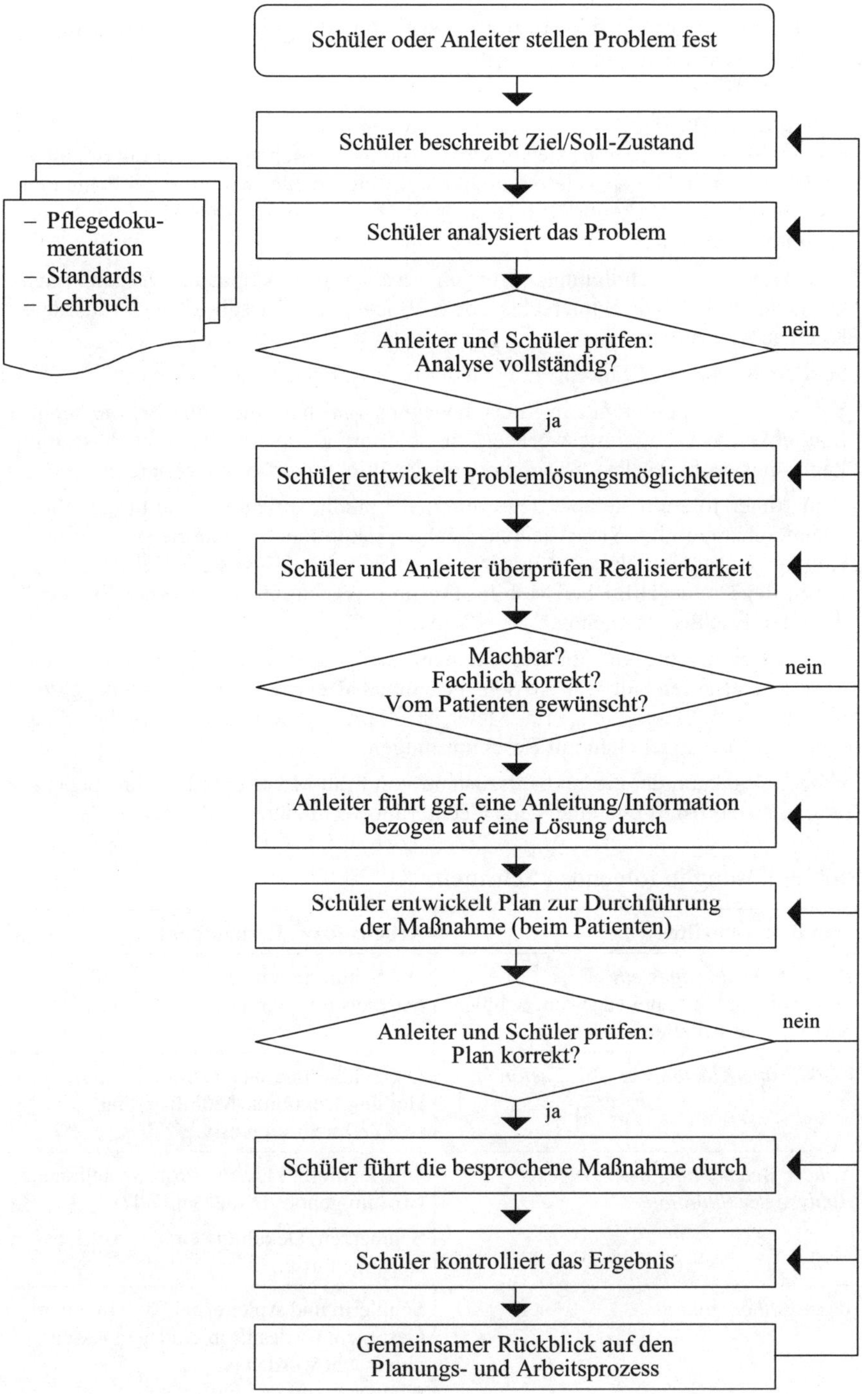

Abb. 59: Problemlöseprozess

Am *Beispiel* einer Fallbeschreibung soll das Vorgehen des problemlösenden Lernens veranschaulicht werden:

Helga Meier, 96 Jahre alt; sie lebt seit 7 Jahren in einem Pflegeheim auf Wohnbereich 3, seit 10 Jahren ist sie verwitwet. Sie hat 2 Töchter, eine lebt in Spanien, zu der sie regelmäßigen Telefonkontakt hat. Eine Tochter wohnt in der Nähe und kommt zweimal wöchentlich zu Besuch. Sie haben laut Aussage von Frau Meier ein gutes Verhältnis.

Frau Meier hat Durchblutungsstörungen, Osteoporose, Adipositas, Zustand nach Oberschenkel-Hals-Fraktur rechts vor 3 Wochen; sie ist seit 2 Tagen aus dem Krankenhaus zurück.

Seitdem hat sie eine starke Rötung an der rechten Ferse Grad 1.

Sie ist sehr eingeschränkt in ihrer Bewegung und hat eine hohe Schmerzempfindlichkeit bei Lagerungswechsel; sie toleriert keine Mobilisation, bestimmt Lagerungswechsel selbst; ist schwer von der Wichtigkeit zu überzeugen.

Frau Meier toleriert keine Pflege durch männliche Pflegekraft aufgrund ihres hohen Schamgefühls. Sie ist seit ca. 5 Jahren inkontinent, versorgte sich vor dem Krankenhausaufenthalt selbst mit Vorlagen. Seit der OP ist sie auf Hilfe bei der Intimpflege bzw. Hilfe bei Mobilisation auf WC-Stuhl angewiesen. Sie kann diese Hilfe schlecht annehmen.

Frau Meier möchte viel im Bett bleiben, hat zurzeit wenig Antrieb. Vor dem Krankenhausaufenthalt war sie sehr gesellig; hat gerne Karten gespielt, telefoniert und sich unterhalten. Frau Meier ist orientiert, sie reagiert bei Überforderung teilweise ungehalten mit Beschimpfungen.

Frage: Wie kann der Gesundheitszustand von Frau Meier erhalten, ihre Lebenssituation stabilisiert und eine Verschlechterung verhindert werden?

Problemlösung in folgenden Schritten:

Handlungsschritte	**Arbeits- bzw. Lernaufgabe**
Problem wird festgestellt Das Problem wird entweder vom Schüler oder von der Anleiterin benannt.	Die Schülerin wird mittels des Fallbeispiels mit dem Problem konfrontiert.
Zielklärung/Klärung des Soll-Zustands	Die Schülerin erläutert Soll-Zustand: Heilung Dekubitus/Mobilisierung/soziale Integration usw.
Nähere Beleuchtung des Problems/ Analyse der Situation	Die Schülerin klärt die Problemstellungen (worum geht es in diesem Fall?) Schmerzen, Dekubitus Grad I, Antriebsstörungen usw.
Wissensüberprüfung	Schülerin und Anleiterin klären in einem Gespräch, ob das Problem angemessen untersucht worden ist • bezogen auf den Fall • bezogen auf die Wissensgrundlagen

Suche nach Problemlösungen	Die Schülerin entwickelt Problemlösungsvorschläge für den Fall (ausgehend von ihrem Wissen), z. B.: Schmerztherapie, Lagerung, Rollstuhl und Gelkissen, Teflondecke (zur Gewichtsreduktion der Oberdecke), KG, Ernährung, Trinken, Regelmäßige Mobilisation, Abpolsterungsschuhe usw.
Prüfung der Realisierbarkeit	Gespräch mit der Anleiterin über Lösungsvorschläge: • Welche Lösungen sind praktikabel und umzusetzen? • Welche Lösungen akzeptiert Frau M.?
Ggf. Anleitung	Anleitung in einer Pflegemaßnahme
Erstellung eines Handlungsplans	1. Schülerin erarbeitet Handlungsplan, wie Lösungen zu verwirklichen sind: • z. B. Information und Beratung auch der Angehörigen • Mobilisation • Soziale Kontakte ermöglichen usw.
Überprüfung des Handlungsplans	Schülerin bespricht Lösung mit Anleiterin
Verwirklichung der gefundenen Lösung	2. Schüler verwirklicht (mit Unterstützung der Praxisanleiterin) eine der Lösungen.
Kontrolle des Ergebnisses	Die Schülerin bewertet ihre Leistungen
Rückblick auf den Planungs- und Arbeitsprozess	Schülerin und Praxisanleiterin werten Lernprozess aus und entwickeln neue Lernaufgabe

Tab. 37: Beispiel

In der Abfolge der Problemlösung gibt es Phasen der Einzelarbeit der Schülerin, Phasen der Reflexion mit der Lehrenden sowie Phasen, in der die Schülerin unter Beobachtung der Lehrenden ihre Aufgabe löst. Dieses Lernen muss organisiert werden, ein Zeitplan muss erstellt werden sowie Räume zum Selbstlernen und Gespräch bereitgestellt werden.

Übung

Wenden Sie das Problemlösende Lernen auf ein konkretes Fallbeispiel aus Ihrer Arbeit an.

Bearbeitung sozialer und organisationsbezogener Probleme

Institutionelle und organisationsbezogene Probleme – z. B. nicht effektive Arbeitsabläufe oder eine hohe Mitarbeiterfluktuation – können ebenfalls analysiert, bewertet und auf Lösungsmöglichkeiten hin abgeklopft werden. Abbildung 60 gibt einen Überblick über die wichtigsten Etappen dieses problemorientierten Arbeitsprozesses (→ Kapitel 5):

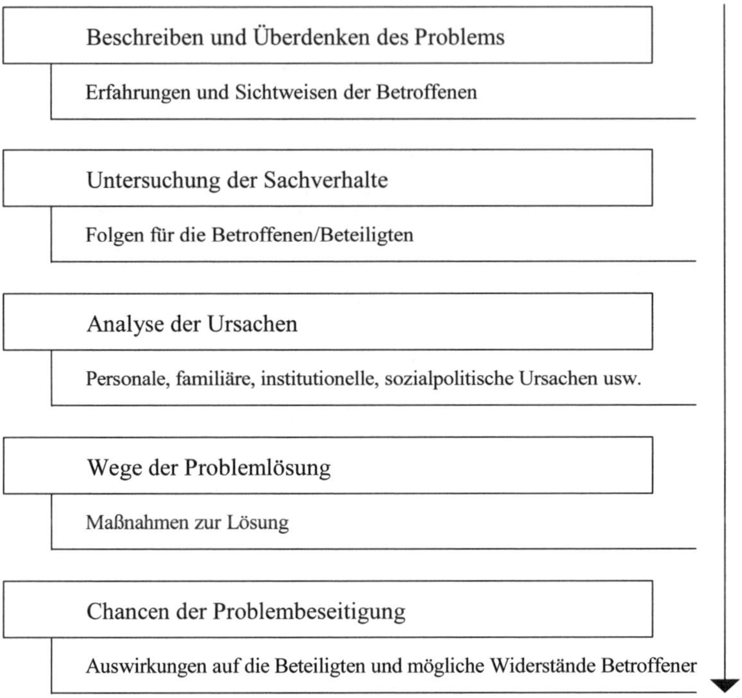

Abb. 60: Problemlösungsschritte bei der Bearbeitung sozialer und institutioneller Probleme (Klippert 1998)

Am Beispiel der Angehörigenarbeit in der häuslichen Pflege soll dieses problemlösende Vorgehen veranschaulicht werden:

Handlungsschritte	**Problem** Mangelnde Integration von Angehörigen in der ambulanten Versorgung
Beschreiben und Überdenken des Problems Erfahrungen und Sichtweisen der Betroffenen	Störungen und Widerstände bei der Integration pflegender Angehöriger: • Pflegende fühlen sich überfordert. • Sie fühlen sich durch deren Anwesenheit in ihren Tätigkeiten gestört. • Notwendige Pausen können nicht eingehalten werden. • Sie fühlen sich unter Druck gesetzt. • Angehörige fühlen sich nicht ernst genommen.

Untersuchung der Sachverhalte Folgen für die Betroffenen/ Beteiligten	• Stress auf beiden Seiten • Pflegepersonal reagiert unfreundlich. • Angehörige fühlen sich unsicher und fragen immer mehr. • Pflegepersonal vertröstet Angehörige. • Angehörige fühlen sich „übersehen". • Pflegepersonal geht Angehörigen aus dem Weg. • Vertrauensverhältnis auf beiden Seiten gestört.
Analyse der Ursachen Personale, familiäre, institutionelle, sozial-politische Ursache usw.	• Pflegepersonal erkennt die Sorgen pflegender Angehöriger nicht oder kann sie nicht auffangen, wenn sich z. B. Angehörige nicht lösen können. • Fehlende Gesprächsbereitschaft der Angehörigen, wenn sie z. B. schlechte Erfahrungen mit anderen Einrichtungen gemacht haben = Vertrauensverlust. • Psychische Überlastung der Angehörigen • Überfüllte, zu eng eingeteilte Tourengestaltung • Fehlende Kommunikation zwischen dem Pflegepersonal
Wege der Problemlösung Maßnahmen zur Lösung	• Feste Terminabsprachen • Feste Sprechzeiten für Angehörige • Durch Gespräche Vertrauen auf- und Ängste abbauen • Tourengestaltung überdenken • Arbeitszeit so gestalten, dass Pausen in einem Stück eingehalten werden können. Ein Ansprechpartner ist abwechselnd immer vor Ort • Gesunde Abgrenzung seitens des Pflegepersonals • Supervision • Flexible Arbeitszeiten
Chancen der Problembeseitigung Auswirkungen auf die Beteiligten und mögliche Widerstände Betroffener	• Mehr Zufriedenheit auf beiden Seiten • Vertrauen wird geschaffen, dadurch weniger Ansprache von Angehörigen • Erholungspause ist gewährleistet. • Durch Supervision Probleme erkennen, dadurch mehr Lösungspotential vorhanden
Praxisaufgabe planen	• Entweder Gesprächsführung mit Angehörigen: ein Informations- bzw. Beratungsgespräch führen oder • Beobachtung und Protokollierung eines durchzuführenden Pflegegutachtens nach § 37, SGB XI
Praxisaufgabe durchführen	Nach Plan
Praxisaufgabe kontrollieren	Selbstüberprüfung durch den Schüler
Lernprozess und Handlungsschritte auswerten	Mit der Anleiterin den gesamten Lern- und Arbeitsprozess auswerten

Tab. 38: Fallbeispiel

Übung

Untersuchen Sie entsprechend das Problem des Zeitmangels in der häuslichen Pflege.

6.4 Selbst gesteuertes Lernen – Impulse zur Leittextmethode

Was versteht man unter einem Leittext? Das Wort „Leittext" besteht aus dem Bestimmungswort „Leit", also leiten bzw. Richtung geben und dem Grundwort Text. Es handelt sich hier um einen Text, der die Lernenden gezielt durch einzelne oder mehrere Aufgaben eines Textes leitet. Der Text sagt dem Lernenden, was er zu tun hat, welche Aufgaben er zu lösen hat und welches Wissen er sich zur Lösung der Aufgabe aneignen muss. Die Aufgabenstellung selber bezieht sich auf eine Arbeitsaufgabe, die in der praktischen Ausbildung zu lösen ist.

Die Schnittstelle zwischen Theorie und Praxis von Ausbildungen, die nicht unter die dualen Ausbildungsgänge nach dem Berufsbildungsgesetz geregelt sind, verlangt besondere Aufmerksamkeit. Der Informationsfluss zwischen beiden Bereichen ist häufig nicht gesichert. Die Ausbildungsziele der Schule sind in den Einrichtungen für die Schülerinnen nicht umzusetzen. Viele Ausbildungseinrichtungen haben ihrerseits keine eigenen konzeptionellen Grundlagen für eine zielgerichtete praktische Ausbildung entwickelt. Leittexte sind an der Schnittstelle zwischen Schule und Praktikumsstelle angesiedelt. Mit Hilfe des Leittext-Konzeptes kann eine sinnvolle Theorie-Praxis-Verzahnung hergestellt werden. Das Lernen mit Leittexten folgt dem Ablauf des „Modells der vollständigen Handlung".

6.4.1 Theoretische Grundlagen

Die Leittextmethode ist eine Lehr-/Lernmethode, die zunächst für den Bereich der gewerblich-technischen Ausbildung entwickelt worden ist. Pionierarbeit leistete in den 1970er Jahren eine Ausbildungswerkstatt von Daimler-Benz, die die Leittextmethode entwickelte. Das Leittextkonzept wurde später auf den kaufmännisch-verwaltenden Ausbildungsbereich übertragen. Sein Nutzen für das selbst gesteuerte Lernen ist in weiteren Ausbildungsgängen – so auch in der Pflegeausbildung – längst anerkannt.

Die Leittextmethode ist ein Selbstlernprogramm für Auszubildende. Das heißt alle Schritte, die normalerweise Lehrende planen und vorgeben, übernehmen die Auszubildenden selber. Und dieses selbstständige Erarbeiten neuen Wissens geschieht über Leitfragen. Diese Leitfragen leiten den Auszubildenden an, sich gezielt das neue Wissen anzueignen und auch in der Praxis durchzuführen. Der Schüler wertet anschließend den Lern- und Arbeitsprozess selbstständig aus.

Während ich das personenbezogene Lernen – ich meine das Lernen mit dem Patienten/Bewohner/den Angehörigen usw. – den „komplexen Lernaufgaben" und dem Gespräch zwischen Schüler und Anleiter vorbehalte, weil sich die situativen Pflegebedingungen in Abhängigkeit vom Gesundheitszustand und der psychosozialen Lebenssituation ändern, so dass der

Leittext ständig angepasst werden müsste, bevorzuge ich für die übrigen Lernaufgaben das Leittextlernen.

Ich entwickle die Leittexte analog des Algorithmus einer „komplexen Lernaufgabe", beide Methoden beruhen auf dem Modell der vollständigen (Lern)Handlung. Die Aufgabenstellung im Leittext ist im Gegensatz zur komplexen Lernaufgabe allgemein gehalten, so dass sie in Abhängigkeit vom Ausbildungsstand von den Schülern selbständig gelöst werden kann, z.B. ein Leittext, der die Schüler befähigt, Dokumentationsmappen zusammenzustellen oder Pflegedokumentationen auf ihre Richtigkeit hin zu überprüfen, ein Leittext zur Medikamentenbestellung oder zur Durchführung einer Pflegevisite usw.

Leittexte zur Bewältigung komplexer Lernaufgaben können m.E. sowohl von den Lehrern der Schule für das Lernen in der Praktikumseinrichtung als auch von Praxisanleitern, am besten von beiden gemeinsam erstellt werden.

Leittexte haben für mich auch eine ganz pragmatische Funktion: Die praktische Ausbildung leidet zunehmend daran, dass Praxisanleiter und Mentoren unter Zeitnot klagen. Sie haben für die Schüler keine Zeit, weil die direkte und indirekte Pflege ihre Kraft und Zeit absorbiert. Die Schüler fühlen sich daher häufig überflüssig und als Störfaktor oder sie arbeiten einfach mit. Belastungssituationen, in denen sich Praxisanleiter und Mentoren überfordert fühlen, können mit Leittexten überbrückt werden – abgesehen von dem didaktischen Wert der Selbststeuerung des Lernens durch die Schüler, wenn sie Leittexte eigenverantwortlich bearbeiten, die ein hohes Maß an Aktivität und Selbständigkeit abverlangen.

6.4.2 Unterschiedliche Leittexttypen

Es gibt unterschiedliche Leittexttypen. Drei Typen sollen vorgestellt werden:

1. Leittexte zur Bearbeitung einer Arbeitsaufgabe bzw. zur Lösung eines Problems

   Wenn Lehrende einen Leittext erstellen, ist darauf zu achten, ob der Leittext zur Erstvermittlung, zur Vertiefung oder zur Wiederholung eingesetzt wird – je nachdem, ob eine praktische Aufgabe erstmalig vermittelt oder aber vertieft werden soll.
   Bei der Erstvermittlung kommt es darauf an, vor allem die notwendigen Kenntnisse erarbeiten zu lassen. Die Arbeit mit dem Leittext tritt hier an die Stelle der Unterweisung durch den Lehrenden.
   Bei der Vertiefung von bereits gelernten Tätigkeiten geht es vornehmlich um die Verknüpfung verschiedener Fertigkeiten zu komplexen Arbeitsabläufen. Praxisanleiter müssen sich fragen, welches Wissen soll über den Leittext neu erarbeitet und in welche vorhandenen Wissensstrukturen, Fähigkeiten, Fertigkeiten eingebettet werden.

2. Leittexte für Erkundungen

   Erkundungsleittexte können dort eingesetzt werden, wo es darum geht, Arbeitsplätze oder auch ganze Arbeitsbereiche kennen zu lernen. Die Erkundung kann im Team oder auch einzeln erfolgen. Bei Einzelerkundungen sollte aber möglichst ein Erfahrungsaustausch in der Gruppe bzw. im Team folgen. Die Informationen können zudem durch Fachliteratur ergänzt werden.

3. Leittexte zur Entscheidungsfindung

   Aus der Managerausbildung sind verschiedene Verfahren der Entscheidungsvorbereitung bekannt, die sich auf die Leittextausbildung anwenden lassen. Dabei geht es im Wesentlichen darum, die Entscheidungsfindung zu systematisieren, um damit zu nachvollziehbaren, transparenten Resultaten zu kommen.

6.4.3 Erläuterung und Anleitung zur Leittexterstellung

Leittextlernen will Theorie und Praxis verbinden. Die Zusammenarbeit zwischen Schule und praktischem Ausbildungsort ist eine Voraussetzung, um theoretisches Wissen mit praktischem Tun zu verbinden. Deshalb sollten Leittexte für bestimmte Aufgabenstellungen auch mit Lehrern und Ausbildern/Praxisanleitern gemeinsam erstellt werden.

Für die Erstellung der Leittexte sind zwei Probleme zu lösen:

1. Wie bringe ich den Lernenden dazu, selber aktiv zu sein?
2. In welchen Handlungs- bzw. Problembezug soll das neue Wissen eingeordnet werden?

Ich möchte die didaktischen Überlegungen sowie die Handlungsschritte zur Leittexterstellung an einem Flowchart aufzeigen (→ Abb. 61).

Anleitung

1. Die Arbeitsaufgabe

   Formulieren Sie eine Aufgabe aus Ihrer täglichen Arbeit, die der Schüler selbstständig durchführen bzw. lösen soll. Die Aufgabe muss aus der Praxis kommen! Sie muss dem Schüler ermöglichen, die Arbeitsschritte entsprechend des „Modells einer vollständigen Handlung“ auszuführen. Die Aufgabenstellung wird also direkt aus der Praxis abgeleitet.

2. Schüler eignen sich Wissensgrundlagen an

   Wenn Sie die Aufgabe formuliert haben, überlegen Sie, welches theoretische Wissen Voraussetzung ist, um die Aufgabe in der Praxis situationsgerecht lösen zu können.
   Listen Sie dazu das erforderliche theoretische Wissen auf.

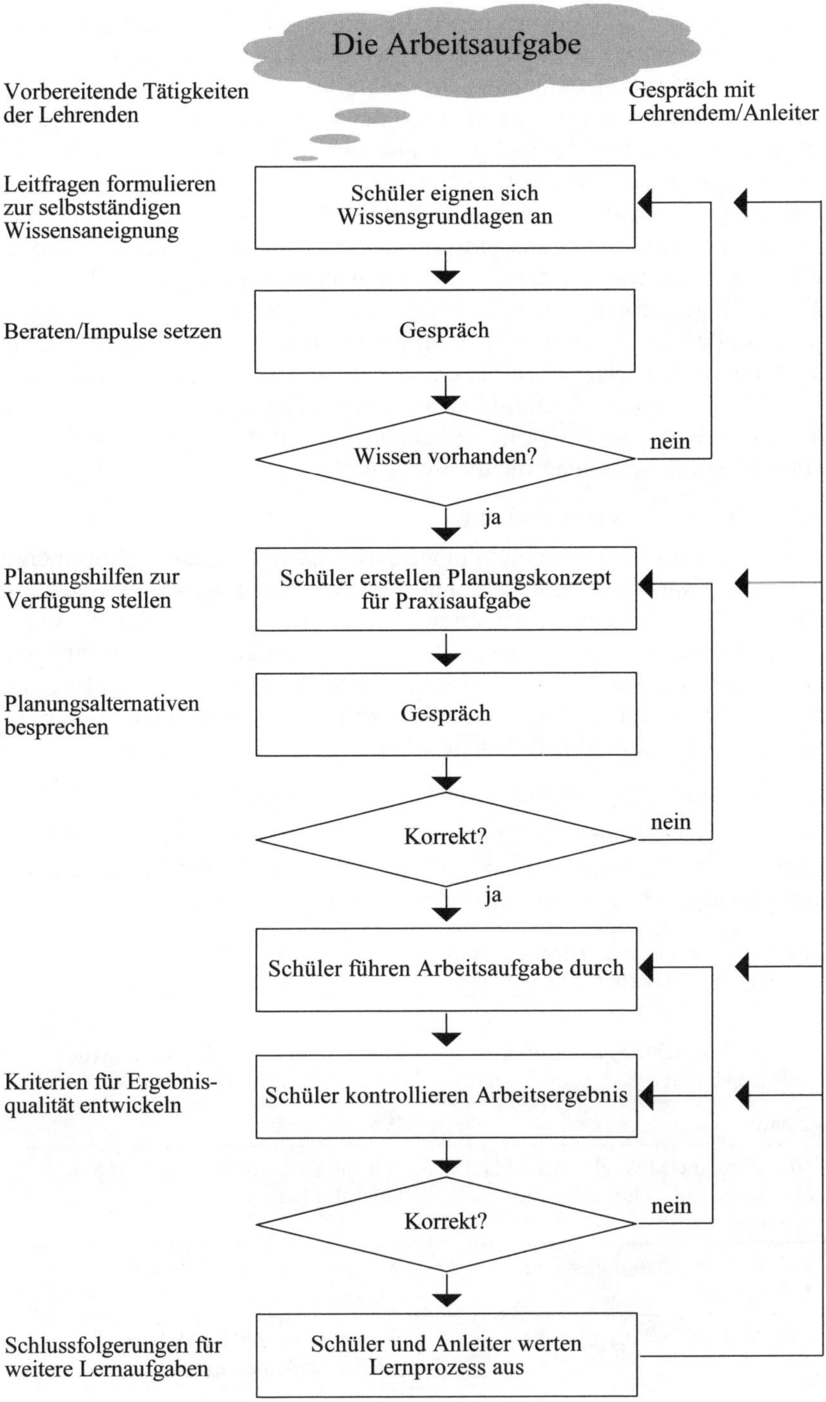

Abb. 61: Flowchart zum Lehren und Lernen mit Leittexten

Formulieren Sie nun entsprechende Leitfragen, die dem Schüler helfen, sich das notwendige Wissen zielgerichtet anzueignen. Die erforderlichen Bücher, Standards, Dokumente, Prospekte usw. müssen in Ihrer Praktikumseinrichtung vorhanden und verfügbar sein. Es sei denn Sie lassen es zu, dass sich der Schüler auf eine Reise durch Bibliotheken und Büchereien begibt oder ins Internet „eintaucht".
Wozu werden Leitfragen formuliert? Durch die Leitfragen werden die Schüler angeleitet, sich aus entsprechenden Unterlagen die Kenntnisse selbst zu erarbeiten, die zur Lösung der Arbeitsaufgabe notwendig sind. Die Leitfragen strukturieren den Informationsprozess.
Leittextarbeit der Schüler sollte möglichst in der Gruppe erfolgen. Durch die gemeinsame Diskussion lassen sich viele Schwierigkeiten überwinden. Erst durch den Austausch von Argumenten untereinander werden die neuen Kenntnisse in die vorhandenen Denkstrukturen eingeordnet und mit bereits bekannten Inhalten verknüpft.

3. Gespräch über Theorieaneignung

   Formulieren Sie in den Leittext hinein, dass nach der Informationsaneignung ein Gespräch mit der Lehrenden ansteht, indem gemeinsam geklärt wird, ob das erforderliche Theoriewissen vorhanden ist. Wenn Wissenslücken festgestellt werden, hat der Schüler ein weiteres „Lernpensum" zu absolvieren. Geraten Sie aber nicht in die Rolle eines Belehrenden, der dann die notwendigen Informationen zusteuert. Selbsttätigkeit ist das Ziel der Leittextarbeit! Sie sind ausschließlich ein Lernbegleiter.

4. Schüler erstellen Planungskonzept

   Nun wird der Schüler die Durchführung der oben formulierten praktischen Aufgabe schriftlich planen. Dazu stellen die Lehrenden am besten auch einige Leitfragen. Sie beziehen sich auf:

Beteiligte Personen und deren Voraussetzungen (z. B. Lebenssituation und Gesundheitszustand)	Wer ist involviert?
Ziel der Maßnahme bzw. Aufgabe (das Ergebnis):	Wozu führe ich die Maßnahme (mit welchem Ergebnis) durch?
Inhalt:	Was ist Thema?
Vorgehen, die Methode, den Ablauf (Vorbereitung – Durchführung – Nachbereitung):	Wie gehe ich vor in welcher Handlungsabfolge?
Erforderliche Materialien und Hilfsmittel:	Welche Materialien/Hilfsmittel brauche ich?
Ggf. Motivation oder Ursache	Warum führe ich die Maßnahme/ praktische Aufgabe durch?

Tab. 39: Planungsfragen

Der Schüler soll am Beispiel des Planungskonzeptes aufzeigen können, dass er in der Lage ist, das, was er tut, gedanklich vorher zu erfassen. Es geht hier also um die Einübung eines methodisch-strategischen Verhaltens. Mit der Planung sollte zugleich ein Auswertungsbogen erstellt werden. Dafür sind die Bewertungskriterien herauszufinden, die für die Aufgabenstellung angemessenen sind. Falls zulässige Abweichungen erlaubt sind, sind diese zu beschreiben.

5. Entscheiden für ein bestimmtes Vorgehen bzw. für eine Planungsalternative

   Lehrende besprechen das Planungskonzept mit dem Schüler. Gibt es mehrere Wege, um die Aufgabe zu lösen, entscheiden sie gemeinsam, für welchen Weg sie sich entscheiden. Dieser Schritt muss im Leittext formuliert sein.
   Dieses Gespräch wird durchgeführt, bevor mit der praktischen Umsetzung bzw. Ausführung begonnen wird. Es hat das Ziel zu überprüfen, ob die Auszubildenden über alle notwendigen Fachkenntnisse verfügen, um die gestellte Aufgabe fachgerecht ausführen zu können.

6. Schüler führen Arbeitsaufgabe durch

   Der Schüler wird jetzt die Aufgabe praktisch durchführen. Die Anleiterin/Lehrende kann je nach Aufgabenstellung dabei sein und beobachten oder den Schüler – wenn in der Pflege z. B. keine Gefährdung von Patienten gegeben ist – die Aufgabe ohne ihre Anwesenheit selbstständig durchführen lassen.
   Während die theoretische Arbeitsvorbereitung möglichst in der Lerngruppe erfolgen sollte, kommt es bei der Ausführung darauf an, dass jeder Auszubildende die geforderten Fertigkeiten selbst ausführt. Falls Abweichungen vom Arbeitsplan notwendig geworden sind, sollten diese dokumentiert und im Nachgespräch begründet werden.

7. Selbstkontrolle

   Der Schüler wird nun selbst auf der Grundlage seines Planungskonzeptes beurteilen, ob er die Aufgabe richtig gelöst hat. Wenn Abweichungen vorlagen, wird er diese beschreiben und begründen, warum diese notwendig waren.
   Grundsätzlich kontrollieren sich die Auszubildenden selbst. Sie lernen, sich selbst Rechenschaft über den Arbeitserfolg abzugeben. Mit dem Kontrollieren wird überprüft, ob die Zielvorstellung erreicht worden ist. Dies geschieht über einen Soll-Ist-Vergleich auf der Basis der Planungsgrundlagen.

8. Auswerten

   Konstitutiv für die Leittextarbeit ist eine Verschränkung von Selbst- und Fremdevaluation. Erst an dieser Stelle werten die Praxisanleiterin und der Auszubildende gemeinsam die Aufgabe aus, und zwar im Hinblick

auf die vorhergehenden Schritte. Daraus ziehen sie gemeinsam Konsequenzen für weitere Aufgaben. Entweder muss wiederholt und weiter geübt werden oder man wendet sich neuen Aufgaben zu.
Bei der Auswertung kommt es darauf an, Konsequenzen aus dem Soll-Ist-Vergleich zu ziehen. Ziel ist es nicht, eine Note zu vergeben. Es geht in diesem Schritt darum, die Schüler dabei zu unterstützen, ihre Lücken selbst zu erkennen und die Ursachen für mögliche Fehler aufzuspüren.
Der Prozess der Auswertung sollte daher von dem der Beurteilung strikt getrennt werden. Eine vertrauensvolle Zusammenarbeit ist nur möglich, wenn man Fehler und Schwächen offen besprechen kann, ohne zu befürchten, dass diese in einer Note ihren Niederschlag finden.
Rückmeldungen haben in selbst gesteuerten Lernprozessen die Funktion, dem Auszubildenden und dem Lehrenden zurückzumelden, wie der erreichte Stand des Wissens und der Fertigkeiten des Schülers ist. Es gehört zu den Zielen der Leittextarbeit, den Lernenden die Kompetenz zu vermitteln, ihre eigene Leistungsfähigkeit und ihr Können realistisch einschätzen zu können und das erreichte Ergebnis hinsichtlich der gestellten Anforderungen zu bewerten.

Die folgende Tabelle soll den Ablauf, wie Lehrende einen Leittext erstellen, am Beispiel aus der Altenpflegeausbildung veranschaulichen (Falk 2009)[2]:

<table>
<tr><th>Vorgehen</th><th colspan="4">Exemplarisches Beispiel</th></tr>
<tr><td></td><td colspan="4">Arbeitsaufgabe:
Der MDK will eine Begutachtung bei einem demenziell erkrankten Menschen vornehmen. Versuchen Sie im Vorfeld die Pflegeeinstufung bei diesem demenziell erkrankten Menschen auf der Grundlage der Begutachtungsrichtlinien zu bestimmen und Ihre Einstufung zu begründen.</td></tr>
<tr><td colspan="5">1. Pinnwand vorbereiten
Nehmen Sie eine Pinnwand und unterteilen Sie die Arbeitsfläche in vier gleich große Spalten.
Die Erstellung der Leitfragen mit Hilfe einer Pinnwand hat den Vorteil, dass alle Gruppenmitglieder den Stand der gemeinsamen Diskussion vor Augen haben.</td></tr>
<tr><td>2. Beschriften Sie die 4 Spalten mit den Bezeichnungen:</td><td>Tätigkeit</td><td>Kenntnisse</td><td>Informationsquelle</td><td>Leitfrage</td></tr>
<tr><td>3. Füllen Sie in der Gruppe die Spalten mit den entsprechenden Angaben
Ausgehend von der auszuführenden Tätigkeit</td><td>Ausschnitte aus den Be-</td><td>Gesetzestexte und Fachtexte</td><td>Auszüge aus den Begut-</td><td>Wie wird der zeitliche Um-</td></tr>
</table>

2 Leittexte finden Sie in dem Buch Falk (2009) „Basiswissen Demenz“.

wird festgelegt, welche Kenntnisse zu ihrer Ausführung notwendig sind. Grundsätzlich sollten Sie sich auf die Tätigkeiten konzentrieren, die neu zu erlernen sind oder bei denen besondere Schwierigkeiten erwartet werden. Da sich die Auszubildenden die Kenntnisse selbst erarbeiten, wird in der 3. Spalte festgehalten, woher sie sich die Informationen holen sollen. Erst wenn dies alles festgelegt ist, sollen die Leitfragen formuliert werden. Die Auszubildenden erhalten später nur die Leitfragen, die sie anleiten sollen, sich aus den Informationsquellen die Kenntnisse zu erarbeiten, die sie zur fachgerechten Ausführung ihres Auftrags benötigen.	gutachtungsrichtlinien des MDK lesen; Zeitkorridore für einzelne Verrichtungen lesen und auflisten; die Bestimmungen bzw. Ausführungen zur Begutachtung bei psychisch oder geistig behinderten Menschen herausschreiben. In der Gruppe auf die wesentlichen Kernaussagen hin überprüfen. Ein Schaubild in der Gruppe erstellen, auf dem die Kernaussagen zur Begutachtung festgehalten sind.	lesen und gliedern können; die Kernaussagen bzw. das Wesentliche erfassen; diese Systematik anschaulich in Form einer Tabelle bzw. eines Schaubildes darstellen.	achtungsrichtlinien mit Angabe der Zeitkorridore Artikel zum Thema	fang des jeweiligen Hilfebedarfs ermittelt? Welche besonderen Regelungen sind bei der Ermittlung des Hilfebedarfs bei psychischer oder geistiger Erkrankung zu berücksichtigen? Welche Bedeutung haben die Zeitkorridore? Welche erschwerenden oder erleichternden Faktoren können einen zeitlichen Mehr- oder Minderaufwand in der Hilfeleistung begründen?

4. Formulieren Sie eine Einleitung

Erklären Sie den Auszubildenden möglichst genau, welche Funktion dieser Leittext hat. Dazu gehört:

- Die Beschreibung der Aufgabe, zu deren Bearbeitung er dient.
- Beschreibung der Ziele, die mit der Bearbeitung dieses Leittextes erreicht werden sollen.
- Die Beschreibung der Voraussetzungen oder des fachlichen Zusammenhangs für die Bearbeitung des Leittextes.
- Hinweise darauf, wie der Leittext bearbeitet werden soll.
- Hinweise auf Quellen.

5. Gestalten Sie ein Deckblatt

Die verschiedenen Leittexte sollen von außen leicht zu erkennen und zu unterscheiden sein. Verwenden Sie für das Deckblatt eine bildliche Darstellung, durch den der Inhalt charakterisiert wird.

Tab. 40: Anleitung zur Leittexterstellung

Überprüfung des erstellten Leittextes

Anhand der in Tabelle 40 aufgeführten Kriterien ist eine selbstständige Kontrolle des Leittextes im Hinblick auf die Vorgaben möglich.

Vorgaben	Überprüfungskriterien	Ergebnis
Das Deckblatt	Ein Deckblatt ist erstellt. Das Deckblatt des Leittextes vermittelt ein Bild von der Aufgabe.	Sinnvolles Lernen ist nur möglich, wenn man genau weiß, wofür man lernt.
Vollständige Lernhandlung	Der Leittext folgt im Aufbau den 6 Lernschritten: • Informieren • Planen • Entscheiden • Ausführen • Kontrolle • Bewerten	Schüler steuern ihr Lernen selbstständig.
Die Einleitung	Eine Einleitung ist formuliert. Die zu erlernenden Qualifikationen bei der Bearbeitung sind benannt.	Die Lernenden sind in der Lage, die zu bearbeitende Aufgabe in ihren Lehrplan und in ihre Wissensvoraussetzungen einzuordnen.
Die Arbeitsaufgabe	Die Relevanz der Aufgabe für den Beruf ist verdeutlicht. Die Praxisaufgabe bietet den Lernenden etwas Neues, oder es geht um die Anwendung von vorhandenem Wissen. Die Praxisaufgabe ist überschaubar und von den Auszubildenden zu bewältigen. Die Praxisaufgabe bietet ein gewisses Maß von Anstrengung, Herausforderung und beinhaltet die Möglichkeit zur Erweiterung der eigenen Fähigkeiten.	Die Arbeitsaufgabe bietet eine optimale Herausforderung, d. h. es besteht ein Gleichgewicht zwischen den Anforderungen der Aufgabe und den dazu notwendigen Fähigkeiten (keine Über-, keine Unterforderung).
1. Information	Die Leitfragen sind so klar formuliert, dass die Lernenden genau wissen, was sie zu tun haben und wie sie es zu tun haben. Die Fragestellungen sind: • verständlich, d. h. einfach und klar formuliert • strukturiert in der Abfolge (Roter Faden) • prägnant und • anregend Hinweise zu den Informationsquellen und zur Bearbeitung sind gegeben.	Die Schüler haben sich das notwendige Wissen zielgerichtet angeeignet.

Gespräch über Wissens-aneignung	Sinn und Zweck des Gesprächs ist formuliert.	Die Schüler erfahren den Lehrenden in der Rolle eines Lernberaters/einer Lernberaterin, nicht in der eines/einer Belehrenden, der die notwendigen Informationen zusteuert.
2. Planung	Die Schüler haben Planungshilfen erhalten. Sie beziehen sich auf (Vorschlag): • Das Ziel der Maßnahme bzw. Aufgabe: wozu? • Auf den Inhalt: was? • Auf das Vorgehen, die Methode, den Ablauf: wie? • Die Beteiligten: wer ist betroffen? • Die erforderlichen Materialien und Hilfsmittel: womit? Die anschließende Überprüfung ist entweder durch einen Kontrollbogen vorgegeben, oder sie ist zusammen mit der Arbeitsplanung von den Auszubildenden erstellt worden.	An Hand des Planungskonzeptes sind der Verlauf und das Ergebnis der praktischen Aufgabe skizziert.
3. Gespräch über Planungs-konzept (Entscheiden)	Die Gesprächssituation ist schriftlich festgehalten. In der Regel gibt es mehrere Wege, um eine Aufgabe zu lösen. Schüler und Lehrer beraten gemeinsam, für welchen Weg sie sich entscheiden.	Die Schüler sind in der Lage, das was sie tun, gedanklich vorher zu erfassen und sich begründet für eine Alternative zu entscheiden.
4. Durchführung	Die Aufgabe wird durchgeführt.	Der Arbeitsplan beschreibt die zielgerichtete Vorgehensweise, die jeder Lernende zu absolvieren hat. Abweichungen werden von den Schülern dokumentiert und begründet.
5. Selbst-kontrolle	Nach der Leittextmethode kontrollieren die Schüler und Schülerinnen ihre Arbeitsergebnisse immer zuerst selber. Die Richtigkeit der Ergebnisse überprüfen die Schüler anhand der Kontrollbögen oder an Hand des Planungskonzeptes.	Die Lernenden erfahren, dass sie Kontrolle und Einfluss auf die eigenen Lernbedingungen und den eigenen Lernerfolg haben.

6. Auswertung	Abschluss ist die Gesamtevaluation. Die Auswertung bezieht sich auf die 6 Schritte der Leittextarbeit. Ein Feedback über den Leittext und seine Qualität wird vorgenommen. Lernberater und Schüler ziehen gemeinsam Konsequenzen für weitere Aufgaben.	Es wird eine positive Rückmeldung über den Lernprozess gegeben und damit Erfolgserlebnisse vermittelt. Schwachstellen werden benannt. Es werden keine Noten vergeben.

Tab. 41: Überprüfung des Leittextes

6.4.4 Didaktische Leistung der Leittextausbildung

Zusammenfassend sollen die Leistungsmerkmale des Lernens mit Leittexten herausgestellt werden:

- Die Leittextmethode verbindet Theorie und Praxis

  Die Leittextmethode befähigt die Auszubildenden, die Theorie auf konkrete Anwendungsprobleme zu beziehen. Die Leittextmethode verlangt von ihnen, dass sie aus den abstrakten Beschreibungen von Lehrbüchern die praktische Umsetzung realisieren.

- Leittexte fördern die Handlungskompetenz

  Arbeitskräfte im Pflege-, Gesundheits- und Sozialbereich müssen komplexe berufliche Aufgaben selbstständig lösen. Diese Fähigkeit wird als Handlungskompetenz bezeichnet. Handlungskompetenz wird definiert als Fähigkeit zum selbstständigen Planen, Durchführen und Kontrollieren von Arbeitstätigkeiten und die anschließende selbstkritische Reflexion darüber. Dazu muss die Ausbildung befähigen.

- Die Leittextmethode fördert das Selbstlernen

  Durch die Leittextmethode lernen Auszubildende, sich selbst aus schriftlichen Unterlagen, Fach- und Handbücher zu informieren. Die Ausführung aller Aufgaben muss von den Auszubildenden selbstständig geplant, durchgeführt und kontrolliert werden.

- Die Leittextmethode bildet Schlüsselqualifikationen aus

  Durch die Leittextmethode werden Schlüsselqualifikationen vermittelt. Bildungsinhalte, die sich an vorhandenen Anforderungen orientieren, veralten. Das ist bekannt. Man spricht von einer Halbwertzeit unseres Wissens von fünf Jahren. Die notwendige Flexibilität zwischen den gegenwärtigen Inhalten und den zukünftigen Anforderungen soll durch Schlüsselqualifikationen erreicht werden. Als Schlüsselqualifikationen werden daher Fähigkeiten bezeichnet, die es ermöglichen, neue, noch unbekannte Aufgaben zu lösen.

Übung

Erstellen Sie einen Leittext. Beschreiben Sie dazu eine Praxisaufgabe, die die Schülerinnen und Schüler selbstständig über die 6 Schritte einer vollständigen Handlung zu lösen haben.

- Wie lautet die Aufgabenstellung?
- Welche Informationen müssen sich dazu die Schüler theoretisch aneignen?
- Welche Planungshinweise müssen Sie geben?
- Welche Kriterien für eine erfolgreiche Bewältigung der Aufgabe können Sie angeben?
- Entwickeln Sie dazu die entsprechenden Leitfragen.
- Formulieren Sie eine Einleitung
- Beschreiben Sie die Aufgabe, zu deren Bearbeitung der Leittext dient.
- Beschreiben Sie die Ziele, die mit der Bearbeitung dieses Leittextes erreicht werden sollen.
- Beschreiben Sie die Voraussetzungen oder den fachlichen Zusammenhang für die Bearbeitung des Leittextes.
- Geben Sie entsprechende Hinweise darauf, wie der Leittext bearbeitet werden soll mit Hinweisen auf die Quellen.
- Gestalten Sie ein Deckblatt

Leittexte sollen von außen leicht zu erkennen und zu unterscheiden sein. Verwenden Sie für das Deckblatt eine bildliche Darstellung, durch den der Inhalt charakterisiert wird.

7. Lernberatung und Lernprozesssteuerung

Bei der Lernberatung und Lernprozesssteuerung steht die Stärkung der Eigenverantwortung der Lernenden im Mittelpunkt. Das impliziert ein Lernen, welches zugleich die persönliche Entwicklung der Schülerinnen und Schüler fördert, das Lernen des Lernens ermöglicht und dazu beiträgt, dass der einzelne Schüler mehr Verantwortung für sein Lernen übernimmt.

Der Lehrende nimmt die Rolle eines Beraters ein, der den Lernstand des Schülers einschätzt, Unterstützung für die weitere Entwicklung anbietet sowie organisierende Aufgaben wahrnimmt. Im Sinne des „Fading" (→ Kapitel 4) entscheidet der Lehrende bei steigender Kompetenz des Schülers über das Nachlassen seiner Steuerung und Unterstützung.

Ziele

Die Lehrenden

- entwickeln Instrumente der Selbstreflexion und der Selbststeuerung für die Schüler,
- diagnostizieren Stärken und Schwächen beim Lernen,
- nehmen ihre Rolle als Lernberater wahr,
- reflektieren ihre Lernberatungskompetenz,
- wissen, dass Verhaltensmodifikation bzw. -formung eine Verhaltensänderung anstrebt; Verhaltensformung auf der systematischen Anwendung von Lerngesetzen basiert; wünschenswertes Verhalten durch stufenweise Annäherung und Belohnung aufgebaut wird.

7.1 Kompetenzerfassung und Leistungsrückmeldung: Instrumente zum selbst organisierten Lernen und Dokumentation des Lernprozesses

Selbst organisiertes Lernen ist Voraussetzung, Methode und Ziel zugleich. Die Annahme, eine veränderte Lernqualität, die auf selbst bestimmtes und selbst organisiertes Lernen der Schüler zielt, trage zugleich zur Förderung der Lernkompetenz bei, stimmt nicht. Diesen Automatismus gibt es nicht. Vergegenwärtigen wir uns, welche Anforderungen mit dem selbst organisierten Lernen verbunden sind. Lernende

- kennen die eigenen Lernziele,
- entwickeln ein Selbstbewusstsein und Zutrauen in ihre Lernkompetenzen und erfahren Selbstwirksamkeit,

- sind offen für neues Lernen und ergreifen die Initiative,
- akzeptieren die eigene Verantwortung,
- zeigen Kreativität und Problemlösefähigkeiten,
- entwickeln Motivation, Konzentration, Arbeitsdisziplin und können diese aufrecht erhalten,
- wenden Strategien der Informationssuche, -auswahl, -aufnahme und -verarbeitung an.

Diese Fähigkeiten müssen durch professionelle Lernbegleiter unterstützt und gefördert werden. Lernbegleiter

- stellen Räume/Geräte usw. zur Verfügung,
- bieten Organisations- und Verwaltungshilfe an,
- beraten bei der Auswahl von Lernmaterialien und vermitteln diese unter Umständen,
- geben fachliche Hilfestellung, vermitteln ggf. Experten,
- entwickeln geeignete Lernmedien.

Diagnostische und beratende Interventionen sollen die Schüler in ihrer Lernfähigkeit fördern und ihn in die Lage versetzen, Lernstrategien anzuwenden. Dazu muss der Lehrende

- Lernschwierigkeiten erkennen und Hilfestellung geben zur Bewältigung,
- Lernberatungsgespräche führen,
- zur realistischen Selbsteinschätzung beitragen,
- Hilfen bei Problemklärungen anbieten,
- Lernzielvereinbarungen treffen,
- Arbeitsgruppen moderieren und coachen,
- Menschen mit gleichen Interessen bzw. Problemen zusammenführen,
- Anregungen und Hilfen zum Aufbau von Selbstlerngruppen geben,
- die Kleingruppenarbeit unterstützen durch Beratung zu geeigneten Arbeitsmethoden.

Ohne Instrumente/Werkzeuge ist Lernberatung nicht vorstellbar. Instrumente, auf deren Basis die individuelle Kompetenzentwicklung abgebildet werden kann, sind Kompetenzraster, Lernlandkarten, die Lehr-Lern-Vereinbarung, Lerntagebuch, Portfolio. Auf der Basis dieser Instrumente ist eine Verknüpfung von Selbst- und Fremdeinschätzung zur Gewinnung eines realistischen Selbstbildes in den fachlichen Leistungen gegeben. Zudem helfen diese Verfahren, die individuelle Lernentwicklung transparent darzustellen.

Lernberatung stützt sich auf diese Verfahren und deren Dokumentation. Lernlandkarten wurden in Kapitel 6 vorgestellt, Kompetenzraster werden in Kapitel 8 behandelt. Diagnostik und Förderung ist Thema in Abschnitt 7.2. Nachfolgend werden die Instrumente vorgestellt, die die Schüler im selbst organisierten Lernen verwenden und die die Grundlage bieten zur Lernprozesssteuerung und Leistungsrückmeldung:

- Die Arbeitsplanung und -bericht
- Das Lerntagebuch
- Die Lehr-Lern-Vereinbarung
- Der Lernplaner
- Das Portfolio

Zur Vorbereitung und Umsetzung von Arbeitsaufträgen im selbst organisierten Lernen führen Lernende einen Arbeitsplan und -bericht (→ Abb. 62).

Arbeitsplanung für (Teil-)Thema:		Datum:
Gruppe:	Abwesend:	ModeratorIn: ZeitnehmerIn:
Beginn der Arbeit:	Ende der Arbeit (Zeitziel):	
Arbeitsergebnis heute	Unser Ziel ist es, …	
Arbeits- und Zeitplan (Vorgehen):	Wir erarbeiten …	
Arbeitsziel erreicht?	Wenn nicht, warum?	
Konsequenz:		
Arbeitsbericht (namentlich):	Wer hat welchen Beitrag geleistet?	
Unterschrift der Moderatorin/des Moderators:		

Abb. 62: Arbeitsplanung und -bericht (Quelle: Ministerin für Kultus, Jugend und Sport des Landes Baden-Württemberg (ohne Datum): SOL – Selbst organisiertes Lernen)

Die Gruppen bestimmen jeweils, wer Zeitnehmer und wer Moderator ist. Jede/r nimmt diese Rolle einmal wahr. Durch diese Rollen ist ein zielgerichtetes und effektives Arbeiten gewährleistet. Die mit den Rollen verbundenen Aufgaben sind zuvor zu klären.

Die Arbeitsplanung sowie der -bericht geben Auskunft über die Qualität des Arbeitsergebnisses sowie die Zusammenarbeit. Diese Berichte werden in einem Portfolie gesammelt und sind Gegenstand der Gruppen- wie Einzelauswertung in abgesprochenen Zeitintervallen.

In mehrtägigen Veranstaltungen – z. B. in der Weiterbildung für Praxisanleiterinnen – führen die Teilnehmerinnen und Teilnehmer am Ende eines Seminartages ein Lerntagebuch. Das Lerntagebuch soll helfen, das eigene Lernen transparent zu machen sowie die eigenen Stärken und Schwächen zu erkennen. In früheren Kursen haben die Teilnehmerinnen – unter dem

Stichwort „Schreiben Sie auf, was Ihnen wichtig war am Tag“ – folgende Fragen beantwortet:

- Was habe ich heute gelernt?
- Wie habe ich es gelernt?
- Welche neuen Fragen, Entschlüsse, Entdeckungen sowie Schlussfolgerungen ergeben sich für mich daraus?

Ich habe mich immer gewundert, warum dieses Lerntagebuch so wenig über das Lernen der Teilnehmerinnen aussagte. Heute weiß ich, dass diese Fragen viel zu unspezifisch gestellt waren. Wer kann schon über sein Lernen Auskunft geben, der sich darüber bisher keine Gedanken gemacht hat? Heute leite ich das Nachdenken über das Lernen gezielter an: Am Ende einer Tagesveranstaltung präsentierte ich zur Erinnerung eine Mindmap mit den behandelten Themen. Dann kommt die Aufforderung:

- Bitte schreiben Sie kurz auf, was Sie heute von diesen Themen wissen …
- Schreiben Sie auch auf, was Ihnen noch unklar geblieben ist …
- Überlegen Sie bitte, wie Sie heute gelernt haben. Hier einige Anregungen zum Ankreuzen, nutzen Sie auch den Platz zur freien Formulierung: Einzelarbeit/Gruppenarbeit/gezielte Arbeitsaufträge/Ergebnisse zusammenfassen/Beispiele entwickeln/Diskutieren/das Ergebnis präsentieren …
- Wie möchte ich das, was ich noch nicht verstanden habe, klären …
- Welche weiteren Möglichkeiten gibt es für mich, das Thema zu festigen …
- In welchen Anwendungsbezug kann ich das Gelernte bringen …

Hier ein weiteres Lerntagebuch. Es eignet sich für bestimmte Ausbildungsabschnitte (→ Abb. 63):

Mein Lerntagebuch
Thema: Zeitraum:

Insgesamt war ich mit dem Ergebnis
- zufrieden
- nicht ganz so zufrieden
- gar nicht zufrieden

Meine persönliche Einschätzung
Das ist mir gut gelungen:
Das hat mir besondere Freude gemacht:
Das war schwierig:
Das habe ich nicht verstanden:
Das war besonders hilfreich:
Und das würde ich das nächste Mal anders machen:

Abb. 63: Lerntagebuch (Quelle: Ministerin für Kultus, Jugend und Sport des Landes Baden-Württemberg (ohne Datum): SOL – Selbst organisiertes Lernen)

<table>
<tr><th colspan="2">Die Lehr-Lern-Vereinbarung</th></tr>
<tr><td colspan="2">Vereinbarung für die Unterrichtseinheit: „ ______________________________ “
(bzw. das kommende Viertel- oder Halbjahr)

Datum:</td></tr>
<tr><td>Schüler/in:</td><td>Lernberater/in:</td></tr>
<tr><td>Was ich erreichen will:</td><td>• Mein Ziel ist es, meine Leistungen auf dem derzeitigen Niveau zu halten.
• Mein Ziel ist es, in dem Zeitraum von ___ bis ___ meine Leistungen um ___ Punkte zu steigern.</td></tr>
<tr><td>Dafür werde ich folgenden Einsatz bringen:</td><td></td></tr>
<tr><td>Ich wünsche mir die Unterstützung der Lehrerin in folgenden Punkten:</td><td></td></tr>
<tr><td>Evaluation am:
Evaluation am:

Evaluation am:</td><td>• Mein Ziel und mein Einsatz stimmen überein.
• Mein Ziel und mein Einsatz stimmen nicht (mehr) überein.
Daraus ergeben sich für mich folgende Konsequenzen:</td></tr>
</table>

Abb. 64: Lehr-Lern-Vereinbarung (Quelle: Ministerin für Kultus, Jugend und Sport des Landes Baden-Württemberg (ohne Datum): SOL – Selbst organisiertes Lernen)

Die Lehr-Lern-Vereinbarung ist anzuwenden auf bestimmte Kursabschnitte sowie zeitlich begrenzte Praktikumsabschnitte. Die Eintragungen erfolgen durch die Schülerin und die Lernberaterin/Anleiterin. Das Punktesystem wird in Kapitel 8 vorgestellt. An Hand der Lehr-Lern-Vereinbarung sind in der praktischen Ausbildung Verlaufs- und Abschlussgespräche möglich. Eingesetzt im Unterricht erlaubt die Lehr-Lern-Vereinbarung ein hohes Maß an individueller Förderung, die über die traditionelle Notengebung weit hinausgeht.

Der Lernplaner

Viele unterrichtspraktische Erfahrungen deuten darauf hin, dass der Lernplaner ein wirksames Instrument zur Förderung von Lernstrategien ist. Der Lernplaner dokumentiert den Stand des Lernens eines Schülers über einen Kursabschnitt. Deshalb ist der Lernplaner ein zentrales Instrument zur Förderung selbst organisierten Lernens. Der Lernplaner kann enthalten

- die wichtigsten Regeln für das Zusammenleben in der Schule,
- die Jahrestermine,
- die Wochenziele des Schülers,

- die Lehr-Lern-Vereinbarung,
- die Ziele in einzelnen Lernfeldern/Lernabschnitten, Kompetenzraster,
- die Arbeitsplanung, Hilfen zur Planung der eigenen Arbeit,
- die Anforderungen der Schule,
- Raum für Selbsteinschätzung,
- Raum für das Feedback der Lehrenden,
- Rubriken für den Informationsaustausch.

Das Portfolio

Ein Portfolio ist eine Art Sammelmappe. Ein Portfolio entsteht im Laufe des Lern- und Arbeitsprozesses in mehreren Schritten. Am Anfang steht die Frage, in welchem Kontext soll das Portfolio erstellt werden. Die Absichten entscheiden über die Ausgestaltung des Portfolios:

- Das Seminar-Portfolio dient dazu, den Lernverlauf und die Arbeitsergebnisse z. B. aus dem oben erwähnten Praxisanleiterkurs zu sammeln.
- Das Portfolio im Sinne einer Leistungsmappe sammelt und ordnet bestimmte Produkte, die die Entwicklung des Lernenden sichtbar machen oder seine Arbeit an einem Projekt dokumentieren. Das Portfolio bildet die Grundlage für die Lernberatung. Aus der Portfolioberatung ergeben sich neue Lernziele und Aufgaben bis zur abschließenden Präsentation des fertig gestellten Portfolios. Es kann auch als Prüfungsportfolio verwendet werden.
- Ein berufsbiografisches Portfolio kann Zeugnisse, Auszeichnungen, Zertifikate, Teilnahmebescheinigungen oder auch Lernerfahrungen und -erfolge systematisch erfassen.
- Portfolio der Lernstrategien: Das Portfolio ermöglicht, sich eine systematische Lernstrategie zu erarbeiten. Die Reflexion und Evaluation des eigenen Lernprozesses, der Lerninhalte sowie der Lernerfahrungen (vgl. Lerntagebuch) kennzeichnen das Portfolio. Das Portfolio wird begleitend zu einem Arbeitsprozess/Projekt/zur Problemlösung/zur komplexen Lernaufgabe erstellt. Es werden Arbeitsschritte, Zwischenergebnisse, der Kooperationsverlauf, Überlegungen zur Methode, Hypothesen und Fragen bis hin zu Resultaten eingetragen, um den Lernprozess zu dokumentieren und zu kontrollieren.

Von dem Kontext hängt es ab, welche Dokumente der Lernprozessbeschreibungen und Lernprodukte ausgewählt und aufgenommen werden. Die Auswahl der Dokumente ist besonders wichtig, weil auf ihrer Grundlage eine systematische Reflexion und Auswertung über den Lern- und Arbeitsverlauf erst möglich wird.

Ziel der Arbeit mit dem Portfolio ist es, eine tiefere Einsicht in das eigene Arbeiten und Lernen zu erlangen. Es regt zur Reflexion über das Lernen an und ermöglicht, effektive Lernstrategien zu erarbeiten.

7.2 Diagnose und Förderung

Ein Aufgabengebiet der Lernberatung liegt in der Lerndiagnostik und Lernförderung. Selbststeuerung bedarf der Klärung der Voraussetzungen der Lernenden sowie der Unterstützung bei Lernschwierigkeiten. Die Aufgabe der Lernberatung besteht darin,

- Lernnotwendigkeiten zu erheben, zu diagnostizieren und Schülerinnen und Schüler entsprechend zu fördern
- Den jeweiligen Lernstand und Lernfortschritte sowie individuelle Lernprobleme und Leistungsmängel zu erkennen und daraus Konsequenzen für die individuelle Förderung abzuleiten
- Schülerinnen und Schüler mit besonderen Schwierigkeiten beim Lernen oder mit herausragenden Leistungen und Begabungen gezielt zu fördern.

Lernberatung vollzieht sich in dem schon vorher beschriebenen PDCA-Zyklus. Die Prozessschritte sind folgende (→ Tab. 42):

Prozessschritte	**Lernberatung will**
Ist-Erhebung	Lernkompetenzen und -potentiale ermitteln, d. h. den entwicklungspsychologischen Stand der SchülerInnen in verschiedenen Bereichen in den vier Kompetenzdimensionen bzw. an Hand der Kompetenzraster ermitteln (→ Kapitel 8);
Analyse von Lernproblemen	die Ursachen ergründen, z. B. welche Ursachen Misserfolg, Aggression, Ängste, Blockierungen usw. zugrunde liegen können
Ziele setzen	Lernvereinbarungen treffen
Interventionen durchführen	• Lernstrategien erkennen und vermitteln • Lernen fördern durch selbst gesteuertes und selbst organisiertes Lernen • Lernberatungsgespräche führen
Auswertung der Beratung und Schlussfolgerungen ableiten	Lernerfolg evaluieren und neue Ziele setzen/ Vereinbarungen treffen

Tab. 42: Prozessschritte der Lernberatung

Lernberatung gleicht einem Problemlöseprozess, in dessen Mittelpunkt die Analyse von Lernproblemen steht (Volk/von Bialy 1991). Erst die Klärung der Ursachen ermöglicht die entsprechenden Interventionen. Tabelle 43 zeigt mögliche Ursachen auf.

Lehrbedingungen unzureichend	• Mangelnde Qualifikation und Vorbereitung der Lehrenden • Unzureichende institutionelle Rahmenbedingungen
Mangel an Lernkompetenzen	• Unzureichendes Beherrschen von Arbeitsmethoden • Unzureichende Fähigkeit zur Zusammenarbeit

Lernmotivation unzureichend	• Frühere negative Erfahrungen mit Lernen • Mangelnde Einsicht in die Notwendigkeit zu lernen • Geringe Zukunftserwartungen (z. B. auf einen befriedigenden Abschluss oder berufliche Zukunft) • Erfahrung der Selbstwirksamkeit fehlt

Tab. 43: Analyse von Lernproblemen

Lernprobleme können durch einen Mangel an Lernförderung verursacht worden sein (→ Tab. 44):

Mangel an gegenwärtiger Lernförderung	• Ungünstige individuelle Lebenssituation • Ungünstige Rahmenbedingungen beim Lehren und Lernen • Mitlernende erschweren/verhindern Lernförderung • Ausbilder/Lehrer verhindern/erschweren Lernförderung
Mangel an vergangener Lernförderung	• Ungünstige Erfahrungen in der Familie, d. h. wenig Anregung zur Selbstständigkeit, Kooperation und Durchhaltevermögen • Ungünstige Erfahrungen mit Gruppen • Ungünstige Erfahrungen mit schulischem Lernen • Ungünstige Erfahrungen mit Ausbildung und Beruf • Ungünstige Erfahrungen mit Arbeitslosigkeit

Tab. 44: Ursache/Entstehungsbedingungen für Lernprobleme

Übung

Entwickeln Sie einen Diagnosebogen, auf dessen Grundlage Sie den Lernstand eines Schülers einschätzen können.

Lernberatungsgespräche führen

Lernberatung basiert auf der non-direktiven Gesprächsführung (Rogers 1979). Zur Veranschaulichung sei die direktive Gesprächsführung der non-direktiven gegenübergestellt (Kirchner 1998). Die Fragen zeigen auf, mit welcher Intention das jeweilige Gespräch geführt wird.

Direktive Gesprächsführung	**Non-direktive Gesprächsführung**
Wie steuere ich das Gespräch?	Wie erhalte ich die Gesprächsbereitschaft des Schülers (Motivation)?
Wie erziele ich Leistungszuwachs bei meinem Schüler?	Wie gewinne ich beim Schüler Leistungen aus eigener Kraft?
Wie erreiche ich, dass der Schüler sich mit bestimmten Inhalten auseinandersetzt?	Wie ermuntere ich den Schüler, sich selbstständig Wissen anzueignen?
Wie entgegne ich Einwendungen des Schülers (Gewinner-Verlierer-Spiele)?	Wie erfahre ich die Gedanken und Gefühle des Schülers?

Wie erkläre und begründe ich die Leistungsstärken und -schwächen des Schülers?	Wie führe ich den Schüler zur Selbstbewertung und -beurteilung?
Wie erhöhe ich den Leistungswillen des Schülers?	Wie fördere ich die Leistungsmotivation des Schülers?

Tab. 45: Fragen zur Gesprächsführung

Die non-direktive Gesprächsführung ist gekennzeichnet durch eine partnerzentrierte Grundhaltung, die sich in den Gesprächsvariablen zeigt:

- Empathie
  das habe ich bereits erläutert (1.4.1).
- Akzeptanz
- Echtheit (vgl. Kapitel 1.4.1).

Ich „arbeite" mit den Gefühlen, die ein Teilnehmer in einem Gespräch in mir auslöst entweder um Verständnis, Ermutigung auszudrücken, aber auch mit dem Ziel der Irritation, um Lernprozesse anzuregen. Fördernde Gesprächsmerkmale in Beratungsgesprächen sind

- aktives, aufmerksames und akzeptierendes Zuhören,
- offene Fragen stellen,
- Zurückspiegeln der gefühlsmäßigen Erlebnisinhalte einer Äußerung,
- Wahrnehmungsüberprüfung,
- Informationssuche.

Die zu praktizierenden Gesprächsführungstechniken sind Ich-Botschaften und Feedback-Techniken. Ich-Botschaften werden in Gesprächen eingesetzt, um

- Botschaften verständlich zu übermitteln,
- Situationen deutlich zu beschreiben,
- angenehme Gefühle (z. B. Freude) auszudrücken,
- bestimmte Verhaltensweisen zu bestätigen,
- unangenehme Gefühle (z. B. Ärger, Frustration) auszudrücken,
- Veränderungswünsche zu äußern,
- Grenzen zu setzen,
- Konsequenzen aufzuzeigen,

ohne den Gesprächspartner zu verletzen.

Feedback ist – vereinfacht ausgedrückt – eine Mitteilung an eine Person, die diese darüber informiert, wie ihre Verhaltensweisen von anderen wahrgenommen, verstanden und erlebt werden. Erhalten wir von anderen diese Rückmeldung nicht, können wir wenig darüber lernen, wie unser Verhalten auf andere Menschen wirkt, wie die anderen auf das, was wir sagen oder tun, offen oder insgeheim reagieren. Werden uns so über längere Zeit Information über uns selbst vorenthalten, werden wir uns unter Umständen unrealistisch sehen. Uns wird die Möglichkeit verwehrt, unser Verhalten zu überprüfen und möglicherweise neue Verhaltensweisen zu lernen (Falk 2006).

In Ausbildungsgesprächen ist Feedback immer gegenseitig. Das heißt Lehrende und Schüler lassen jeweils den anderen wissen, wie es einem selbst geht, was man denkt und fühlt; aber auch, was man über den anderen denkt und fühlt und von ihm erwartet. Das setzt Vertrauen voraus. Feedback gibt eine Rückmeldung über positiv erlebte Verhaltensweisen und Situationen, aber auch über kritische Erlebnisse.

Der Feedback-Empfänger sollte die Situation nutzen, um zuzuhören, nachzufragen und zu klären. Menschen neigen dazu, sich bei kritischem Feedback sofort zu verteidigen, sie argumentieren und kontern. Dabei gilt es doch zu bedenken, dass es bei Feedback nicht darum geht zu klären, wer Recht hat. Feedback ist eine persönliche Mitteilung an den Gesprächspartner. Jeder Mensch entscheidet selbst, ob und was er im eigenen Verhalten ändern will. Dies gilt auch für Lehrende und Schüler (vgl. Kapitel 2).

Feedback kann sich nur in einer positiven Fehlerkultur entfalten. Bei selbst organisierten Lernprozessen sind Fehler unvermeidbar, der Umgang damit wird zum didaktischen Prinzip. Fehler sind keine persönlichen Defizite der Lernenden. Sie werden im Laufe des Lern- und Unterrichtsprozesses in Lernchancen verwandelt. Dies sicherzustellen ist Aufgabe der Lehrenden.

7.3 Verhaltensbeobachtung, -analyse und Verhaltensmodifikation

Verhaltensbeobachtung/-beschreibung, -analyse und Verhaltensmodifikation sind eine grundlegende Kompetenz der Lehrenden, Schüler in Richtung auf Entfaltung ihrer Fähigkeiten zu unterstützen.

Verhaltensbeobachtung, -analyse und -modifikation sind Anwendungsbereiche der verhaltenstheoretischen Psychologie. Das Wissen hilft Lehrenden, Schüler in Richtung auf soziale Integration und Stärkung des Selbstwertgefühls und ihrer Selbstwirksamkeit zu unterstützen. Selbstverständlich besteht eine Übereinkunft zwischen Lehrer und Schüler darüber, dass der Schüler selbst eine Verhaltensänderung in bestimmten Situationen anstrebt. Ein manipulatives Vorgehen verbietet sich aus ethischen Gründen, zudem dürften die Interventionen erfolglos bleiben.

Die Verhaltensanalyse ist direkt auf die Veränderung problematischen Verhaltens ausgerichtet. Dabei stehen drei Fragen im Vordergrund (Pracht 1987):

1. Welches sind die problematischen Verhaltensweisen?

   Zunächst sollte das Verhalten des betreffenden Schülers genau analysiert werden, um gemeinsam Veränderungen in Angriff nehmen zu können.

Voraussetzung dazu ist eine gezielte Beobachtung konkreter Verhaltensweisen. Die Verhaltensbeobachtung findet in der Regel im Unterricht und/oder bei begleitenden Freizeitaktivitäten statt. Sie kann mehr oder weniger strukturiert sein, der Lehrer als Beobachter kann am Interaktionsprozess teilnehmen oder auch nicht. Er wird das (problematische) Verhalten des Schülers über einen gewissen Zeitraum beobachten. Einmalige und zufällige Beobachtungen ergeben kein Bild. In Protokollbögen wird festhalten, welches Verhalten unter welchen Bedingungen wie oft auftritt. Das Verhalten, welches der Schüler mittels lerntheoretischer Interventionen verändern möchte, muss möglichst genau, also wertfrei, beschrieben werden. Problematische Verhaltensweisen können entweder zu häufig auftreten – z.B. aggressives Verhalten oder Ängste – oder als Verhaltensdefizit (zu wenig) beobachtet werden, z.B. mangelndes Selbstbewusstsein in bestimmten Situationen. Durch die Verhaltensbeobachtung können Informationen über Häufigkeit und Intensität des unerwünschten Verhaltens erhoben werden. Der Erfolg einer Verhaltensänderung kann durch einen Vergleich mit den Häufigkeitsangaben späterer Verhaltensbeobachtungen beurteilt werden.

2. Welche Bedingungen sind für das momentane Verhalten verantwortlich?

   Die Bedingungen problematischen Verhaltens sind zu ermitteln. Liegt ein Verhaltensdefizit vor (z.B. sich nicht im Unterricht melden), muss die Verhaltensanalyse zeigen, welches wünschenswerte Verhalten nicht häufig genug auftritt und in welchen Situationen es auftreten sollte (z.B. zu Beginn oder am Ende des Unterrichts je nach Absprache zwischen Lehrer und Schüler). Wenn Verhalten nach dem Klassischen Konditionieren erworben wurde, kann versucht werden, die Reize ausfindig zu machen, die die gefühlsmäßigen Reaktionen auslösen. Es kann sein, dass das problematische Verhalten – im Sinne der Diskrimination beim Klassischen Konditionieren (→ Kapitel 1) – nur in bestimmten Kontexten auftritt.
   Bei durch seine Konsequenzen bedingtem Verhalten wird untersucht, durch welche Verstärker das problematische Verhalten aufrechterhalten wird.

3. Welche Veränderungen sollen erreicht werden?

   Aus der Analyse des Verhaltens und seiner Einbettung in bestimmte Umweltbedingungen lassen sich notwendige oder gewünschte Veränderungen ableiten. Sie können zum einen auf eine Veränderung der Umweltbedingungen abzielen, z.B. den Sitzplatz in der Klasse wechseln (mehr nach vorne oder nach hinten) oder bestimmte Personen in der Klasse umsetzen. Zum andern kann versucht werden, das Verhalten der betroffenen Person direkt zu verändern z.B. durch den Aufbau neuer Verhaltensweisen. Diese Verhaltensänderung der Person ist Gegenstand der Verhaltensmodifikation.

Verhaltensmodifikation

Verhaltenstherapie ist ein Sammelbegriff für alle therapeutischen Techniken, die psychische Störungen auf der Grundlage der Lernpsychologie erklären und ändern wollen. Verhaltensmodifikation ist eine Unterform der Verhaltenstherapie. Sie kann auch von Nichttherapeuten, z. B. speziell geschulten Lehrern, angewendet werden. Verhaltensmodifikation ist die Anwendung psychologischer Lerntechniken zur Veränderung von unerwünschtem Verhalten (→ Kapitel 1 „Übung zur kognitiven Umstrukturierung zur Bewältigung von Angst").

Diese wird weitgehend mit Hilfe des instrumentellen Lernens angestrebt. Die wichtigsten Verfahren zum Aufbau eines erwünschten Verhaltens – z. B. selbstsicheres Sozialverhalten oder Selbstwirksamkeit erfahren – sind Aufteilung des Zieles in kleine Lernschritte, Geben von Hilfestellung, das schrittweise Ausblenden dieser Hilfestellung und positive Verstärkung auf jeder einzelnen Lernstufe.

Will man einen Schüler z. B. zu einer stärkeren Beteilung im Unterricht motivieren, kann man mit ihm zu einer Übereinkunft kommen, und zwar unter Beachtung folgender Regeln:

1. Am Anfang steht ein Vertrag, der von dem Schüler unterschrieben wird als eine Art Selbstverpflichtung.
2. Verhalten, das aufgebaut wird, wird unmittelbar belohnt/positiv verstärkt.
3. Dazu müssen die individuellen Verstärker (positive Konsequenzen) bekannt und benannt sein.
4. Verhaltensweisen, die gelöscht werden, wird keinerlei Aufmerksamkeit geschenkt. Man kann unerwünschte Verhaltensweisen aber auch durch den Entzug angenehmer Konsequenzen abzubauen versuchen. Welchen Weg man wählt, hängt ab von der Person und der Situation.
5. Das Zielverhalten wird abgesprochen.
   Ein bestimmtes Zielverhalten wird jedoch nicht auf einmal aufgebaut, sondern in einem kontinuierlichen Lernprozess von kleinen Schritten. Diese Schritte werden in einem zeitlichen Kontinuum festgelegt.
6. Durch das allmähliche Ausblenden der abgesprochenen Verstärker wird das aufgebaute Verhalten stabilisiert.
7. Zu dem vereinbarten Zeitpunkt wird überprüft, ob das Zielverhalten erreicht worden ist (Evaluation).

Lernen ist Verhaltensaufbau und somit Anliegen von Schule und Ausbildung. Wünschenswertes Verhalten wird durch stufenweise Annäherung und Belohnung aufgebaut. Daher scheint es sinnvoll, mit jedem einzelnen Schüler einen individuellen Ausbildungs- und. Förderplan bzw. eine Lernvereinbarung unter der Beachtung der Prinzipien der Verhaltensmodifikation abzuschließen.

8. Leistungsbeurteilung, Leistungsbewertung, Evaluation, Qualitätsmanagement

Leistungsbeurteilung ist das alltägliche Geschäft von Lehrenden in der Aus-, Fort- und Weiterbildung. Lehrende beurteilen und benoten kontinuierlich oder nach bestimmten Ausbildungsabschnitten die Lernleistungen der Teilnehmerinnen in Form schriftlicher Tests, mündlicher Prüfungen, Demonstrationen, Hausarbeiten usw. Diese Beurteilungen finden ihren Niederschlag in Noten. Die Benotung von Lernleistungen ist traditionell ein wichtiger Bestandteil von Unterricht und praktischer Ausbildung. Wir haben es hier jedoch ausschließlich mit Fremdbeurteilung zu tun, in deren Mittelpunkt der jeweilige Leistungsstand des Schülers steht.

Dabei bleiben die Lernbedingungen, die didaktisch-methodische Konzeption, die Unterrichtskompetenz, das pädagogische Geschick, die kommunikative Kompetenz von Lehrenden sowie die organisatorischen und strukturellen Rahmenbedingungen außer Acht. Folglich haben Schüler, die Lernschwierigkeiten aufweisen, dies in der Regel selbst zu verantworten. Entweder haben sie nicht genügend gelernt oder ihre Auffassungsgabe ist begrenzt oder sie sind nicht richtig motiviert. Dass beispielsweise das Bewerber- und Aufnahmeverfahren in der beruflichen Bildung Mängel aufweisen könnte, bleibt außerhalb des Blickfelds.

Wie sieht die Leistungsbeurteilung in der beruflichen Fort- und Weiterbildung aus?

Auch hier steht die Fremdbeurteilung im Vordergrund. Die Erfolgskontrolle beschränkt sich weit gehend auf die Seminarbeurteilung direkt am Ende der Veranstaltung. In vielen Fällen steht die Referentenbewertung im Vordergrund. Die Teilnehmerinnen und Teilnehmer bewerten die fachliche Kompetenz des Referenten, seine sozialen und kommunikativen Fähigkeiten, seine Kritikfähigkeit usw. Nicht berücksichtigt wird, dass Lernen ein Interaktionsgeschehen ist, das auch in der Verantwortung der Lernenden liegt. Zudem hat die Dokumentation des Zufriedenheitserfolgs für die Weiterbildungseinrichtung häufig lediglich legitimatorischen Charakter.

Der Leistungsbeurteilung stehen heutzutage neuere Konzepte der Leistungsbewertung gegenüber, die ihren Schwerpunkt auf die ausbildungsbegleitende Reflexion und Bewertung von Lernprozessen legen. Leistungsbewertung wird so zu einem immanenten Bestandteil des inhaltlichen Lehren und Lernens.

Während Leistungsbeurteilung den Kontrollaspekt betont und primär eine überwachende und beaufsichtigende Tätigkeit ist (Arnold/Krämer-Stürzl 1995), geht es bei der Leistungsbewertung um einen Interaktionsprozess im Sinne einer neuen Lernkultur, der die Schüler befähigt durch Selbstbewertung und Reflexion Verantwortung für ihr eigenes Lernen zu übernehmen.

Insbesondere das Lernfeldkonzept mit dem Schwerpunkt auf Erwerb von Handlungskompetenz verlangt veränderte Beurteilungsformen, wenngleich die Ausbildungs- und Prüfungsverordnungen für die Pflegeberufe an der traditionellen Notengebung festhalten, vgl. § 4 „Benotung" der Ausbildungs- und Prüfungsverordnung für den Beruf der Altenpflegerin und des Altenpflegers (Altenpflege-Ausbildungs- und Prüfungsverordnung – AltPflAPrV) vom 26. 11. 2002 sowie § 7 Ausbildungs- und Prüfungsverordnung für die Berufe in der Krankenpflege (KrPflAPrV) vom 10.11.2003 (→ Abb. 65).

Pflicht zur Leistungsbeurteilung:
Notengebung durch Ausbildungsgesetze vorgegeben

Zwei sich ausschließende Konzepte

Anforderung an Leistungsbewertung:
- Prozessbegleitende Selbstbewertung
- Lernberatung

Verbindung der Konzepte durch Ziele in den vier Kompetenzbereichen:
- Lernfelder/Ausbildungsabschnitte (Grobziele)
- Lernsituationen (Feinziele)/Kompetenzraster

Abb. 65: Leistungsbeurteilung versus Leistungsbewertung

Wenn das Modell der vollständigen Lernhandlung die Basis für handlungsorientiertes Lernen ist (s. KMK-Empfehlungen und die Ausbildungs- und Prüfungsverordnungen für die Pflegeberufe), zugleich aber die Benotung von Lernleistungen integraler Bestandteil des Prüfungswesens ist, müssen beide Ansprüche – auch wenn sie sich eigentlich ausschließen – integriert werden. Dies ist über Zielformulierungen und darauf beruhenden Kompetenzrastern möglich.

Bei der Evaluation geht es um einen die ganze Bildungseinrichtung umfassenden Prozess der Qualitätsentwicklung, eingebettet in ein umfassendes Qualitätsmanagement. Mit der (Schul-)Evaluation weitet man den Blick auf die didaktisch-methodische Konzeption aus, d. h. neben dem Lehrerhandeln werden auch die strukturellen und organisatorischen Bedingungen überprüft, die zur Lernleistung von Schülern beitragen. Was versteht man unter Evaluation? *„Evaluation ist die systematische Sammlung, Analyse und Bewertung von Informationen über die schulische Arbeit."* (MSWWF 1999, Altrichter/Messner 2001) Evaluation beinhaltet einen kontinuierlichen

Lern- und Arbeitsprozess, der sich auf die Sammlung von Informationen und Daten über die Bildungseinrichtung und den Unterricht bzw. das Seminar bezieht, um aus ihnen Erkenntnisse zu gewinnen und sie begründet zu bewerten (Eikenbusch 1997). Man unterscheidet zwischen interner und externer Evaluation. Bei der internen (Selbst-)Evaluation untersuchen die Betroffenen ihre eigene Arbeit, um ihre Arbeitsprozesse und -ergebnisse zu reflektieren und zu verbessern, beispielsweise durch die Evaluation des eigenen Unterrichts. Bei der internen Evaluation bleibt die Verantwortung für die Gestaltung und Durchführung der Evaluation in Händen der Bildungseinrichtung. Die externe Evaluation wird von Personen durchgeführt, die nicht unmittelbar in die Arbeit des zu untersuchenden Bereichs involviert sind. Zum Beispiel kann die externe Evaluation durch dafür autorisierte akkreditierte Institutionen vorgenommen werden.

Im Folgenden werden Kriterien zur traditionellen Leistungsbeurteilung, im Weiteren die Prinzipien der Leistungsbewertung aufgezeigt sowie das Konzept der Evaluation dargestellt und durch die Konzepte der DIN EN ISO 9000ff und des EFQM-Modells ergänzt.

Ziele

Nach dem Durcharbeiten dieses Kapitels

- unterscheiden Sie die Konzepte der Leistungsbeurteilung, der Leistungsbewertung, der Evaluation und des Qualitätsmanagements und können sie voneinander abgrenzen,
- wissen Sie, dass die Kriterien „Transparenz und Vergleichbarkeit" der Leistungsbeurteilung zugrunde liegen,
- kontrollieren Sie Ihre eigene Subjektivität im Hinblick auf Beurteilungsfehler,
- identifizieren am Beispiel handlungsorientierter Methoden (Modell der vollständigen Lernhandlung ist die Grundlage) die zu erwerbenden Kompetenzen,
- können Sie Ihre Benotung fachlich begründen,
- verbinden Sie mit dem Begriff „Leistungsbewertung" Merkmale einer neuen Lernkultur wie Selbststeuerung und -organisation, Partizipation und Prozessorientierung,
- verwenden Sie Kompetenzraster zur Bewertung von Lernleistungen,
- verschränken Sie die Selbstbewertung der Schüler durch Fremdbewertung und fördern dadurch eine Kultur des Feedbacks,
- wissen Sie, dass Evaluation dem Regelkreismodell des PDCA-Zyklus folgt: zuerst planen, dann durchführen, dann einen Ist-Soll-Vergleich vornehmen und letzt endlich daraus Schlüsse für die Lern- bzw. Lehrtätigkeit ableiten,
- überprüfen Sie den Anwendungstransfer schulischen Wissens, decken Sie Transferhemmnisse auf und beseitigen diese,
- wissen Sie, dass der Transfererfolg einer Bildungsmaßnahme von den Konzepten und der Zusammenarbeit von Schule und Ausbildungsbetrieb abhängen,
- betten Sie Selbstevaluation in den Zusammenhang von Qualitäts- und Organisationsentwicklung ein,
- wissen Sie, dass Bildungserfolge in der Verschränkung von Struktur-, Prozess- und Ergebnisqualität erzielt werden,

- kennen Sie die DIN EN ISO 9000ff und das EFQM-Modell als handlungsleitende konzeptionelle Grundlage zur Einbettung schulischer Evaluationsvorhaben,
- wissen Sie, dass Benchmarking die Suche nach Lösungen ist, die auf den besten Methoden und Verfahren, den „Best Practices", beruhen.

8.1 Unterschied zwischen Leistungsbeurteilung und Leistungsbewertung

8.1.1 Leistungsbeurteilung

Die Beurteilung von Lernleistungen macht nur Sinn, wenn derjenige, der beurteilt wird, inhaltlich nachvollziehen kann, wie sein augenblicklicher Leistungsstand einzuordnen ist. Einordnen kann der Lernende seine Leistung, wenn die Kriterien für seine Lernleistungen transparent sind, er diese also nachvollziehen kann, und weiß, wie die Note begründet wird (Falk, Kerres 1994).

Kriterien für die Beurteilung von Lernleistungen und Verhaltensweisen

Es gibt im Wesentlichen zwei Verfahren für die Beurteilung von Lernleistungen: einmal die Normbezogenheit und zum andern die Lernzielbezogenheit.

Bei der „Normbezogenheit" bietet die jeweilige Lerngruppe, d.h. der Vergleich zwischen den individuellen Unterschieden der Gruppenteilnehmer, den Bezugspunkt für die Gewinnung von Beurteilungsmaßstäben. Diese Maßstäbe orientieren sich an den Durchschnittswerten der Lerngruppe. Ähnlich einer Gaus'schen Normalverteilung gruppiert sich dann die über- und unterdurchschnittliche Lernleistung um die mehrheitlich durchschnittliche Lernleistung.

Vielfach werden der Leistungsbeurteilung auch individuelle Normen zugrunde gelegt. So kann der Vergleich zwischen der aktuellen Leistung eines Schülers mit dessen früheren Leistungen in dem entsprechenden Ausbildungsbereich für die Motivierung eines Schülers durchaus hilfreich sein. Kriterium kann auch der Erwartungshorizont des Lehrers sein. Er selber hat Vorstellungen darüber, welche Lernleistungen in welchem Aufgabenbereich erbracht werden müssen.

Die Pädagogische Psychologie hat beschrieben, welche Beurteilungsfehler sich in der Wahrnehmung von Verhaltensweisen einschleichen, wenn der Maßstab für die Beurteilung in der Person selbst liegt. Mögliche Fehlerquellen in der Beurteilung sind

- selektive Wahrnehmung
- Sympathie-Antipathie

- Halo-Effekt[1]
- Ärger „ablassen“
- sich nicht trauen, die Wahrheit zu sagen
- sich selbst als Maßstab nehmen
- Beurteilungen spontan, nicht systematisch
- Beurteilung beruht auf zufälliger Einzelbeobachtung

Legt man die Kriterien „Vergleichbarkeit und Transparenz“ zugrunde, wird deutlich, dass hier ausschließlich die jeweilige Lerngruppe in ihrer leistungsmäßigen Zusammensetzung oder der individuelle Standard des Lehrers die „Norm“ für die Beurteilung abgibt. Leistungsbeurteilungen, die sich an dieser „Norm“ orientieren, sind jedoch nicht vergleichbar mit den Lernleistungen anderer Ausbildungskurse oder Schulen. Ebenso fehlen transparente Leistungskriterien bzw. Leistungsstandards, um den jeweiligen Leistungsstand einordnen zu können. Die Erfahrung lehrt, dass die Benotung als ungerecht und als „Machtmittel“ in der Hand des Lehrenden interpretiert werden kann, wenn Schülern die Kriterien fehlen, die ihnen helfen, die Beurteilung nachzuvollziehen.

Beurteilung von Lernleistungen über Lehrziele

Die Kriterien „Transparenz und Vergleichbarkeit“ in der Beurteilung von Lernleistungen werden ermöglicht durch eine Orientierung an den Ausbildungs- und Lehrzielen. Über einen Vergleich mit den in den Ausbildungs- und Lehrzielen enthaltenen Anforderungen und den konkreten individuellen Kenntnissen, Fertigkeiten und Fähigkeiten können die Lernenden und Lehrenden den Leistungsstand überprüfen und einordnen.

Über die Lehrziele lässt sich für den Lehrenden der Lernerfolg nach bestimmten Unterrichtseinheiten abschätzen und überprüfen. Eine solche lehrzielorientierte Leistungsbewertung erlaubt den unmittelbaren Vergleich der Leistung des einen Schülers mit anderen Schülergruppen.

Gütekriterien für die lehrzielorientierte Leistungsbeurteilung sind „Objektivität“, „Reliabilität“ und „Validität“. Objektivität ist gegeben, wenn der Messwert unabhängig von der messenden Person ist. Zwei Lehrer beurteilen eine schriftliche Ausarbeitung und kommen zu der gleichen Bewertung – unabhängig von ihrer Person.

Reliabilität bezieht sich auf die Genauigkeit der Messung. Wird z. B. eine bestimmte Schülerleistung zweimal mit einer bestimmten Methode gemessen, dann müsste man im Wesentlichen zu dem gleichen Ergebnis kommen.

---

1 Halo-Effekt: der *halo*: gr.lat. „Hof um eine Lichtquelle“, positive oder negative Beeinflussung bestimmter Einzelzüge einer Person durch den ersten Gesamteindruck oder die bereits vorhandene Kenntnis von anderen Eigenschaften.

Validität bezieht sich darauf, ob man mit dem Messwert auch das misst, was man messen möchte. Wenn in einer praktischen Prüfung der Umgang mit der Pflegedokumentation überprüft wird, sollte die Aufgabe nicht so formuliert sein, dass gleichzeitig die Pflegequalität und die Kommunikation mit dem Patienten überprüft werden. Diese Aufgaben werden in weiteren Prüfungsaufgaben thematisiert.

Die Gütekriterien „Objektivität“. „Reliabilität“ und „Validität“ bilden eine Art Richtschnur, mehr nicht. Denn Objektivität und Reliabilität sind in der Benotung von Lernleistungen nur annähernd umzusetzen. Dennoch sollten Lehrende versuchen, ihre Leistungsbeurteilungen an diesen Gütekriterien zu orientieren.

Was Lehrende aber leisten können, um Beurteilungsfehler auszuschalten, ist die eigene Subjektivität im Hinblick auf Beurteilungsfehler zu kontrollieren. „Kontrollierte Subjektivität“ meint dreierlei: Lehrende

1. machen sich die Prozesse der interpersonalen Wahrnehmung und der damit verbundenen Beurteilungsfehler bewusst,
2. benennen konkrete Verhaltensweisen von Schülern, an denen die Erreichung von Lehrzielen überprüft werden kann, und
3. trennen zwischen Leistungsverhalten und Person, d. h. ein Lehrender ist in der Lage, zwischen der Beschreibung eines Schülerverhaltens und der Bewertung dieses Verhaltens zu trennen.

Die Benotung von Lernleistungen entlang von Lehrzielen zu begründen, verdeutlicht deren didaktische Bedeutung. Lehrziele haben die Bedeutung eines „roten Fadens“; sie

1. bezeichnen inhaltlich, was im Unterricht erreicht werden soll,
2. bezeichnen die Ebene, in welchem Lernbereich sich der Unterricht bewegt,
3. machen deutlich, mit welchem Gewicht, mit welcher Intensität etwas im Unterricht behandelt wird.

Grundlage, um Ziele in beobachtbare Verhaltensweisen zu beschreiben, bilden die vier Kompetenzbereiche[2]: Fachkompetenz, personale (oder Selbst-) Kompetenz, sozial-kommunikative Kompetenz sowie Methodenkompetenz. Ziele im Bereich der Fachkompetenz beinhalten ein inhaltlich-fachliches Lernen; Ziele im Bereich der Selbst- bzw. personalen Kompetenz beinhalten ein affektiv-ethisches Lernen; Ziele im Bereich der sozial-kommunikative Kompetenz beinhalten ein sozial-kommunikatives Lernen und Zie-

2 Die Begriffe „Kompetenz“ und „Qualifikation“ werden häufig nicht unterschieden. Der Gebrauch der Begriffe hängt aber davon ab, aus welcher Sichtweise formuliert wird: aus Sichtweise der Verwertbarkeit – also vom Nachfrager her – spricht man von „Qualifikation“. Dagegen wird „Kompetenz“ vom Individuum her gedacht.

le im Bereich der Methodenkompetenz beinhalten ein methodisch-strategisches Lernen (→ Kapitel 1).

Ziele im Bereich der Fachkompetenz (FK)	kognitiv-fachliches Lernen	Über welches Wissen, welche Kenntnisse verfügt die Schülerin nach der Lernsituation? Welche Fertigkeiten beherrscht die Schülerin nach der Anleitung?
Ziele im Bereich der Selbst- bzw. personalen Kompetenz (PK)	Affektiv-ethisches Lernen	Welche emotionale Grundhaltung und welche Verknüpfungen zum eigenen Erleben und zur eigenen Erfahrung sind wünschenswert? Welche ethische Grundhaltung ist anzustreben?
Ziele im Bereich der Methodenkompetenz (MK)	Methodisch-strategisches Lernen	Über welche methodischen, planerisch-strategischen und problemlösenden Kenntnisse und Fähigkeiten verfügt die Schülerin nach Abschluss der Lernsituation?
Ziele im Bereich der sozial-kommunikative Kompetenz (SK)	Sozial-kommunikatives Lernen	Welche sprachlichen und nicht sprachlichen Verhaltensweisen zeigt die Schülerin in der (Pflege-)Situation?

Tab. 46: Kompetenzbereiche

Ziele formuliert man, indem man sich vergegenwärtigt, über welches Wissen, welche Fähigkeiten und Fertigkeiten die Schülerin nach Beendigung der Lernsituation (Ergebnis des Lernens) verfügt (→ Tab. 46).

Am Beispiel der praktischen Pflegeausbildung möchte ich die Notengebung veranschaulichen. Zunächst werden die Ziele, die mit der praktischen Ausbildung verbunden sind, vorgestellt[3]. Anschließend werden die Vorgaben zur Benotung der Ausbildungs- und Prüfungsverordnungen beschrieben, mit dem Notenschlüssel der Industrie- und Handelkammer kombiniert und in Bezug auf die personale Kompetenz verdeutlicht. Wir bewegen uns bei diesem Beispiel auf der Grobzielebene. Daher wird am Beispiel einer komplexen Lernsituation der Punkte- bzw. Notenschlüssel in Bezug auf überprüfbare Feinziele vorgestellt.

Beispiel: Lehrziele in der praktischen Pflegeausbildung

Tabelle 46 zeigt auf, welche Ziele die Schülerinnen in der praktischen Ausbildung in einer Pflegeeinrichtung erwerben können. Diese Ziele haben den Charakter von Grobzielen und müssen für den jeweiligen Ausbildungsabschnitt in überprüfbare Feinziele transferiert werden entsprechend der Lernvereinbarung, die zwischen Schülerin und Praxisanleiterin getroffen werden.

3 Ich habe diese Ziele mit den Teilnehmerinnen eines Praxisanleiterkurses entwickelt.

Fachkompetenz (FK)

Die Schülerin

1. begründet ihr Handeln mit dem theoretisch erworbenen Wissen,
2. kennt fachliche Kriterien zur Beobachtung des Verhaltens und des körperlichen Zustands/Gesundheitszustands der zu pflegenden Personen,
3. berücksichtigt bei der Pflege die Fähigkeiten und Bedürfnisse der zu pflegenden Personen,
4. berücksichtigt bei der Durchführung von Pflegetechniken und -maßnahmen Konzepte und Leitlinien (z. B. Rückenschonendes Arbeiten, Basale Stimulation, Kinästhetik, Expertenstandards),
5. führt Pflegetechniken und -maßnahmen in einer der Situation angemessenen Zeit durch,
6. bedient Pflegehilfsmittel und medizinische Geräte technisch korrekt unter Berücksichtigung von Sicherheitsstandards.

Methodenkompetenz (MK)

Die Schülerin

1. kennt und berücksichtigt die organisatorischen Rahmenbedingungen des jeweiligen Einsatzbereiches (z. B. Arbeitsabläufe, Zeitvorgaben, Informationsfluss, Dokumentationswesen usw.),
2. nutzt schriftliche und mündliche Informationsquellen, um sich ein Bild von der Situation der zu Pflegenden und deren Bezugspersonen zu machen,
3. nutzt die Pflegeplanung entsprechend des Pflegeprozessmodells und begründet die Interdependenzen,
4. dokumentiert zeitnah und korrekt ihre Beobachtungen und Pflegemaßnahmen im Pflegebericht.

Sozial-kommunikative Kompetenz (SK)

Die Schülerin

1. orientiert sich in ihrem sprachlichen Ausdruck an den Fähigkeiten und Bedürfnissen der zu pflegenden Menschen und der Angehörigen,
2. hört ihren Gesprächspartnern aktiv und aufmerksam zu,
3. berät zu pflegende Personen und Angehörige (im Sinne der klientenzentrierten Gesprächsführung) und leitet diese an,
4. verwendet bei der schriftlichen und mündlichen Übergabe/Dokumentation die entsprechende Fachsprache,
5. kooperiert mit Vertretern der eigenen und anderer Berufsgruppen.

Selbst- bzw. personale Kompetenz (PK)

Die Schülerin

1. setzt sich mit den Motiven/Einstellungen und Hintergründen für ihr eigenes Handeln kritisch auseinander
2. respektiert das Recht der zu Pflegenden und/oder ihrer Bezugsperson auf Selbstbestimmung und berücksichtigt diese im pflegerischen Handeln
3. erkennt Entscheidungssituationen und reflektiert in diesen ihre eigene Werthaltung und Einstellung
4. wird „anwaltschaftlich“ tätig für Patienten, die nicht mehr dazu in der Lage sind, für ihre eigenen Rechte und ihre Integrität einzutreten
5. erkennt die Notwendigkeit und nutzt die Chancen beruflicher Entwicklung (im Sinne lebenslangen Lernens)

Tab. 47: Kompetenzbereiche der praktischen Ausbildung

Wie kommt man nun zu Noten auf der Basis der beschriebenen Verhaltensweisen/Ziele? In den Ausbildungs- und Prüfungsverordnungen der Pflegeberufe sind die Noten wie folgt festgelegt:

Note	Begründung
sehr gut	„sehr gut" (1), wenn die Leistung den Anforderungen in besonderem Maße entspricht (bei Werten bis unter 1,5)
gut	„gut" (2), wenn die Leistung den Anforderungen voll entspricht (bei Werten von 1,5 bis unter 2,5)
befriedigend	„befriedigend" (3), wenn die Leistung im Allgemeinen den Anforderungen entspricht (bei Werten von 2,5 bis unter 3,5)
ausreichend	„ausreichend" (4), wenn die Leistung zwar Mängel aufweist, aber im Ganzen den Anforderungen noch entspricht (bei Werten von 3,5 bis unter 4,5)
mangelhaft	„mangelhaft" (5), wenn die Leistung den Anforderungen nicht entspricht, jedoch erkennen lässt, dass die notwendigen Grundkenntnisse vorhanden sind und die Mängel in absehbarer Zeit behoben werden können (bei Werten von 4,5 bis unter 5,5)
ungenügend	„ungenügend" (6), wenn die Leistung den Anforderungen nicht entspricht und selbst die Grundkenntnisse so lückenhaft sind, dass die Mängel in absehbarer Zeit nicht behoben werden können (bei Werten ab 5,5)

Tab. 48: Benotung

Übung

Beschreiben Sie eine komplexe Lernsituation (nach dem Modell der vollständigen Lernhandlung), die ein Schüler selbst gesteuert zu bearbeiten hat.

Begründen Sie Ihre Benotung für Ihre Lernsituation mit entsprechender Zielsetzung. Für welche Lernleistung geben Sie die Note 1, 2 3 bis 6?

Der Notenschlüssel der Industrie- und Handelskammer

Kombiniert man die Noten mit einem Punktesystem, können Lernleistungen differenziert beurteilt werden. Grundlage bildet hier der IHK-Notenschlüssel. Die Notenskala kann zur Fremd- und Selbstbeurteilurteilung von Lernleistungen verwendet werden. Auf ihrer Basis können verschiedenen Kompetenzen abgestuft beschrieben und benotet werden.

Punkte	Schulnote	Punkte	Schulnote
100	1,0	60	3,9
99	1,1	59	3,9
98	1,1	58	4,0

Punkte	Schulnote	Punkte	Schulnote
97	1,2	57	4,0
96	1,2	56	4,1
95	1,3	55	4,1
94	1,3	54	4,2
93	1,4	53	4,3
92	1,4	52	4,3
91	1,5	51	4,4
90	1,6	50	4,4
89	1,7	49	4,5
88	1,8	48	4,6
87	1,9	47	4,6
86	2,0	46	4,7
85	2,0	45	4,7
84	2,1	44	4,8
83	2,2	43	4,8
82	2,3	42	4,9
81	2,4	41	4,9
80	2,5	40	5,0
79	2,6	39	5,0
78	2,7	40	5,0
77	2,7	37	5,1
76	2,8	36	5,1
75	2,9	35	5,2
74	2,9	34	5,2
73	3,0	33	5,3
72	3,1	32	5,3
71	3,1	31	5,4
70	3,2	30	5,4
69	3,3	29	5,5
68	3,3	23 – 28	5,6
67	3,4	17 – 22	5,7
66	3,5	12 – 16	5,8
65	3,6	6 – 11	5,9
64	3,6	0 – 5	6,0
63	3,7		
62	3,7		
61	3,8		

Tab. 49: Notenschlüssel der IHK

Aus der Punktzahl ergeben sich dann folgende Noten:

Punkte	Note	Ausbildungs- und Prüfungsverordnung
100 – 92	sehr gut	„sehr gut“ (1), wenn die Leistung den Anforderungen in besonderem Maße entspricht (bei Werten bis unter 1,5)
91 – 81	gut	„gut“ (2), wenn die Leistung den Anforderungen voll entspricht (bei Werten von 1,5 bis unter 2,5)
80 – 67	befriedigend	„befriedigend“ (3), wenn die Leistung im Allgemeinen den Anforderungen entspricht (bei Werten von 2,5 bis unter 3,5)
66 – 50	ausreichend	„ausreichend“ (4), wenn die Leistung zwar Mängel aufweist, aber im Ganzen den Anforderungen noch entspricht (bei Werten von 3,5 bis unter 4,5)
49 – 30	mangelhaft	„mangelhaft“ (5), wenn die Leistung den Anforderungen nicht entspricht, jedoch erkennen lässt, dass die notwendigen Grundkenntnisse vorhanden sind und die Mängel in absehbarer Zeit behoben werden können (bei Werten von 4,5 bis unter 5,5)
29 – 0	ungenügend	„ungenügend“ (6), wenn die Leistung den Anforderungen nicht entspricht und selbst die Grundkenntnisse so lückenhaft sind, dass die Mängel in absehbarer Zeit nicht behoben werden können (bei Werten ab 5,5)

Tab. 50: Bewertungsschema

Bezieht man die zu erreichende Punktzahl auf die oben beschriebenen vier Kompetenzbereiche, so ergeben sich insgesamt 100 Punkte, die ein Schüler in seinem Lern- und Leistungsverhalten maximal erreichen kann.

Fachliche Kompetenz mit sechs Unterkategorien (FK)	pro Kategorie 0 bis 5 Punkte	30 Punkte
Methodisch-planerische Kompetenz mit 4 Unterkategorien (MK)	pro Kategorie 0 bis 5 Punkte	20 Punkte
Sozialkommunikative Kompetenz mit 5 Unterkategorien (SK)	pro Kategorie 0 bis 5 Punkte	25 Punkte
Personale Kompetenz mit fünf Unterkategorien (PK)	pro Kategorie 0 bis 5 Punkte	25 Punkte

Tab. 51: Benotung und Kompetenzbereiche

Am Beispiel „Selbstkompetenz“ sollen die zu erreichenden Punkte veranschaulicht werden:

Die Schülerin setzt sich mit den Motiven/Einstellungen und Hintergründen für ihr eigenes Handeln kritisch auseinander					
0	1	2	3	4	5
respektiert das Recht der zu Pflegenden und/oder ihrer Bezugsperson auf Selbstbestimmung (Überzeugungen, Entscheidungen) und beachtet diese im pflegerischen Handeln					
0	1	2	3	4	5
erkennt Entscheidungssituationen und reflektiert in diesen die eigenen Wertvorstellungen (z. B. in Gesprächen)					
0	1	2	3	4	5
wird „anwaltschaftlich" tätig für Patienten, die nicht mehr dazu in der Lage sind für ihre eigenen Rechte und ihre Integrität einzutreten					
0	1	2	3	4	5
erkennt die Notwendigkeit und nutzt die Chancen beruflicher Entwicklung im Sinne lebenslangen Lernens und entwickelt sog. Selbstlernkompetenzen					
0	1	2	3	4	5

Abb. 66: Zu erreichende Punkte im Bereich der Selbst- bzw. personalen Kompetenz

Die zu vergebende Punktzahl muss durch konkrete Beobachtungen und anschließende Feedbackgespräche zwischen Ausbilder und Schüler belegt sein. Die Selbst- und Fremdbeurteilung ist die Basis für eine annähernd gerechte Beurteilung.

Benotung einer Lernsituation

Wie kann der IHK-Notenschlüssel auf eine einzelne Lernaufgaben übertragen werden? Hier ein Vorschlag:

Der IHK-Schlüssel, angewandt auf eine einzelne Lernaufgabe, soll entlang des Modells der vollständigen Lernhandlung aufgezeigt werden:

1. informieren/analysieren
2. planen
3. entscheiden
4. ausführen
5. bewerten/kontrollieren
6. reflektieren/auswerten

Die folgende Tabelle führt die Handlungsschritte der vollständigen Lernhandlung sowie die kommunikativen Feedbackschleifen. Folgende Kompetenzbereiche sind zu identifizieren:

Handlungsschritte	**Ziele:** **Schüler ist in der Lage,**	**Kompetenz-bereiche**
Information zu einem Thema, z. B. Prophylaxen	• Informationsquellen zu nutzen und die theoretischen Zusammenhänge zu erfassen	FK
Gespräch mit dem Lehrenden/Anleiter über die Wissensgrundlagen	• theoretische Zusammenhänge strukturiert und sprachlich klar darzustellen	SK
Planung (einer Prophylaxe bei einem Patienten)	• was er tut, gedanklich zu erfassen und schriftlich zu planen und	MK
Gespräch mit dem Lehrenden/Anleiter über das Planungskonzept und Entscheidung	• geplante Maßnahmen darzustellen und zu begründen	SK
Durchführung (der Prophylaxe bei dem Patienten)	• die Maßnahmen effektiv und patientenorientiert durchzuführen und • auf die kommunikativen Bedürfnisse des Patienten einzugehen	FK SK MK
Selbstbewertung (in Bezug auf Bewältigung der Lernaufgabe)	• eigene Stärken und Schwächen zu benennen	PK
Auswertung der gesamten Lernaufgabe Fremdbewertung (durch den Lehrenden/Anleiter)	• den Lernprozess zu reflektieren • Lob und Kritik anzunehmen	PK

Tab. 52: Komplexe Lernaufgabe und Kompetenzbereiche

Hier nun der Punkteschlüssel für die Bewertung der Lernaufgabe:

Modell der vollständigen Handlung	Fachkompetenz	Sozial-kommunikative Kompetenz	Methodenkompetenz	Personale Kompetenz
Information	5			
Gespräch		5		
Planung			5	
Gespräch		5		
Durchführung	5	5	5	
Selbstbewertung				5
Fremdbewertung				5

Tab. 53: IHK-Schlüssel angewandt auf eine einzelne Lernaufgabe

45 Punkte sind insgesamt zu erzielen. Auf die Lernaufgaben mit insgesamt 45 Punkten:

- sehr gut 45–42 Punkte
- gut 41–37 Punkte
- befriedigend 36–31 Punkte
- ausreichend 30–23 Punkte
- mangelhaft 22–14 Punkte
- ungenügend 13– 0 Punkte

Die Note ist eine „Maßzahl“ für den Leistungsstand eines Schülers, insofern ist sie Mittel zur Rückmeldung des Lernstandes. Noten können ein Anreiz für leistungsorientierte Schüler sein. Schüler mit weniger Selbstvertrauen können dagegen entmutigt werden. Insgesamt kann die Konzentration auf die Note und Prüfung den Blick verengen. Man konzentriert sich auf abfragbares Wissen. Dadurch wird das extrinsische Lernen unterstützt, das intrinsische, auf das es in der Berufsausbildung ankommt, vernachlässigt: Die Freude am Lernen und an der Problemlösung. Das ist die Basis für professionelles Handeln und die berufliche Weiterentwicklung.

Phasen des Lernens sollten von der Benotung – nicht Bewertung – ausgeschlossen sein. Ist die Benotung von Lernleistungen nicht zu vermeiden, so werden die Soll-Ist-Abweichungen in ihrer Tragweite bzw. in dem Grad der Abweichungen von den beschriebenen Zielen differenziert. Aus der entsprechenden Punktzahl können dann die Noten abgleitet werden. Aber auch dieses Vorhaben ist ein gemeinsames und zwischen Lehrer und Schüler festzulegen.

Übung

Grundlage ist Ihre Lernsituation. Differenzieren Sie die Lernleistungen/die zu erbringenden Kompetenzen entsprechend des Punktesystems.

Beschreiben Sie konkret, für welche Lernleistung Sie wie viele Punkte geben.

8.1.2 Leistungsbewertung

Mit dem Begriff „Leistungsbewertung“ verbinden wir Merkmale einer „neuen Lernkultur“ und damit Konzepte wie Selbststeuerung und -organisation, schüleraktive Lernsituationen und Prozessorientierung. In Anlehnung an Winter (2004) seien hier folgende Merkmale aufgeführt:

- Die höhere *Selbstständigkeit* und Eigenverantwortung des Handelns der Lernenden,
- die stärkere Orientierung auf die Lern*prozesse* und entsprechende Kompetenzen zu ihrer Steuerung,

- die Hinwendung zu berufsnahen *komplexen Lernsituationen* auf der Basis des Lernfeldkonzeptes und dem damit verbundenen „Handlungsorientierten Lernen“ – und damit der Verabschiedung von einem Lernkonzept des „kleinschrittigen Wissenserwerbs“. Das Modell der vollständigen Lernhandlung bildet die Grundlage,
- der Anspruch auf *Partizipation und Demokratisierung* der Lernkultur.

Selbstständigkeit

Voraussetzung und Zielsetzung von handlungsorientiertem Lernen ist die Selbstständigkeit und Eigenverantwortlichkeit des Lernens. Dies schließt Entscheidungs- und Urteilsprozesse mit ein. Insofern können Lernleistungen nicht ausschließlich Gegenstand fremder Beurteilungen sein. Dem handlungsorientierten Lernen immanent ist die Selbstbewertung. Diese kann durch Fremdbewertung untermauert, ergänzt, möglicherweise korrigiert werden. Im Mittelpunkt steht jedoch die Selbstbewertung. Basis dieser Selbstbewertung bildet die Dokumentation des Lernprozesses und der Ergebnisse in Form von Lerntagebüchern, Prozessberichten, Lernvereinbarungen oder Portfolios. Aus dem Vergleich mit den angestrebten Lernzielen und -wünschen können die Schüler hinsichtlich ihres eigenen Lernfortschritts Schlussfolgerungen ableiten.

Welches sind die Bedingungen, um Methoden der Selbstbewertung zu implementieren?

- Wer sich selbst bewertet, muss lernen, dass das Eingeständnis eigener Schwäche nicht mit der Beschädigung der eigenen Person verbunden ist, sondern im Gegenteil der konstruktive Umgang mit diesen Schwächen zum positiven Selbstbild gehört.
- Wer sich selbst bewertet, muss sich zum Spezialisten des eigenen Lernverhaltens entwickeln. Selbst gesteuertes und selbst organisiertes Lernen müssen daher entwickelt werden. Diese Anforderungen verweisen auf die curriculare Konzeption einer Bildungseinrichtung.

Für den Lehrenden heißt dies,

- die Verunsicherung, die Suchbewegung des Lernenden als normal zu unterstützen und damit die Selbstlernkompetenz zu fördern,
- gemeinsam mit dem Schüler sein Lernverhalten zu reflektieren und den Schüler zu beraten;
- als Modell zu fungieren durch seine Lehrveranstaltungen und durch die Methodenauswahl,
- Lernberatungsgespräche zu führen und Schüler anzuleiten zur Auseinandersetzung mit der eigenen Lernhaltung (→ Kapitel 7).

Prozessorientierung

Die traditionelle Leistungsbeurteilung bildet den Lernprozess nicht ab. Vielmehr geht es darum, den Lernprozess und die -ergebnisse zu beschreiben, zu reflektieren und Schlussfolgerungen daraus abzuleiten. Mit den 6 Schritten der vollständigen Lernhandlung werden die Kriterien der Bewertung nicht von außen, z. B. durch den Lehrenden, gesetzt, sondern sie sind Bestandteil des Lernprozesses selber. Ob beispielsweise ein Schüler die Pflegemaßnahme bei einem Patienten korrekt durchgeführt hat, kann er auf der Basis eines Soll-Ist-Vergleichs an Hand seiner eigenen Planungsunterlagen überprüfen. Die Leistungsbewertung wird somit Bestandteil der Lernaufgabe. Die Schüler erwerben die Fähigkeiten zur Kontrolle, Prüfung und Beurteilung, die sie für die Erweiterung ihrer Selbstständigkeit im Lernen benötigen.

Die abschließende Auswertung reflektiert jeden vorangegangenen Schritt der vollständigen Lernhandlung im Hinblick auf gelungene Erfahrungen und solche Aufgaben, die wiederholt oder vertieft werden müssen. Aus dieser „Rückschau" ergibt sich das weitere zukünftige Vorgehen in der Lehr-Lern-Planung.

Komplexe Lernsituationen

Pflegekräfte müssen komplexe berufliche Aufgaben selbstständig bewältigen. Dazu hat die Ausbildung zu befähigen. Im Ausbildungsziel von Altenpflegerinnen z. B. ist die eigenverantwortliche selbstständige Pflege ausdrücklich gefordert. Diese Fähigkeit wird als Handlungskompetenz bezeichnet. Handlungskompetenz wird definiert als Fähigkeit zum selbstständigen Planen, Durchführen und Kontrollieren von Arbeitstätigkeiten.

Ebene der übergeordneten Ausbildungsziele (Richtziele)	Handlungskompetenz
Curriculare Ebene (Grobziele)	Lernfelder, themenbezogene Lehrpläne
Didaktisch-methodische Ebene (Feinziele)	Handlungsorientierung (Modell der vollständigen Lernhandlung), ermöglicht im Rahmen komplexer Lernsituationen
Bewertung der Lernleistungen	Selbst- und Fremdbewertung/ggf. Benotung in den vier Kompetenzbereichen Kompetenzraster

Abb. 67: Zusammenhang zwischen Handlungskompetenz, Lernfeldansatz und Leistungsbewertung

Komplexe Lernsituationen weisen diesen Bezug zum beruflichen Handeln auf. Eine Benotung in Bezug auf isolierte Wissensbestandteile wird dem

Lernen in komplexen Lernsituationen nicht gerecht. Abbildung 67 zeigt den Zusammenhang zwischen beruflicher Handlungskompetenz und komplexen Lernsituationen einschließlich Bewertung auf.

Partizipation und Demokratisierung

Lernprozesse, die im traditionellen Pestalozzi'schen Sinne ein Lernen mit „Kopf, Herz und Hand" – also ein ganzheitliches Lernen – ermöglichen, verlangen veränderte Lehr-Lern-Konzepte und damit veränderte Lehr-Lern-Interaktionen. Das ist keine neue Erkenntnis. Insofern knüpft der Konstruktivismus mit seiner Erkenntnis, dass Lehr-Lern-Prozesse nur begrenzt steuerbar sind, daran an. Der Konstruktivismus (→ Kapitel 2) hat aufgezeigt, dass es in der Pädagogik keine instruktiven Interaktionsbeziehungen gibt. Lehren ist nicht die Vermittlung von Vorgaben und Lernen nicht deren Aneignung. Lernen ist ein aktiver persönlicher Aneignungsprozess, eine individuelle, von biografischen Erfahrungen und subjektiven Erwartungshaltungen geprägte Tätigkeit. Das heißt für den Lehr-Lern-Prozess, dass die Selbsttätigkeit der Lernenden nicht Ziel des Lehrens, sondern seine Bedingung ist. Lernende übernehmen für ihr eigenes Lernen Verantwortung (Falk 2003 a). Voraussetzung dafür ist, dass sie teilhaben. Sie müssen in die Lehr-Lernplanung einbezogen werden. Mitbestimmung und Selbstorganisation des eigenen Lernens bedingen sich gegenseitig.

Kompetenzraster

Wir haben gesehen, dass die Notengebung handlungsorientierten Lehr-Lernformen widerspricht. Lehrende haben die Möglichkeit, auf andere Verfahren zurückzugreifen, z. B.:

- „Klassische" Prüfungen können mit individuell abgestimmten Zusatzthemen angereichert werden, wobei die Lernenden Themenvorschläge machen.
- Die Schülerinnen formulieren selbst Lernziele und entwickeln dazu Prüfungsfragen mit entsprechenden Lösungen.
- Die Schülerinnen beurteilen sich selbst anhand eines vorgegebenen Kompetenzrasters und/oder im Gespräch mit der Lehrenden.
- Die Lernenden schließen sich in Partnergruppen zusammen und beurteilen sich in Bezug auf ein angestrebtes Leistungsprofil gegenseitig.
- Die Lernenden erhalten auf der Grundlage schriftlicher Dokumente, eines Portfolios oder Lernberichtes eine individuelle Rückmeldung.

Kompetenzraster sind tabellarische Einschätzungsraster, mit denen Lernende und Lehrende gemeinsam arbeiten. Grundlage sind die vom Lehrenden identifizierten Kompetenzen bezogen auf eine Lernsituation (→ Tab. 54). Mit ihrer Hilfe wird die Lernentwicklung der Schüler beschrieben.

Lehrende	Lernende
• schlüsseln Ziele in Kompetenzdimensionen für handlungsorientiertes Lernen auf (Grob- und Feinziele) und • entwickeln Kompetenzraster	• übernehmen Verantwortung für ihren Lernprozess und • wenden Kompetenzraster an
Lernberatung	

Tab. 54: Vorgehen

In der Hand des Lehrenden bieten Kompetenzraster die Möglichkeit, den Unterricht schülerorientiert zu planen und Lernergebnisse richtig einzuordnen. In den Kompetenzrastern werden die Ziele in Form von „Ich-Kann-Aussagen" definiert, z. B. „Ich kann in Konfliktsituationen Feedback-Regeln anwenden" (→ Kapitel 4 „Kompetenzraster").

Die Anordnung in einer Matrix erlaubt einen schnellen Überblick sowohl über die zu erwerbenden und gewünschten Fähigkeiten, als auch über die verschiedenen Ausprägungsstufen innerhalb dieser Fähigkeiten. Im Mittelpunkt der Arbeit mit dem Kompetenzraster steht die Frage „Was sollte ich können?" Im Gegensatz zur abstrakten Note machen die Ich-Kann-Formulierungen deutlich, welche Leistungen der Schüler zu erbringen hat und wo er in Zukunft die Akzente zu setzen hat.

Für Schüler geben die Raster einen klaren Überblick über ihren aktuellen Lernstand. Es ist ein Instrument, mit dessen Hilfe sie ihre individuelle Lernarbeit strukturieren können. Die Beschreibung ermöglicht es den Lernenden, sich zu orientieren und ihre Lernleistungen mit den formulierten Kompetenzen in Beziehung zu setzen.

Im Interesse einer selbst gesteuerten Lerntätigkeit ist es zu empfehlen, das Ausgangsniveau des Schülers durch Selbsteinschätzung zu erfassen. Das Kompetenzraster gibt im weiteren Lernverlauf Auskunft über die dazu gewonnen Kompetenzen. In einem Soll-Ist-Vergleich ermöglichen sie die Planung der weiteren Aktivitäten, um die Lernleistungen zu verbessern.

Wie sieht die Kompetenz-Matrix aus? Es gibt keine Standardvorgaben, wie ein Kompetenzraster aussehen soll. Schulen, die damit arbeiten, passen das Raster an die spezifischen Gegebenheiten an. Dabei spielt eine Rolle, welche Kenntnisse, Fertigkeiten und Fähigkeiten vermittelt werden sollen. Dennoch weisen alle Formen von Kompetenzrastern Gemeinsamkeiten im strukturellen Aufbau auf:

- Das Raster muss aufzeigen, was man in einem bestimmten Lernfeld lernen kann – die Inhalte, Fertigkeiten und/oder Fähigkeiten. (Was?)
- Außerdem sollte der Grad der Ausprägung aufgeführt sein, und zwar so konkret, dass die Entwicklung des Lernstandes erkennbar wird (Wie gut?) (→ Tab. 55).

Kompetenzen/ Ziele	Lernsituation xy			
	kann ich noch nicht 6	kann ich teilweise 5 – 4 – 3	kann ich gut 2	kann ich sehr gut 1
FK Wissen/ Fertigkeiten …				
SK verbale/ nonverbale Kommunikation …				
MK Probleme lösen, analysieren, diagnostizieren, planen …				
PK emotionale/ethische Grundhaltung …				

Tab. 55: Kompetenzraster

Die „Ich-Kann-Formulierungen“ ermöglichen allen Beteiligten ein Erkennen der Lernfortschritte und motivieren den Schüler zum Weiterlernen.

Entlang des Modells „Problemlösung mittels Hypothesenbildung“ möchte ich die zu erwerbenden Kompetenzen in einem Kompetenzraster darstellen:

1. Die Schülerinnen werden mittels eines Fallbeispiels mit dem Problem konfrontiert.
2. Die Schülerinnen klären die erkenntnisleitende Problemstellung (worum geht es in diesem Fall?).
3. Hypothesenbildung: Die Schülerinnen erarbeiten Lösungshypothesen – ausgehend von ihren vorhandenen Kompetenzen.
4. Evaluation: Die Lösungshypothesen werden mit Expertenlösungen verglichen. Dazu eignen sie sich das Expertenwissen selbstständig an.
5. Die Schülerinnen leiten daraus Schlussfolgerungen ab (sie ergänzen, korrigieren, revidieren usw. ihre Hypothesen und kommen zu begründeten Ergebnissen).

Tab. 56: Modell 2

In der ersten Spalte von Tabelle 57 sind die Fähigkeiten/Kompetenzen aufgeführt, die durch die Lernsituation vorgegeben sind. Auf den Zeilen werden die Niveaustufen zu diesen Zielen definiert. Die individuelle Zelle in der Matrix ist dann die Kompetenz, die (u. a.) mit „Ich kann …“ näher beschrieben wird.

Kompetenzen/ Ziele	Lernsituation xy			
	kann ich noch nicht 6	kann ich teilweise 5 – 4 – 3	kann ich gut 2	kann ich sehr gut 1
Ich kann auf bereits gelerntes Wissen zum Thema zurückgreifen und es darlegen.				
Ich kann mir neues Fachwissen selbstständig aneignen.				
Ich kann Lesetechniken anwenden.				
Ich kann Texte exzerpieren.				
Ich kann Probleme erkennen und Prioritäten setzen.				
Ich kann die Zusammenarbeit mit Mitschülern planen und koordinieren.				
Ich kann anderen mein Wissen sprachlich klar und strukturiert vermitteln.				
Ich kann unsere Arbeitsergebnisse dokumentieren.				
Ich kann erzielte Arbeitsergebnisse durch einen Soll-Ist-Vergleich kontrollieren.				
Ich kann emotionale Nähe und/oder Distanz reflektieren.				
Ich erkenne mögliche Lernbedarfe.				
Ich kann mein eigenes Lernen reflektieren und Schlussfolgerungen daraus ableiten.				
Ich kann meine eigene Werthaltung überdenken.				

Tab. 57: Kompetenzraster zum PBL

Didaktische Leistung von Kompetenzrastern

- Kompetenzraster fördern das kompetenz-orientierte Lernen, indem sie den jeweiligen Lernstand verdeutlichen und zur Festlegung von Zielen herausfordern.
- Kompetenzraster beschreiben die Ziele eines Lernfeldes. Sie sind ein wirksames Mittel zur Umsetzung und Operationalisierung von Lernfeldern.

- Somit dienen sie dem selbst gesteuerten Lernen. Im Gespräch mit den Lehrenden kann eine gezielte Förderung vereinbart werden.
- Konsequent umgesetzt, kann man für ein Lernfeld den kumulativen Kompetenzerwerb über die Kompetenzraster definieren.

Zusammenfassung

Während die Leistungsbeurteilung als Grundlage für die Einstufung von Schülerleistungen dient, versteht man unter „Leistungsbewertung" die Rückmeldung innerhalb des Lernprozesses. Lernleistungen werden nicht mehr vorrangig in Prüfungssituationen erbracht, sondern in Anwendungssituationen. Die Bewertung konzentriert sich in Folge dessen weniger auf die Schwächen und Lücken des Schülers, sondern auf die Stärken und Kompetenzen, die in einem Kompetenzraster sichtbar werden. Die Bewertung wird in den Dienst der Einschätzung des Lernverhaltens und der -leistung sowie der Förderung gestellt.

Werden Kontrolle und Bewertung in den Lernprozess verlagert, so verändern sich die Rollen und Verantwortlichkeiten von Schülern und Lehrenden. Leistungsbewertung als Rückmeldung verstanden, fördert eine Kultur der Selbstbewertung, der wechselseitige Bewertung und des Feedbacks.

Übung

Erstellen Sie auf der Basis Ihrer Lernsituation und der ermittelten Kompetenzen ein Kompetenzraster für die Schüler.

8.2 Evaluation

Bisher ging es um die Schülerinnen und Schüler und ihre Lernleistungen. In diesem Abschnitt stehen die Lehrenden und die Schule im Mittelpunkt. Die Benotung von Lernleistungen als Evaluationsinstrument des eigenen Unterrichts zu nutzen, ist von Lehrenden wenig genutzt, sicherlich auch deswegen, weil Noten wenig aussagekräftig sind für die Einschätzung des Unterrichts. Wenn Lehrende wissen wollen, ob ihr Unterricht die Ergebnisse bringt, die sie sich erhoffen, müssen sie ihren Unterricht evaluieren.

Nun ist es müßig, einmalig und zufällig den Unterricht zu überprüfen, das ist Zeitverschwendung, weil das Ergebnis einmalig und zufällig ist. Wenn sich Lehrende entscheiden, ihren Unterricht weiterzuentwickeln, dann nur auf der Basis einer systematischen Evaluation. Eine systematische Evaluation beruht auf dem bereits vorher vorgestellten Handlungsmodell des PDCA-Zyklus: Evaluation planen – durchführen – auswerten – Schlussfolgerungen für den eigenen Unterricht ableiten (→ Abb. 68).

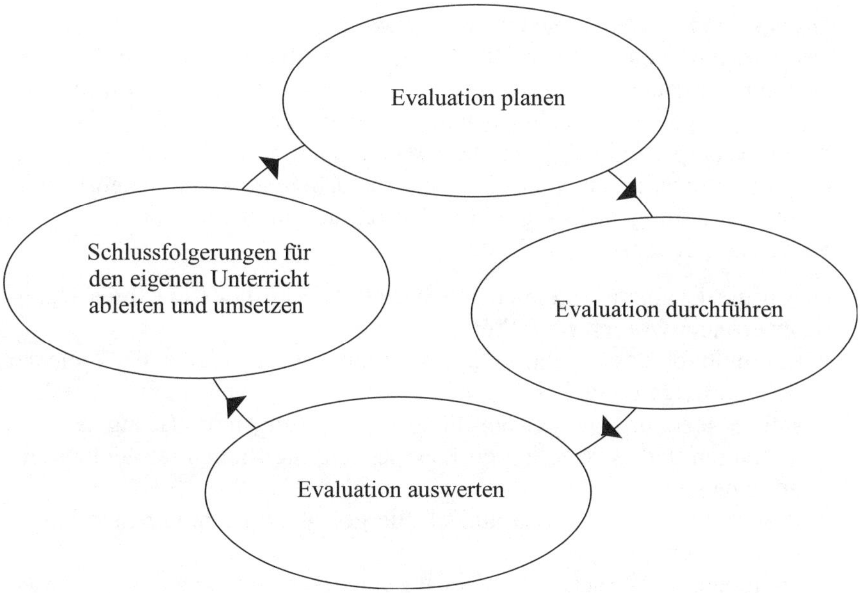

Abb. 68: PDCA-Zyklus der Evaluation

Für eine Evaluation werden Daten methodisch strukturiert erhoben und systematisch dokumentiert, um die Untersuchung, das Vorgehen und die Ergebnisse nachvollziehbar und überprüfbar zu machen. Die Bewertung erfolgt durch den Vergleich der ermittelten Ist-Werte mit vorher festgelegten und begründeten Soll-Werten. Anzustreben sind dabei operationalisierbare Zielformulierungen anhand nachvollziehbar festgelegter Indikatoren.

Evaluation planen

1. Ziele setzen, Qualitätskriterien für den eigenen Unterricht festlegen: Überlegen Sie sich vor der Evaluation, was Sie mit welchen Erwartungen untersuchen wollen. Die Klärung der Ziele und Erwartungen steht am Anfang. *„Je präziser die Erwartungen konkretisiert werden, desto leichter fällt es, geeignete Methoden zur Sammlung von Informationen und Rückmeldungen zu finden.“* (Altrichter/Posch 2007)

   Evaluation bezieht die Schülerinnen und Schüler mit ein. Denn Qualitätssicherung des Lernens ist auch eine Sache der Lernenden selbst. Daher sollte die Evaluierung die Urteile und Initiativen der Beteiligten mit einbeziehen. *„Schüler(innen) sind nicht ‚Kund(inn)en‘ der Schule, die sich dort Leistungen der Lehrer(innen) ‚abholen‘. Sie sind vielmehr Mitgestalter, Mitproduzenten der Leistungen der Schule. Daher müssen sie auch bei der Selbstvergewisserung über schulische Qualität eine wichtige Rolle spielen. Nicht nur als Informationsquellen für Lehrer(innen), sondern auch als Akteure der Selbstevaluation, indem sie sich mit Quali-*

tätsstandards auseinandersetzen und diese auf das eigene Lernen anwenden." (Altrichter/Posch 2007, S. 31-32) Selbstevaluation und Fremdevaluation ergänzen sich gegenseitig. Erst in der Konfrontation mit den Einschätzungen der „bedeutsamen Anderen" gewinnt Selbstevaluation die notwendige Selbstdistanz, die notwendig ist, um folgenreich für weitere Lernprozesse zu sein. Das gilt natürlich auch umgekehrt. Jede Fremdbeurteilung bedarf ggf. der Korrektur durch die Betroffenen im Sinne eines gegenseitigen Feedbacks.

Durch die Evaluation können Sie feststellen, ob die Ziele Ihres Unterrichts erreicht worden sind. Sie:

- ermitteln, ob das Ergebnis des Unterrichts zum Erreichen der Ziele der Schüler beigetragen hat;
- stellen fest, ob die gewünschten Veränderungen in Bezug auf das Verhalten und Wissen in den Kompetenzdimensionen tatsächlich eingetreten sind;
- bekommen Antworten darauf, ob Sie geeignete Lernmethoden ausgewählt haben;
- erhalten eine Wissensbasis über Ihr eigenes Tun, um sich weiterentwickeln zu können;
- erhöhen dadurch Ihre pädagogische Professionalität;
- ermöglichen Transparenz gegenüber internen und externen Kunden/Kooperationspartnern.

2. Planung von Instrumenten zur Erhebung/Überprüfung der Unterrichtsqualität: Je nach Zielsetzung können Sie unterschiedliche Instrumente einsetzen, ob Sie nun einen Fragebogen einsetzen zur Selbst- und/oder Fremdbeurteilung, systematisch Ihren Unterricht beobachten (lassen durch einen Peer Reviewer), Feedbackrunden initiieren usw. Im Anhang sind Evaluationsbögen zur Unterrichtsbeobachtung und zur Selbst- und Fremdeinschätzung des Unterrichts dargestellt, die je nach Intention eingesetzt und abgewandelt werden können. Die Erhebungsinstrumente für die Überprüfung sind im Evaluationsprozess selber ständig zu überprüfen, und zwar im Hinblick darauf, ob sie überhaupt die Kriterien erfassen, die abgefragt werden sollen.

3. Entwicklung von Beurteilungskriterien bzw. Indikatoren zur Überprüfung der Maßnahmen: Bei den Verfahren bzw. Instrumenten zur Evaluation ist zu berücksichtigen, an welchen Indikatoren bzw. Kriterien Lehrende die Qualität einschätzen wollen. Indikatoren sind Merkmale, an denen die erreichte Qualität abgelesen werden kann.

   Wenn Lehrende beispielsweise wissen wollen, ob ihr Unterricht – im Kontext der sozial-kommunikativen Kompetenz – speziell Konfliktfähigkeit ermöglicht, können folgende Indikatoren Lehrenden einen Hinweis geben, ob sie ihr Ziel erreicht haben:

Schüler
- erkennen und sprechen Problemverhalten an,
- äußern sich sachlich und unterlassen persönliche Angriffe,
- sprechen in Ich-Botschaften,
- wenden Feedback-Techniken an usw.

Vor der Auswertung müssen Lehrende zudem festlegen, welcher Grad der Zielerreichung innerhalb einer festzulegenden Bewertungsskala (Ranking) für sie kritisch ist. Reichen z.B. 50% der Aussagen ihrer Schüler, die Lehrende in Bezug auf bestimmte Indikatoren bestätigen? Also bis zu welchem Grad (bzw. zu welchem Prozentsatz) fühlen sich Lehrende durch die ermittelten Informationen bestätigt, ab welchem Grad wollen sie Veränderungen einleiten?

Evaluation durchführen

Lehrende führen die Evaluation entsprechend ihrer Planung durch.

Evaluation auswerten

Lehrende analysieren und bewerten die Informationen entsprechend aufgeführter Kriterien/Indikatoren und der festgelegten Messgröße.

Schlussfolgerungen ableiten

Die Evaluation kann Lehrende bestätigen oder Schwachstellen offen legen. Dann müssen sie handeln! Lehrende setzen die Ergebnisse um, indem sie z.B. in ihrem Unterricht andere Methoden einsetzen, mehr Strukturiertheit und Klarheit ermöglichen, zu mehr Schülerbeteiligung anregen, ihre Kommunikation verändern und anderes mehr.

Der Evaluationsprozess kann zusammenfassend in folgenden Phasen beschrieben werden:

- Klärung der gemeinsamen Ziele und der Qualitätsansprüche;
- Auflistung der Arbeitsfelder, die evaluiert werden sollen, um zu prüfen, ob sie den Zielen entsprechen;
- Erfolgsindikatoren festlegen, woran man erkennen kann, dass die Ziele verwirklicht werden;
- Instrumente zur Evaluation entwickeln, um die relevanten Arbeitsfelder zu messen, z.B. Beobachtungsbogen, Interview, Feedbackbogen;
- Evaluationsvorhaben durchführen;
- Ergebnisse auswerten, d.h. bei der Auswertung ist der Grad der Zielerreichung innerhalb einer festzulegenden Bewertungsskala (Ranking) zu bestimmen, und
- Konsequenzen aus dem Soll-Ist-Vergleich ziehen.

Die aufgeführten Leitfragen unterstützen Lehrende in diesem Vorhaben:

- Wozu führe ich die Evaluation durch? (Ziele)

- Was will ich genau wissen (Beteiligung, Kommunikation, Struktur des Unterrichts usw.)?
- Ggf. warum will ich diese Informationen erhalten? (Motivation)
- Wie führe ich die Evaluation durch, mit welchen Methoden/Instrumenten (Fragebögen, Beobachtungsbogen usw.)?
- Wer führt die Erhebung durch? (Person)
- Wann? und Wie oft erhebe ich die Daten? (Zeitpunkt/Häufigkeit)
- An welchen Kriterien/Indikatoren messe ich den Erfolg?
- An welcher Messgröße (Prozent/Ranking) erfolgt eine Veränderung/Intervention?

8.2.1 Unterrichtsevaluation und transferorientierte Evaluation in der beruflichen Bildung verschränken

Berufsbildung ist auf eine transferorientierte Evaluation angewiesen. Wir kennen die Kritik, dass das was in der Schule gelernt wird, keinen Bezug zur beruflichen Praxis hat. Der Lernerfolg in der Schule sagt nichts darüber aus, ob die erworbenen Kenntnisse, Fertigkeiten und Fähigkeiten auch tatsächlich in die Praxis umgesetzt werden können. Ein Erfolg beim schulischen Lernen ist nicht unbedingt ein Erfolg im Praxisfeld. Umgekehrt gilt Ähnliches.

Als ein wesentlicher Maßstab für Qualität beruflicher Bildung gilt die Anwendbarkeit des Erlernten in der Praxis. Evaluationsverfahren sind daran zu messen, inwieweit sie diesen Rückbezug zur Praxis einschließen. Mit der Evaluation in der praktischen Ausbildung wird erfasst, inwieweit die erworbenen Qualifikationen auch vor Ort eingesetzt werden können. Diese Art des Erfolgs wird mit Transfererfolg beschrieben.

Transferorientierte Evaluierung folgt folgenden Grundsätzen:

- berufliche Bildung konzentriert sich gleichermaßen auf Persönlichkeitsbildung des Schülers wie auf seine Handlungsfähigkeit in Bezug auf die Bewältigung beruflicher Probleme und Anforderungen der betrieblichen Praxis
- Es erfolgt eine Ausweitung des didaktischen Blicks: Bildung orientiert sich an den Arbeitszusammenhängen und Arbeitsanforderungen vor Ort und hat bei der Beurteilung des Erfolgs nicht mehr nur den Schüler, sondern die Weiterentwicklung der Organisationen im Blick. Schule und Praktikumsort entwickeln sich in der Zusammenarbeit bezogen auf die Schülerausbildung im Sinne von lernenden Organisationen (Senge 1998).
- Berufliche Bildung trägt zur Organisationsentwicklung bei, insofern Problemlösungsprozesse, Beratungs- sowie Bildungshilfen im Zentrum der schulischen und praktischen Ausbildung stehen.

Die Ausbildungsgesetzte in den Pflegeberufen fordern die Zusammenarbeit zwischen Schule und praktischem Lernort ein. Auszubildende der Altenpflege werden beispielsweise von einer Pflegeeinrichtung eingestellt, das Bewerbungsverfahren wird in Abstimmung zwischen Schule und Pflegeeinrichtung gemeinsam durchgeführt.

Der Transfererfolg von Ausbildungsabschnitten kann einmal personenbezogen durch Überprüfung des Lernerfolgs bei der einzelnen Schülerin evaluiert werden. Zum andern kann die Zusammenarbeit von Schule und Ausbildungseinrichtung evaluiert werden, um Transferhemmnisse aufzudecken und zu beseitigen. Die Kooperation beider Einrichtungen wird evaluiert im Hinblick auf die gemeinsame Ausbildungsplanung und die Kommunikation über (Aus-)Bildungsfragen. Dazu müssen Gesprächsleitfäden sowie Raster und Checklisten entwickelt werden, an Hand derer die Transferqualität schülerbezogen und kooperationsbezogen untersucht und weiterentwickelt werden kann.

Tabelle 57 zeigt auf, welche Instrumente zur Evaluierung der schulischen und praktischen Ausbildung zur Verfügung stehen:

Evaluierung in der schulischen Ausbildung	**Evaluierung in der praktischen Ausbildung**
• Gespräche • Beobachtungen • Zwischentests • Blitzlicht • Befragungen • Abschlusstests, -prüfungen • Lehr-Lernvereinbarungen oder Verträge, die die Schüler am Anfang und am Ende des Unterrichts über die zu erreichenden Ziele anfertigen • Kompetenzraster • Portfolio usw.	• Subjektive Meinungserhebung in Form von unstrukturierten oder strukturierten Interviews • Beobachtungen im Arbeitsfeld • Beurteilungs- und Bewertungsgespräche • Beratungsgespräche • Lehr-Lernvereinbarungen • Protokolle • Lernleitfäden • Kompetenzraster
Evaluationsinstrumente zur Untersuchung der Zusammenarbeit und Abstimmung der Ausbildung	

Tab. 58: Instrumente der Evaluierung in Anlehnung an Arnold/Krämer-Stürzl 1995

8.3 Schulevaluation und Qualitätsmanagement

Im folgenden Abschnitt wird das Augenmerk auf die Schule gerichtet und damit auf die Qualitätsentwicklung der gesamten Organisation. Wirksam wird Unterrichtsevaluation erst im Kontext eines umfassenden Qualitätsmanagements der Bildungseinrichtung. Damit rückt die Schule selbst, ihre qualitätsrelevanten Prozesse, die Transferqualität der Bildungsmaßnahmen und die Transparenz der Organisationsstrukturen in den Mittelpunkt des Interesses. Bei der Schulevaluation geht es im Einzelnen darum:

1. zu ermitteln, ob das Ergebnis der Bildungsmaßnahme zum Erreichen der Ziele der Teilnehmer beiträgt; dabei greifen Struktur-, Ergebnis- und Prozessqualität ineinander
2. Transferhemmnisse aufzudecken und zu beseitigen;
3. die strukturellen und organisatorischen Rahmenbedingungen der Bildungseinrichtung zu optimieren. Sie bewirkt eine permanente Verbesserung der schulischen Praxis.

Die Evaluation in Bezug auf die Ergebnisqualität entspricht dem traditionellen Verfahren der Leistungsbeurteilung. Sie ist das einfachste, und daher am häufigsten angewandte Verfahren zur Qualitätsbeurteilung. Sie orientiert sich an den Ergebnissen einer Bildungsmaßnahme. Indikatoren für die Ergebnisqualität beziehen sich auf Prüfungsergebnisse, Teilnehmerbefragungen oder die Arbeitsleistung der Teilnehmer usw. Die Ergebnisqualität ist – wie oben beschrieben – nur begrenzt aussagekräftig, weil der eigentliche Bildungsprozess außerhalb der Beurteilung bleibt.

Verfahren zur Überprüfung der Strukturqualität bewerten lediglich die materiellen und personellen Eingangsbedingungen von Bildungsmaßnahmen. Die strukturellen Voraussetzungen werden verglichen mit den pädagogischen Zielen, den Bildungsvoraussetzungen der Teilnehmer, den vermittelten Lerninhalten sowie den eingesetzten methodischen Verfahren. Indikatoren für die Strukturqualität sind z.B. die Qualifikation der Lehrenden, die Seminar-Ausstattung, die Vorkenntnisse der Teilnehmer usw.

Konsens besteht darüber, dass auch diese Qualitätsdimension nicht ausreicht, um die Qualität von Bildungsaktivitäten zu erfassen oder sie gar systematisch zu beeinflussen. Dies ist nur möglich über prozessorientierte Verfahren. Verfahren zur Untersuchung der Prozessqualität beziehen sich auf den gesamten Prozess zur Erbringung der beruflichen Bildung, angefangen von den organisatorischen Abläufen der Bedarfsermittlung und Bildungsberatung bis hin zur Sicherung des Anwendungstransfers (Feuchthofen/Sievering 1995).

8.3.1 Evaluation in ein Qualitätsmanagementkonzept integrieren

Qualitätsmanagement kann im Grunde genommen als umfangreiches Evaluationsdesign begriffen werden, das der Weiterentwicklung einer Bildungseinrichtung dient. Es gibt im Wesentlichen zwei international anerkannte Verfahren, das Total-Quality-Management – TQM – auf Deutsch umfassendes Qualitätsmanagement, in Europa eingeführt durch das EFQM-Modell, sowie die Normenreihe DIN EN ISO 9000ff, die einen konzeptionellen Rahmen bieten für den Aufbau und die Weiterentwicklung eines Qualitätsmanagementsystems. Beide Qualitätsmanagement-Konzepte – die

Normenreihe ISO 9000ff und das EFQM-Modell – bieten eine gute Arbeitsgrundlage, auf der Evaluation und damit Qualitätsentwicklung konzeptionell gestaltet werden kann (Falk 2003 b).

Die DIN EN ISO 9000ff und das EFQM-Modell

DIN EN ISO 9000ff

Was verbindet sich eigentlich hinter dieser merkwürdigen Buchstaben- und Zahlen-Folge „DIN EN ISO 9000ff", und was bedeutet der Begriff „Norm" im Zusammenhang mit Qualitätsmanagement? Normen sind Vorgaben, Richtlinien für den Aufbau eines QM-Systems. Woher kommen die ISO-Normen? 1979 hat das British Standards Institute (BSJ) eine Norm für Qualitätssicherungs-Systeme herausgegeben. Ursprünglich war sie für die Rüstungsindustrie gedacht. Die britische Regierung unterstützte die Weiterentwicklung dieser Norm für fast alle Industriezweige.

1987 übernahm dann die International Standard Organization (ISO), die Internationale Organisation für Normung, in Genf die Richtlinien und gab sie als ISO 9000 ff Serien heraus. Das internationale Normenwerk wird 1987 ins Deutsche Normenwerk als DIN ISO 9000-Serie überführt. Die Europäische Gemeinschaft gab 1990 die EN 29000-Normen heraus. Sie sind identisch mit den ISO 9000-Normen. 2000 ist die Jahreszahl, an der die ISO-Normen umfassend überarbeitet worden sind. Die ISO-Normen bestehen aus folgenden Normreihen/Büchern:

- ISO 9000:2000 Qualitätsmanagement-Systeme. Grundlagen und Begriffe
  Es werden die Grundlagen eines Qualitätsmanagements erläutert und Begriffe im Zusammenhang mit Qualität definiert.
- ISO 9001:2000 Qualitätsmanagement-Systeme. Forderungen
  Diese Normenreihe dient ausschließlich als Grundlage für eine Organisation, die sich zertifizieren lassen möchte.
- ISO 9004:2000 Qualitätsmanagement-Systeme. Leitfaden zur Leistungsverbesserung
  Diese Normenreihe geht in ihren Anforderungen an ein Qualitätsmanagementsystem über die 9001-Normen hinaus. Sie kann als Leitfaden genutzt werden, ein Qualitätsmanagementsystem aufzubauen im Sinne eines umfassenden Qualitätsmanagements mit hoher Mitarbeiterpartizipation.

Will man ein Qualitätsmanagement einrichten entsprechend der Forderungen der ISO 9001, so hängt dessen Gestaltung von den jeweiligen Erfordernissen der Organisation ab, und zwar von der Größe und Struktur der Organisation, den Anforderungen des Marktes, den strategischen Zielen, den zu erstellenden Produkten bzw. der Art der zu erbringenden Dienstleistung und den charakteristischen Prozessen. Jedes Qualitätsmanagement unterscheidet sich also hinsichtlich seiner inhaltlichen Gestaltung. Die ISO 9000:2000 verlangt keine Vereinheitlichung in der Struktur und der Dokumentation. Was verbindlich ist, sind die Normforderungen, die eine Leitlinie darstellen zum Aufbau des Qualitätsmanagement-Systems (QMS).

Sowohl die ISO 9000 als auch das EFQM-Modell lassen inhaltlich offen, was unter Qualität zu verstehen ist. Qualität ist zunächst eine abstrakte Größe und hat nichts mit unserem Verständnis von Güte oder Bestleistung zu tun. Die ISO 9000:2000 definieren Qualität folgendermaßen: *„Qualität ist der Grad, in dem ein Satz inhärenter Merkmale Anforderungen erfüllt."* Qualität ist also immer an vorausgesetzte Anforderungen gebunden. Qualität wird nach dieser Definition über Kundenanforderungen definiert und festgelegt. Maßstab für die Qualität ist der Grad, in dem die Anforderungen erfüllt werden (DIN 2001 a).

Was man unter Qualität versteht, muss also in einer Bildungseinrichtung ausgehandelt werden. Dieser Aushandlungsprozess schlägt sich in „Merkmalen" nieder, die das immaterielle Produkt „(Berufs-)Bildung" auszeichnen. Ein Merkmal kann z.B. sein „die Schüler lernen selbst gesteuert". Der Grad, in dem diese Merkmale den Kundenanforderungen (d.h. in diesem Fall den der Schüler und Lehrenden der Einrichtung) entsprechen, bestimmt die Kundenzufriedenheit.

Diese strikte Orientierung am Kundenwunsch bei den Anforderungen an Qualität ist einer der wichtigsten Grundsätze des TQM und der ISO 9000ff. Kundenorientierung ist für Bildungseinrichtungen häufig zunächst ein ganz ungewöhnlicher Gedanke, wird mitunter auch entschieden von sich gewiesen, weil häufig missverstanden. Was bedeutet Kundenorientierung? Es bedeutet, den Servicegedanken in der eigenen Arbeit zu verankern. Kunden einer Bildungseinrichtung sind zunächst einmal die Schülerinnen und Schüler bzw. Weiterbildungsteilnehmer, wobei diese auch gleichzeitig „Mitproduzenten" sind, darüber hinaus die Praktikumsbetriebe, mit denen die Schulen kooperieren, die Arbeitsagentur, die Schulbehörden und der Regierungspräsident. Wir haben es hier mit einem Perspektivwechsel zu tun. Was sind deren Anforderungen an die Bildungseinrichtung und die darin Lehrenden? Ergebnisse der PISA-Studien bzw. die Kriterien, die einen nationalen und internationalen Vergleich zwischen Lernleistungen ermöglichen, sind beispielsweise solche Anforderungen, die durch Schulbehörden, aber auch durch die Gesellschaft vertreten werden.

Die Kundenorientierung in beiden QMS ist aber noch umfassender. Sie bezieht sich nicht nur auf die Anforderungen der externen Kunden, die Kooperationspartner der Schule, sondern auch auf sog. interne Kunden, wie Mitarbeiter und Kollegen oder andere Abteilungen der Schule, z.B. Schulleitung, Sekretariat, die Stationen und Abteilungen des Krankenhauses oder der Altenhilfeeinrichtung, zu deren Trägerschaft die Schule gehört.

Was ist der Sinn der unternehmensinternen Kundenorientierung? Es bedeutet, dass auch die internen Anforderungen der Abteilungen bzw. Kollegen wie Kundenanforderungen zu behandeln sind. Und diese sind nach den gleichen Qualitätsmaßstäben zu erfüllen wie die externen Anforderungen. In diesem Verständnis und in Vereinbarung organisatorischer Regelungen und Absprachen wird die hierarchie- und abteilungsübergreifende Zusammenarbeit verbessert. Die Förderung und Motivation der Mitarbeiter ist zentrale Voraussetzung, denn sie werden sich dadurch eher ermutigt fühlen, über mögliche Verbesserungen nachzudenken und Verbesserungsvorhaben zu unterstützen.

Kennzeichen der ISO 9000:2000ff ist der prozessorientierte Ansatz (→Abb. 69). Damit Organisationen effektiv funktionieren, müssen sie die zahlreichen miteinander verknüpften Prozesse beschreiben und verbindlich festlegen. Für die Bildungseinrichtung sind dies beispielsweise die Öffentlichkeitsarbeit, die Zusammenarbeit mit relevanten Kunden wie der Arbeitsagentur oder der Schulbehörde, die Vertragsgestaltung, das Prüfungsverfahren, die Zusammenarbeit mit den Praktikumsstellen, der Unterricht, die Kursplanung usw. Die systematische Erkennung und Beherrschung dieser verschiedenen Prozesse innerhalb einer Organisation bilden den Grundbaustein der ISO-Normen.

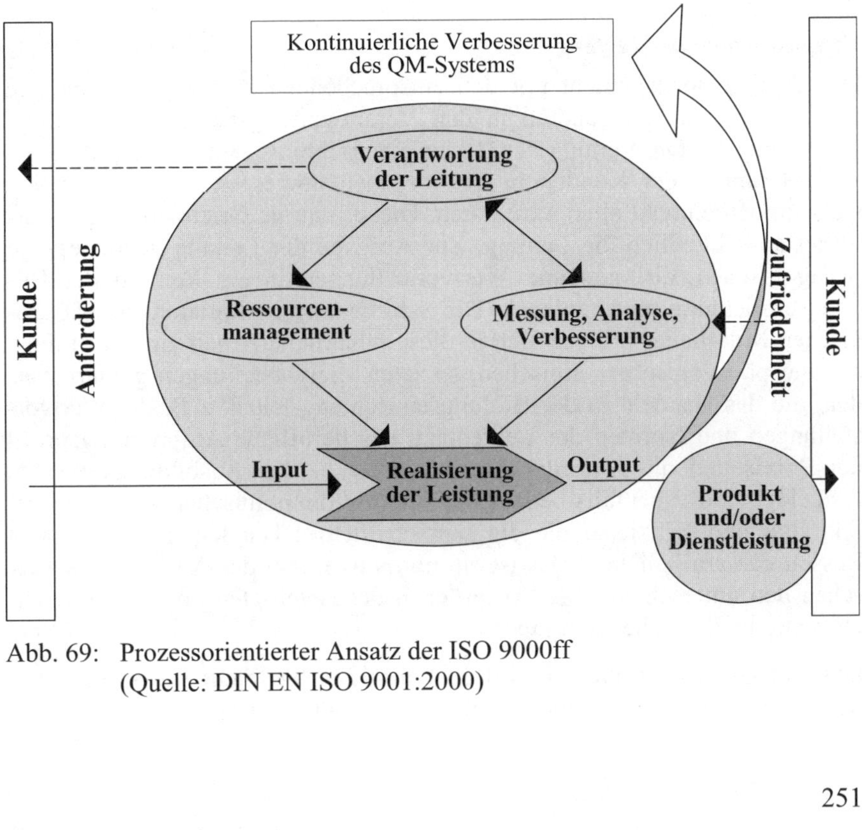

Abb. 69: Prozessorientierter Ansatz der ISO 9000ff (Quelle: DIN EN ISO 9001:2000)

Weiterbildungsträger und -lehrgänge, die von der Arbeitsagentur gefördert werden, müssen ein Zulassungsverfahren nach der Anerkennungs- und Zulassungsverordnung Weiterbildung (AZWV) – SGB III – durchlaufen, in deren Mittelpunkt die Überprüfung eines Qualitätssicherungssystem ist. Bildungseinrichtungen, die ein QMS nach ISO 9000ff aufgebaut haben, erfüllen nicht nur diese Anforderungen, deren Qualitätskonzept geht über diese Anforderungen hinaus.

Vorgehen beim Aufbau eines Qualitätsmanagements in Bildungseinrichtungen

Das Vorgehen soll an Hand der Kapitel der ISO 9001:2000 aufgezeigt werden.

Die ISO 9001:2000 gliedert sich in 4 Hauptabschnitte:

- Verantwortung der Leitung
- Ressourcenmanagement
- Produkt- bzw. Dienstleistungsrealisierung
- Messung, Analyse, Verbesserung.

Diese in den Abschnitten 5, 6, 7 und 8 der ISO 9001 enthaltenen Forderungen an ein Qualitätsmanagementsystem sind analog des Regelkreises – Plan, Do, Check, Act – aufgebaut (→ Abb. 69).

Verantwortung der Leitung

Das Qualitätsmanagement mit den entsprechenden Zielvorgaben und die Evaluationsvorhaben gehören in den Verantwortungsbereich der Leitung (→ Kapitel 5). Die Leitung der Bildungseinrichtung verantwortet, dass die Anforderungen der Kunden in Zielvorgaben umgesetzt werden. Qualität steht im Mittelpunkt aller Aktivitäten. Diese zentrale Orientierung gewährleistet ausschließlich die Leitung. Zur Aufgabe der Leitung gehört es, die pädagogischen Visionen und Wertvorstellungen in ein Leitbild der Bildungseinrichtung niederzulegen. Die Schulleitung ist Initiator, die pädagogischen Mitarbeiter bringen sich in diese inhaltliche Arbeit ein. Dazu müssen die pädagogischen, ethischen, sozialen Zielvorstellungen geklärt werden, die das Handeln in der Bildungseinrichtung leiten, z. B. die Wertvorstellungen und Normen der Lehrenden, das berufliche Anforderungsprofil der Praxis und die Anforderungen, wie sie in den Ausbildungsgesetzen festgelegt sind. Ebenfalls bedeutsam sind die ökonomischen Ziele wie Effektivität und Effizienz, die ein wirtschaftliches Handeln unter knappen Ressourcen ermöglichen. Das ist ein normativer Akt des Aushandelns zwischen den unterschiedlichen Ansprüchen der Beteiligten und den gesetzlichen und behördlichen Vorgaben.

Das pädagogische Anliegen wird im Leitbild ausgedrückt und spiegelt das Selbstverständnis einer Bildungseinrichtung wider. Das Leitbild gibt die

Richtung der (Qualitäts-)Entwicklung vor. Es gibt allen Beteiligten eine gemeinsame Orientierung und bildet die Grundlage für die Unterrichts-, Personal- und Organisationsentwicklung. Auf dieser Grundlage ist eine zielgerichtete Steuerung und Weiterentwicklung der Bildungseinrichtung möglich. Die Ziele bilden eine Orientierung für die Bewerberauswahl, die Personalrekrutierung, die Förderung und Weiterentwicklung der Mitarbeiter durch Fortbildung, Supervision, Beratung usw.

Ressourcenmanagement

Die notwendigen sachlichen und personellen Mittel werden unter dem Ressourcenmanagement festgelegt und eingesetzt (→ Kapitel 6).

Realisierung der Dienstleistung

Prozesse und ihre Wechselwirkung – insbesondere die des Lehrens und Lernens – werden unter der Realisierung der Dienstleistung (→ Kapitel 7 der Norm) erarbeitet und umgesetzt.

Messung, Analyse, Verbesserung

Evaluation wird durchgeführt zur Bestandsaufnahme, Analyse und Bewertung der eigenen Praxis, um sich auf der Basis dieser Erkenntnisse weiterzuentwickeln. Evaluation bezieht sich auf die Prozesse, die zentral sind für die Gewährleistung von Qualität.

Diese Ergebnisse aus den Evaluationsvorhaben werden unter Messung, Analyse, Verbesserung (→ Kapitel 8 der Norm) festgestellt, analysiert und einer Verbesserung zugeführt. Im Rahmen der systematischen Bewertung des QMS (→ Kapitel 5.6 der Norm) fließen die Informationen zurück an die Leitung, die ihrer Verantwortung gerecht wird und Änderungen am QMS genehmigt und Verbesserungen veranlasst. Die systematische Qualitätsentwicklung führt zu einer stetigen Verbesserung von Prozessen und Ergebnissen.

Evaluation ist eingebunden in diesen umfassenden Qualitätsentwicklungsprozess, in dem es um die Erhöhung der Professionalität und Etablierung eines unverwechselbaren Profils der Bildungseinrichtung geht.

EFQM – European Foundation for Quality Management

Der Wunsch, einen Qualitätspreis zu verleihen, war Anlass zur Gründung der EFQM. In der EFQM, der European Foundation for Quality Management, fanden sich eine Reihe unterschiedlicher Unternehmen zusammen und riefen das europäische Gegenstück zum amerikanischen Malcolm Baldrige National Quality Awards (MBNQA), den European Quality Award (EQA) ins Leben. Die Vereinigung von Spitzenunternehmen Europas hielt es für notwendig, im Konkurrenzkampf der Weltmärkte ein eigenes Programm zur Erhöhung der Wettbewerbsfähigkeit ins Leben zu rufen.

Grundmotiv ist die Verbreitung von Total Quality Management in Europa mit dem Ziel, die Stellung der europäischen Industrie auf dem Weltmarkt zu festigen und auszubauen.

Auf der Basis des EFQM-Modells kann sich entweder ein Unternehmen um diesen Preis bewerben oder eine Selbstbewertung durchführen, um zu erfahren, in welchen Bereichen es exzellente Ergebnisse erzielt und in welchen Bereichen Entwicklungspotentiale schlummern.

Das Grundschema des EFQM- Modells basiert auf den drei fundamentalen Säulen von TQM – nämlich die gleichwertige Betonung von Menschen, Prozessen und Ergebnissen.

Es kommt darauf an, Mitarbeiter so in die Prozesse einzubinden, dass das Unternehmen seine Ergebnisse verbessern kann. Der Gesamtaufbau des EFQM-Modells für Excellence besteht aus 9 Kriterien. Kundenzufriedenheit, Mitarbeiterzufriedenheit und der Einfluss auf die Gesellschaft werden erreicht durch Führung mit Hilfe von Politik und Strategie, Mitarbeiterorientierung und Management von Ressourcen, was schließlich mit Hilfe von geeigneten Geschäftsprozessen zu exzellenten Unternehmensergebnissen führt. Eine Differenzierung erfolgt durch die relative Gewichtung der einzelnen Kriterien, wie sie in Prozentzahlen in den einzelnen Kriterienkästen dargestellt sind. Die Prozentzahlen ergeben zusammen 100 Prozent und geben somit den relativen Anteil des Einzelkriteriums am Gesamtmodell an (→ Abb. 70).

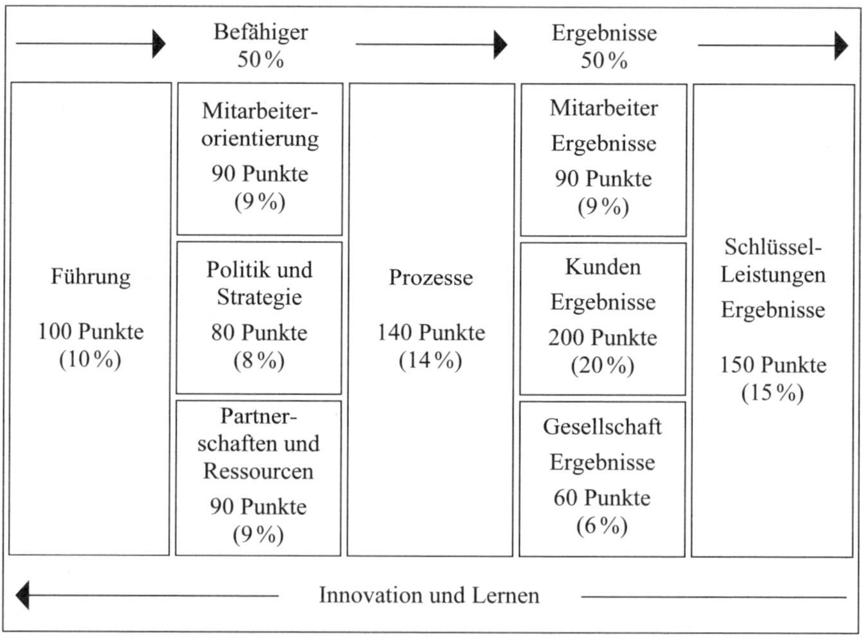

Abb. 70: Der Aufbau des EFQM-Modells für Excellenze

Das EFQM-Modell verlangt Evaluation, um den Unternehmenserfolg insgesamt (Schlüsselergebnisse) und die Ergebnisse bei Kunden, Mitarbeitern (Zufriedenheit) und der Gesellschaft zu erfassen. Dabei wird überprüft, ob die Interventionen (Befähiger) auch tatsächlich die gewünschten Ergebnisse bzw. Wirkungen erzielt haben.

Darüber hinaus fordert das EFQM-Modell die Evaluation der Abläufe in den Bereichen Führung, Strategie, Mitarbeiter, Prozesse und Partnerschaften (Befähiger). Hier kommt die Methode der Selbstevaluation zur Anwendung, um die Prozesse zu bewerten und zu verbessern. Führungskräfte und Mitarbeiter evaluieren sich, ihre Teams und ihre Organisation selbst anhand vorgegebener Kriterien mit eigens für das Qualitätsmanagement entwickelten Instrumenten und Methoden. Auf Basis der gewonnenen Daten werden Veränderungsmaßnahmen eingeleitet.

Sowohl die Selbst- als auch Fremd-Evaluationen können durch Benchmarkingvergleiche ergänzt und damit aussagekräftiger gemacht werden. Als Benchmarks dienen Evaluationsdaten aus anderen vergleichbaren Organisationen.

Benchmarking

Benchmarking ist die Suche nach Lösungen, die auf den besten Methoden und Verfahren, den „Best Practices", basieren. Mittels Benchmarking werden diese Bestleistungen identifiziert.

Anders als im Bildungsbereich sehen Wirtschaftsunternehmen im Benchmarking schon längst eine Chance nicht nur zu Transparenz zu kommen, sondern Bestleistungen zu erzielen (Falk 2002). Dabei wird die Leistungsfähigkeit des Wettbewerbers zur Messlatte der eigenen Leistung mit dem Ziel, diesen zu überbieten und in der eigenen Leistung darüber hinauszugehen. „Was können wir noch besser machen?", ist die Leitfrage.

Beim Benchmarking geht es nicht darum, die erfolgreichen Strukturen und Prozesse der anderen einfach zu kopieren und zu übernehmen, das führt meist nicht zum erwünschten Erfolg. Es geht vielmehr darum, die Best Practices hinsichtlich ihrer Erfolgsfaktoren zu analysieren, auf die eigene Situation anzupassen und zu einer neuen, eigenen Bestleistung weiterzuentwickeln. Dazu braucht man Kennzahlen, auf deren Basis man Vergleiche durchführen kann. Kennzahlen sind ausgewählte Werte z. B. der Schulstatistik, die als Indikatoren zur Bewertung von Aspekten der Schulqualität herangezogen werden, z. B. Berufsqualifikation der haupt- und nebenamtlich tätigen Dozenten, Zahl der Ausbildungsabbrecher, Zufriedenheit der Kursteilnehmer in Bezug auf bestimmte Unterrichtsmethoden usw.

Zusammenfassung

Evaluation, Qualitätsmanagement und Benchmarking sind Verfahren, die bisher zu wenig Eingang in Schule und Ausbildungseinrichtung gefunden haben – was sich mit zunehmendem Konkurrenzdruck und unter immer knapper werdenden Ressourcen auch ändern kann. Evaluation und Benchmarking sollten aber nicht der „autoritätshörige" Reflex auf Anforderungen von außen sein. Qualität kann nicht in eine Einrichtung hineingeprüft werden – das ist die Lehre, die aus den MDK-Prüfungen gezogen werden kann. Führen Schulen und Weiterbildungseinrichtungen Selbstevaluation und Benchmarking durch, zeigen sie Interesse, ihre eigene Praxis offen zulegen und zu vergleichen. Qualitätsmanagementkonzepte dienen

- dem Erkennen von Stärken, Mängeln und Entwicklungspotentialen;
- der Vertrauensbildung bei denjenigen, welche der Bildungseinrichtung Ressourcen zur Verfügung stellen (Strittmatter 1997);
- dem voneinander Lernen und
- der Entwicklung einer Kultur der Qualitätsentwicklung von allen Beteiligten.

Selbstevaluation und Benchmarking leben von der Eigeninitiative. Sie entbehren daher das Moment einer von außen heran getragenen hierarchischen Kontrolle – eine Chance, die es zu nutzen gilt.

8.3.2 Anhang: Evaluationsbögen

1. Evaluationsbogen für Schülerinnen und Schüler zur Einschätzung des Unterrichts

Wenn Sie keinen Bezug zum Unterricht haben, dann liegt das daran, dass …	Informationen		
… Sie Probleme mit dem Fach haben.	ja	manchmal	nein
… Sie das Thema langweilt.	ja	manchmal	nein
… die Kursteilnehmer auf Sie störend wirken.	ja	manchmal	nein
… die Lehrerin/der Lehrer den Unterricht nicht interessant genug gestaltet.	ja	manchmal	nein
Welche Vorschläge haben Sie, um den Unterricht interessanter zu gestalten?			
Glauben Sie, dass es motivierend für den Lehrenden ist, in Ihrem Kurs zu unterrichten?			
Welche Gründe sind Ihrer Meinung dafür verantwortlich?			
Was können Sie tun, um insgesamt die Unterrichtssituation zu verändern?			

2. Gruppenarbeit evaluieren

Der nachfolgende Fragebogen (nach Gudjons 1990, S. 169) dient dazu, die Reflexion und Metakommunikation über eine erlebte Phase der Gruppenarbeit zu fördern.

Jeder Schüler füllt den Bogen aus. Anschließend werden die Durchschnittswerte für jede Frage berechnet und von der Gruppe besprochen, wobei jeder seine eigene Einschätzung bekannt gibt und begründet. Mögliche Konsequenzen für die Weiterarbeit der Gruppe werden gezogen.

Indikatoren	Stimmt genau				Stimmt überhaupt nicht
1. Ich fühle mich in dieser Gruppe sehr wohl.	1	2	3	4	5
2. Ich kann mich so aktiv beteiligen, wie ich es möchte.	1	2	3	4	5
3. Ich fühle mich in dieser Gruppe frei und ungehemmt.	1	2	3	4	5
4. Das Thema, über das wir uns unterhalten haben, interessiert mich.	1	2	3	4	5
5. Wenn ich etwas sage, fühle ich mich von den anderen Gruppenmitgliedern sehr verstanden.	1	2	3	4	5
6. Ich bin mit dem Arbeitsergebnis der Gruppe sehr zufrieden.	1	2	3	4	5
7. Ich empfand den Lehrer/die Lehrerin für das Gruppengeschehen hilfreich.	1	2	3	4	5

(Quelle: Gudjons 1990, S. 169 f., von mir leicht verändert und um die Items 6 und 7 ergänzt)

3. Unterrichtshospitation im Peer Review

Kriterien zur Beobachtung von Unterricht	**Informationen**
Inhalt: Welches Thema, welcher Stoff wird in der Stunde behandelt?	
Ziele: Was haben die Schüler nach der Stunde gelernt (4 Kompetenzbereiche)?	
Struktur: Wie wird der Unterricht gestaltet? Welche Phasen sind erkennbar?	
Schüler-Lehrer-Interaktion: Durch welche Methoden wurden die Schüler aktiviert? Wie verhalten sich die Schülerinnen?	
Feedback: Sind die Rückmeldungen des Lehrers ermutigend?	
Medien: Welche Unterrichtsmaterialien werden benutzt?	
Ergebnissicherung: Auf welche Weise wird das Unterrichtsergebnis gesichert?	

4. Rating-Skala zur Einschätzung des Unterrichts (Peer Review)

Fachliche Kompetenz								
1. Die Lehrende wirkt fachlich sicher.	eher sicher							eher unsicher
	3	2	1	0	1	2	3	
2. Sie geht auf Fragen und Einwände ein.	aufnehmend							abwehrend
	3	2	1	0	1	2	3	
Didaktische Kompetenz								
3. Der logische Aufbau der Stoffvermittlung ist	eher klar							eher unklar
	3	2	1	0	1	2	3	
4. Praxisbezug	praxisnah							praxisfern
	3	2	1	0	1	2	3	
5. Der Unterricht ist eher problemorientiert oder eher sachlogisch aufgebaut.	problemorientiert							sachlogisch
	3	2	1	0	1	2	3	
6. Die Veranschaulichung ist ausreichend.	anschaulich							abstrakt
	3	2	1	0	1	2	3	
7. Die Interessen der Zielgruppe werden berücksichtigt.	teilnehmerorientiert							fachorientiert
	3	2	1	0	1	2	3	
8. Der Unterricht ist methodisch vielseitig aufgebaut.	vielseitig							einseitig
	3	2	1	0	1	2	3	
9. Der Wechsel der Arbeitsformen ist begründet.	begründet							unbegründet
	3	2	1	0	1	2	3	
Lehr-Lern-Interaktion								
10. Die Lehrende zeigt ein ermutigendes Verhalten.	ermutigend							neutral
	3	2	1	0	1	2	3	
11. Die Erklärungen sind sprachlich klar und für die Zielgruppe verständlich.	sprachlich klar							sprachlich unklar
	3	2	1	0	1	2	3	
12. Die Schüler werden aktiv in den Unterricht einbezogen.	aktiv							passiv
	3	2	1	0	1	2	3	

5. Evaluationsbogen für Lehrende und Lernende (Selbst- und Fremdeinschätzung)

Bitte kreuzen Sie bei jeder Frage das Kästchen an, das für Ihre Arbeit am meisten zutrifft.

Die/der Lehrende: **In meinem Unterricht …**	immer	oft	ab und zu	selten	nie
1. stehen Probleme und Fallbeispiele im Mittelpunkt.					
2. lernen die Schüler selbstständig.					
3. stelle ich Praxisnähe her.					
4. arbeiten die Schüler an komplexen Lernaufgaben.					
5. präsentieren die Schüler die Ergebnisse ihrer Arbeit.					
6. halten sich Schüler und Lehrer an Kommunikationsregeln.					
7. geben wir uns gegenseitig Feedback.					
Der/die Schüler(in): **Im Unterricht …**					
1. stehen Probleme und Fallbeispiele im Mittelpunkt.					
2. lerne ich selbstständig.					
3. lerne ich praxisnah.					
4. bearbeite ich komplexe Lernaufgaben.					
5. präsentieren wir die Ergebnisse unserer Arbeit.					
6. halten wir uns an Kommunikationsregeln.					
7. geben wir uns gegenseitig Feedback.					

Übung

Überprüfen Sie Ihren Unterricht mit dem Evaluationsbogen 5, den Sie und die Schülerinnen und Schüler getrennt ausfüllen. Das Ergebnis dieser Selbst- und Fremdeinschätzung hilft, möglichen „blinden Flecke“ in der eigenen Selbsteinschätzung auf die Spur zu kommen.

6. Einstiegs- und Abschlussübung zu einem Seminar/ einer Unterrichtseinheit für Schüler

<table>
<tr><th>Einstieg:</th><th>Abschluss:</th></tr>
<tr><td rowspan="4">Schreiben Sie bitte für sich selbst auf,
was Sie persönlich lernen wollen in dieser Veranstaltung

was Sie fachlich lernen wollen

was Sie methodisch lernen wollen

und in welcher Weise Sie Ihre kommunikative Kompetenz erweitern wollen</td><td>Bitte schreiben Sie auf, was Sie persönlich tatsächlich erreicht haben:</td></tr>
<tr><td>Wenn Sie Ihre Ziele nicht erreicht haben, woran mag das gelegen haben?</td></tr>
<tr><td>Was hätten Sie im Verlauf der Veranstaltung tun können, um Ihre Ziele zu erreichen?</td></tr>
<tr><td>Wie wollen Sie das im Seminar erworbene Wissen im Arbeitsfeld umsetzen?
1.
2.
3.</td></tr>
</table>

7. Evaluation für Schüler bezogen auf die Theorie-Praxis-Verbindung

Ihre Meinung ist uns wichtig. Wir wollen die Theorie-Praxisverbindung optimal gestalten. Dazu ist es notwendig, dass Sie uns eine Rückmeldung geben, inwieweit die theoretische Ausbildung Ihnen geholfen hat, mit den praktischen Anforderungen in diesem berufspraktischen Einsatz umzugehen. Bedenken Sie dabei, dass Ihre Ausbildung noch nicht zu Ende ist. Sie können also nicht alles wissen.

Name

Einrichtung

Praktikum von … bis …

1. Welche pflegerischen Maßnahmen haben Sie am häufigsten durchgeführt?
   Welche haben Sie vorher im Unterricht besprochen?

2. Welche Krankheitsbilder waren vorherrschend in der Einrichtung?
   Welche davon haben Sie in Unterricht theoretisch behandelt?

3. Welche (sozial-)rechtlichen Fragen oder Probleme tauchten auf?
   Welche Fragestellungen haben Sie davon im Unterricht thematisiert?

4. In welcher Weise bzw. über welche Maßnahmen konnten Sie pflegebedürftige Menschen psycho-sozial begleiten?
   Welche Unterrichtsthemen haben Ihnen bei der Aufgabenbewältigung geholfen?
   Welche Themen haben Ihnen gefehlt?

5. Welche organisatorischen Anforderungen standen in diesem Praktikum im Vordergrund?
   Welche Themen hatten Sie davon im Unterricht behandelt?

6. Vorschläge:
   Welche Vorschläge haben Sie im Hinblick auf die Theorie-Praxis-Verzahnung?
   Welche Themen sollten unbedingt vor diesem Praktikum behandelt werden?
   Welche können vernachlässigt werden? Begründen Sie Ihre Vorschläge.
   1. …, weil …
   2. …, weil …
   usw.

8. Einschätzung der Zusammenarbeit zwischen schulischer und praktischer Ausbildung

Bitte geben Sie jeweils zwei Urteile zu den folgenden Fragen, die sich auf den Bereich der Kooperation beziehen, ab: „So ist es / so sollte es sein."

Indikatoren	So ist es …					So sollte es sein …				
	immer	oft	nanch-nal	selten	nie	immer	oft	nanch-nal	selten	Nie
Schule und Praxisstelle veranstalten gemeinsame Fortbildungen.										
Wir treffen genaue Absprachen in Bezug auf die Theorie-Praxis-Verzahnung.										
Lehrer und Anleiter tauschen sich über den Lernstand der Schüler regelmäßig aus.										
Gemeinsame Absprachen werden schriftlich festgehalten.										
Das Arbeitsklima zwischen Schule und Ausbildungsort ist von gegenseitigem Vertrauen geprägt.										
Probleme werden gemeinsam diskutiert und bearbeitet.										
Die Ausbildungsplanung und die Ziele der theoretischen Ausbildung sind koordiniert.										
In Schule/in der Praxiseinrichtung ist klar geregelt, wer für die Schülerausbildung verantwortlich ist.										

9. Evaluationsbogen für Fortbildungsveranstaltungen

1. Meine Erwartungen hinsichtlich der Ziele und Themen haben sich erfüllt	vollständig	1 2 3 4 5 6	überhaupt nicht
2. In fachlicher Hinsicht hatte ich Gewinn	sehr viel	1 2 3 4 5 6	gar nicht
3. In persönlicher Hinsicht hatte ich Gewinn	sehr viel	1 2 3 4 5 6	gar nicht
4. Die Veranstaltung hat Relevanz für meine Tätigkeit	sehr große	1 2 3 4 5 6	gar keine
5. Die Organisation des Seminars war gut	zutreffend	1 2 3 4 5 6	nicht zutreffend
6. Gemessen am zeitlichen und organisatorischen Aufwand hat sich die Teilnahme für mich gelohnt	sehr	1 2 3 4 5 6	überhaupt nicht

7. Haben Sie Informationen/Angebote vermisst? Wenn ja, welche?

8. Was hat Ihnen gut gefallen?

9. Was hat Ihnen gar nicht gefallen?

10. Welche Wünsche haben Sie für zukünftige Veranstaltungen?

10. Einschätzungsskala zum Lern- und Gruppenprozess in einer Fortbildungsveranstaltung

Bitte geben Sie auf den folgenden Skalen Ihre Einschätzung ab, indem Sie ein Kreuz ☒ setzen:

Kurs enthielt Neues.	☐	☐	☐	☐	☐	Kurs enthielt Altbekanntes.
Kursorganisation war klar.	☐	☐	☐	☐	☐	Kursorganisation war unklar.
Ich fühlte mich zu selbstständigem Denken und Urteilen angeregt.	☐	☐	☐	☐	☐	Ich fühlte mich passiv und rezeptiv.
Die vermittelten Informationen waren für mich verständlich.	☐	☐	☐	☐	☐	Die Informationen waren unverständlich.
Der Kurs hat mich nicht überanstrengt.	☐	☐	☐	☐	☐	Der Kurs hat mich überanstrengt.
Der Kurs hat meine Erwartungen erfüllt.	☐	☐	☐	☐	☐	Der Kurs hat meine Erwartungen nicht erfüllt.
Die Kursatmosphäre sagte mir zu.	☐	☐	☐	☐	☐	Die Kursatmosphäre sagte mir nicht zu.
Der Kurs war hilfreich für die Verbesserung meines sozial-kommunikativen Verhaltens.	☐	☐	☐	☐	☐	Der Kurs war nicht hilfreich für die Verbesserung meines sozial-kommunikativen Verhaltens.
Ich erlebte das Feedback der Gruppe konstruktiv.	☐	☐	☐	☐	☐	Das Feedback der Gruppe belastete mich negativ.
Meine Beziehung zur Kursleiterin war:						Meine Beziehung zur Kursleiterin war:
• warm	☐	☐	☐	☐	☐	• neutral
• locker	☐	☐	☐	☐	☐	• gespannt
• frei	☐	☐	☐	☐	☐	• ängstlich
• selbstständig	☐	☐	☐	☐	☐	• abhängig
• offen	☐	☐	☐	☐	☐	• verschlossen
Ich habe die Kursleiterin erlebt als:						Ich habe die Kursleiterin erlebt als:
• zurückhaltend	☐	☐	☐	☐	☐	• dominierend
• engagiert	☐	☐	☐	☐	☐	• unbeteiligt
• sicher	☐	☐	☐	☐	☐	• unsicher
• aktiv	☐	☐	☐	☐	☐	• passiv
• warm	☐	☐	☐	☐	☐	• neutral

9. Transfer (Hemmnisse)

Lernen „selbst gesteuert – selbst organisiert – selbst bestimmt“ wird, wie erläutert, mit dem Anliegen einer neuen Lernkultur in Verbindung gebracht. Doch ist dieses Konzept wirklich so neu? Nicht wirklich. Denn das selbst organisierte und selbst gesteuerte Lernen hat eine lange Tradition. Der Gedanke taucht schon bei Johann Amos Comenius auf. In seiner *Didactica Magna* von 1657 schreibt er: *„Erstes und letztes Ziel unserer Didaktik soll es sein, die Unterrichtsweise aufzuspüren und zu erkunden, bei welcher die Lehrer weniger zu lehren brauchen, die Schüler aber dennoch mehr lernen; und bei der in den Schulen weniger Lärm, Überdruß und unnütze Mühe zugunsten von mehr Freiheit, Vergnügen und wahrhaftem Fortschritt herrscht.“*

Die Forderung nach selbst gesteuertem und -organisiertem Lernen wurde darüber hinaus bereits in der Reformpädagogik erhoben, wie in den Ausführungen zur Projektmethode beispielhaft (→ Kapitel 5) erläutert.

Ob neu oder auch nicht, das sei einmal dahingestellt, es stellt sich die Frage, inwieweit die Konzepte des selbst gesteuerten und selbst organisierten Lernens wirklich nachhaltig und breitenwirksam die Unterrichtspraxis verändert haben. Darüber liegen bislang kaum verlässliche wissenschaftliche Ergebnisse vor. Allerdings lässt sich vermuten, dass sich die Unterrichtspraxis trotz vieler Modell- und Unterrichtsversuche nur wenig verändert hat und ein lehrerzentrierter Frontalunterricht nach wie vor vorherrscht. Was verhindert selbst organisiertes und selbst gesteuertes Lernen in der Schule und Berufsausbildung?

Unbestreitbar hängt das Gelingen von Ausbildung und handlungsorientiertem Lehren von der Lehrerpersönlichkeit und ihrem Verhalten ab. Von ihr hängt es ab, ob sie für die Durchführung selbständigkeitsfördernder Unterrichtsmethoden die notwendige Unterrichtskompetenz und die damit verbundenen Anforderungen an die Lernberatung auch mitbringt. Von ihrem Selbstvertrauen hängt es ab, ob sie es wagt, Methoden anzuwenden, die geringe Kontroll- und Interventionsmöglichkeiten bieten. Von ihrer Sozialkompetenz hängt es ab, ob sie eine vertrauensvolle und wertschätzende Lernatmosphäre schaffen kann, um selbst bestimmtes Lernen zu ermöglichen.

Welche Transferhemmnisse stehen im Weg? Ein Aspekt soll hier genannt werden: der Einfluss lebensgeschichtlicher Erfahrungen auf das berufspädagogische Handeln.

Lebensgeschichtliche Erfahrungen haben für das professionelle Verhalten von Lehrenden und Praxisanleitern einen maßgeblichen Einfluss. Wie bedeutsam die persönlichen Erfahrungen mit dem eigenen Unterricht und die eigene berufspädagogische Sozialisation sind, zeigt sich insbesondere am Beispiel des methodischen Repertoires und des Kommunikationsverhaltens. Wir greifen nahezu „automatisch“ auf Verhaltensweisen zurück, die wir selbst erlebt haben. Sie sind uns vertraut, häufig gar nicht bewusst. Das ist im Unterricht der sog. Frontalunterricht, in der praktischen Ausbildung die auf instrumentelle Techniken verkürzte Anleitung von Pflegemaßnahmen. Insbesondere in Hektik, Stress und Verunsicherung geben uns vertraute Methoden und Techniken Sicherheit: Manchmal verharren wir im Überlieferten auch aus Bequemlichkeit, mitunter auch aus innerer Überzeugung.

Lehrende und Praxisanleiter sollten sich daher mit ihren eigenen Schul- und Ausbildungserfahrungen auseinandersetzen, sonst laufen sie Gefahr das Erlebte unreflektiert zu wiederholen und weiterzugeben. Denn das Verstehen der eigenen Biografie kommt der eigenen Zukunft zugute, insofern sich daraus neue Möglichkeiten ergeben.

Der Konstruktivismus hat aufgezeigt, dass Lehren und Lernen untrennbar mit der Lebensgeschichte und dem aktuellen Lebenskontext der jeweiligen Person verbunden sind. Auf dem Hintergrund ihrer Erfahrungen und ihrer psychischen Struktur bestimmt sie selbst, ob und wie sie sich mit Neuem auseinandersetzt. Konstruktivistische Erkenntnisse gelten eben auch für Lehrende und Praxisanleiter. Lernen ist Identitätslernen, da alte, eingelebte Vorstellungen und Deutungen, die unsere innere Struktur ausmachen, geprüft, verändert und aufgegeben werden. Dazu müssen Experimentier- und Lernräume in der Schule und im Kollegium bereitgestellt werden. Lernprozesse zu arrangieren, die abweichend von den gewohnten ablaufen, verunsichern. Dabei sind Fehler unvermeidbar. Die Herstellung einer positiven Fehlerkultur bezieht sich daher nicht nur auf die Schüler, sondern auch auf die eigene Lehrtätigkeit. In der Begegnung mit anderen und der Auseinandersetzung mit den Inhalten/Themen eröffnen sich individuelle Perspektiven und die Chance zur persönlichen und beruflichen Weiterentwicklung.

Literatur

Altrichter, H.; Messner, E. (2001): Im Dickicht der Evaluation. Wie evaluieren, ohne den Spaß daran zu verlieren? In: Pädagogik 11, S. 6-11, Weinheim

Altrichter, H.; Posch, P. (2007): Zwölf Tipps für Unterrichtsevaluation. In: Pädagogik 2/07 „Unterricht evaluieren und entwickeln". S. 30-33

Arnold, R.; Krämer-Stürzl, A. (1995): Zugänge und Methoden zur Evaluierung von Weiterbildung, in Feuchthofen, J. E.; Severing, E. (Hrsg.): Qualitätsmanagement und Qualitätssicherung in der Weiterbildung, S. 3-21, Neuwied

Atkinson, J. W. (1957): Einführung in die Motivationsforschung. Stuttgart: Klett-Verlag

Ausbildungs- und Prüfungsverordnung für den Beruf der Altenpflegerin und des Altenpflegers (Altenpflege-Ausbildungs- und Prüfungsverordnung – AltPflAPrV) vom 26.11.2002

Ausbildungs- und Prüfungsverordnung für die Berufe in der Krankenpflege (KrPflAPrV) vom 10.11.2003

Ausubel, D. P. (1974): Psychologie des Unterrichts. 2 Bände. Weinheim und Basel: Beltz

Bader, R. (2003): Lernfelder konstruieren – Lernsituationen entwickeln. Eine Handreichung zur Erarbeitung didaktischer Jahresplanungen für die Berufsschule. In: Die berufsbildende Schule 55, 7-8, S. 210-217

Balgo, R. (1998): Lehren und Lernen. Der Versuch einer (Re-)Konstruktion, in Pädagogik 7-8/98, S. 58-62

Baumert, J. (2003): Disparitäten der Bildungsbeteiligung und des Kompetenzerwerbs: Ein institutionelles und individuelles Mediationsmodell. Mannheimer Vorträge Nr. 16, Mannheimer Zentrum für europäische Sozialforschung. Mannheim: MZES

Barrows, H.S. (2005): The minimal essentials for Problem-Based Learning. Generic Problem-Based learning essentials, zitiert nach © Reich, K. (Hrsg.): Methodenpool. In: http://methodenpool.uni-koeln.de 2003 ff

BIBB – Bundesinstitut für Berufsbildung, Hrsg. (1991): Leittexte – ein Weg zu selbstständigem Lernen. Berlin

Bischoff-Wanner, C. (2007): Didaktische Konzepte, Modul 1, Modularisierte pädagogische Fortbildung für Dozentinnen und Dozenten an Bildungseinrichtungen des Pflege-, Gesundheits- und Sozialwesens, unveröffentlichter Studienbrief, Hamburg

Bredenkamp, K.; Bredenkamp, J. (1989): Was ist Lernen? In: F. E. Weinert, C. F. Graumann, H. Heckhausen, M. Hofer u. a. (Hrsg.): Pädagogische Psychologie 2, Frankfurt a.M.: Fischer Taschenbuch, S. 605-630

Burkhard, Ch. (1997): Externe Evaluation: Rückenwind oder Motivationskiller?, in Pädagogik 5, S. 10-14, Weinheim

Cohn, R. C.; Farau, A. (1987): Gelebte Geschichte der Psychotherapie. Zwei Perspektiven, Klett-Cotta: Stuttgart

Delisle, R. (1997): How to use Problem-Based Learning in the classroom. Alexandria, Virginia (Association for Supervision and Curriculum Development), zitiert nach: © Reich, K. (Hrsg.): Methodenpool. In: http://methodenpool.uni-koeln.de 2003 ff

de Jong, A. (1999): Wie kommt theoretisches Wissen in die Pflegepraxis? In: Veronika Koch (Hrsg.) Bildung und Pflege. Bern-Göttingen-Toronto-Seattle: Verlag Hans Huber

Dewey, J. (2005): Democracy and Education: An Introduction to the Philosophy of Education. Originalausgabe 1916. Reprint Digireads, Stilwell

DIN – Deutsches Institut für Normung (2001a): Qualitätsmanagement und Statistik, Begriffe, DIN-Taschenbuch 223, 3. Aufl., Berlin-Wien-Zürich

DIN – Deutsches Institut für Normung (2001b): Qualitätsmanagement, DIN-Taschenbuch 226, 3. Aufl., Berlin-Wien-Zürich
Döring, K. W. (2003): Professionelle Kriterien qualitätsorientierten Lehren und Lernens. In: Falk, J., Kerres, A. (Hrsg.): Didaktik und Methodik der Pflegepädagogik. Handbuch für innovatives Lehren im Gesundheits- und Sozialbereich, Weinheim und München, S. 217-251
Duncker, K. (1935): Zur Psychologie des produktiven Denkens. Berlin: Springer
Edelmann, W. (1996): Lernpsychologie, 5., vollständig überarbeitete Auflage. Weinheim: Beltz Psychologie Verlags Union
Eikenbusch, G. (1997): Schulinterne Evaluation. Ein Weg zur gemeinsamen Schulentwicklung, in Pädagogik 5, S. 6-9, Weinheim Falk, J. (2002): Führung und Kommunikation: Dienstleistungsmanagement, in Fernfachhochschule Hamburg Hrsg.: Studienbrief Pflegemanagement II, Hamburg
Falk, J. (2003 a): Was ist das Besondere der Pflegeausbildung? – eine Einstimmung. In: Falk, J., Kerres, A. (Hrsg.): Didaktik und Methodik der Pflegepädagogik. Handbuch für innovatives Lehren im Gesundheits- und Sozialbereich. Weinheim und München: Juventa
Falk: J. (2003 b): Evaluation und Benchmarking. Verfahren für Bildungseinrichtungen. In: Pflegemagazin 3, S. 51-58
Falk, J. (2006): Anleiten, Beraten und Gespräche führen, Altenpflegelehrbuch. In guten Händen, Berlin: Cornelsen
Falk, J. (2007a): Emotionsarbeit: Umgang mit der Angst. In: Falk, J.; Keuchel, R. (Hrsg.) Moderne Pflegeausbildung heute. Bildungstheoretische Orientierungen und bewährte Praxisbeispiele für den Unterricht. Weinheim und München: Juventa, S. 158-186
Falk, J. (2007b): Spurensuche: Biografiearbeit in der Altenpflege. In: Falk, J.; Keuchel, R. (Hrsg.) (2007): Moderne Pflegeausbildung heute. Bildungstheoretische Orientierungen und bewährte Praxisbeispiele für den Unterricht. Weinheim und München: Juventa, S. 125-157
Falk, J. (2009): Basiswissen Demenz. Lern- und Arbeitsbuch für berufliche Kompetenz und Versorgungsqualität. Weinheim und München: Juventa (2. Aufl.)
Falk, J.; Kerres, A. (2006): Lernfelder in der Pflegeausbildung. Leitfaden zur handlungsorientierten Unterrichtsgestaltung, Weinheim und München: Juventa
Falk, J.; Keuchel, R. (Hrsg.) (2007): Moderne Pflegeausbildung heute. Bildungstheoretische Orientierungen und bewährte Praxisbeispiele für den Unterricht. Weinheim und München: Juventa
Feuchthofen, J. F.; Severing (1995): Qualitätsmanagement und Qualitätssicherung in der Weiterbildung – Einleitung, in J. E.; Severing, E. (Hrsg.): Qualitätsmanagement und Qualitätssicherung in der Weiterbildung, S. XI-XXII, Neuwied
Frey, K. (1993): Die Projektmethode. Weinheim und Basel: Beltz Verlag, 5. Auflage
Gagné, R. M. (1969): Die Bedingungen des menschlichen Lernens. Hannover: Schroedel
Giesecke, H. (1979): Methodik des politischen Unterrichts. München
Goeudevert, D. (2001): Der Horizont hat Flügel. München: Econ
Gudjons, H. (1990): Praxis der Interaktionserziehung. Schriften zur Beratung und Therapie im Raum der Schule und Erziehung 1. Bad Heilbrunn/Obb.: Klinkhardt
Hamburger Abendblatt: Meldung vom 6./7. März 2010
Hansen, H.-H. (1964): Pädagogische Psychologie. In: Groothoff, H.-H. (Hrsg.): Pädagogik. Frankfurt am Main: Fischer
Heckhausen, H. (1980): Motive und ihre Entstehung. In: F. E. Weinert, C. F. Graumann, H. Heckhausen, M. Hofer u. a. (Hrsg.) Pädagogische Psychologie 1, Frankfurt a.M.: Fischer Taschenbuch, S. 133-171
Helmke, A. (2007 a): Aktive Lernzeit optimieren. Was wissen wir über effiziente Klassenführung? In: Pädagogik 5/2007, S. 44-49

Helmke, A. (2007 b): Lernprozesse anregen und steuern. Was wissen wir über Klarheit und Strukturiertheit? In: Pädagogik 6/2007, S. 44-47
Hentig, H. von (1996): Bildung. Ein Essay, München-Wien
Herold, M.; Landherr, B. (2001): SOL – Selbstorganisiertes Lernen. Ein systemischer Ansatz für Unterricht. Hohengehren: Schneider
Hirsch, A. M. (1994): Psychologie für Altenpfleger. Berlin – München: Quintessenz
Hobmair, H. (1995): Psychologie, Uster, CH: Stam
Hofstätter, P. R. (1969): Gefühle. In: Peter R. Hofstätter (Hrsg.) Psychologie. Frankfurt a.M.: Fischer Taschenbuch, S. 114-120
Huber, G. L.; Roth, J. E. H. (1999): Finden oder suchen? Lehren und Lernen in Zeiten der Ungewissheit. Schwangau: Ingeborg Huber
Hüther, G. (2006): Weshalb wir Märchen brauchen – Neurobiologische Argumente für den Erhalt einer Märchenerzählkultur. In: Jahresband der Europäischen Märchengesellschaft, „Stimme des Nordens", Königsfurt
Hurrelmann, K. (1989): Warteschleifen, Reihe Pädagogik, Weinheim und Basel
Kaiser, H. (2000): Wissenstransfer von der Schule ins Praktikum. In: Jürg Brühlmann, I. Ludwig, R. Schwarz Govaers Hrsg. Der Arbeitsort als Lernort, CH Aarau: Sauerländer S. 70-71
Kerres, A. (2003): Persönlichkeitsbildung – didaktische Möglichkeiten. In: Falk, J., Kerres, A. (Hrsg.): Didaktik und Methodik der Pflegepädagogik. Handbuch für innovatives Lehren im Gesundheits- und Sozialbereich, Weinheim und München: Juventa, S. 73-103
Kerres, A., Falk, J. (1996): Kommunikative Unterrichtsgestaltung. Hagen: Brigitte Kunz
Kerres, A. (1993): Ängstlichkeit und Selbstkonzept. Frankfurt: Peter Lang
Kirchner, H. (1998): Gespräche im Pflegeteam. Stuttgart, New York: Thieme (2. Aufl.)
Klafki, W. (1994): Neue Studien zur Bildungstheorie und Didaktik. Weinheim
Klippert, H. (1998): Methoden-Training, Weinheim und Basel
Krappmann, L. (1978): Soziologische Dimension der Identität. Strukturelle Bedingungen für die Teilnahme an Interaktionsprozessen, Stuttgart (5. Aufl.)
Landwehr, N. (2000): Sechs Grundsätze für eine transferwirksame Gestaltung von Lehr-Lernprozessen. In: Jürg Brühlmann, I. Ludwig, R. Schwarz Govaers Hrsg. Der Arbeitsort als Lernort, CH Aarau: Sauerländer, S. 68-69
Mandl, H.; Friedrich; H. F. (Hrsg.) (2006): Handbuch Lernstrategien, Göttingen u.a.: Hogrefe
Mandl, H., Gruber, H. & Renkl, A. (2002): Situiertes Lernen in multimedialen Lernumgebungen. In L. Issing, P. Klimsa (Hrsg.), Informationen und Lernen mit Multimedia und Internet. Lehrbuch für Studium und Praxis (S. 139-148). Weinheim: BeltzPVU
Maturana, H.; Varela, F. (1987): Der Baum der Erkenntnis. Bern/München/Wien: Scherz
Meixner, J.; Müller, K. (Hrsg.) (2004): Angewandter Konstruktivismus. Ein Handbuch für die Bildungsarbeit in Schule und Beruf. Aachen. Shaker
Meyer. H. (2002): Lehrkräfte und ihre Ausbildung. In: Hrsg. Institut für Bildungsmedien e.V., PISA und ihre Folgen: deutsche Bildungspolitik in der Schräglage. Eine Dokumentation zum forum bildung, die Bildungsmesse, Köln 19.-23.2. 2002, S. 104-108, Frankfurt a. M.
MSWWF – Ministerium für Schule und Weiterbildung, Wissenschaft und Forschung NRW (1999): Evaluation. Eine Handreichung, Frechen
Ministerium für Kultus, Jugend und Sport des Landes Baden-Württemberg (ohne Datum): SOL – Selbstorganisiertes Lernen.
Quelle: http://lehrerfortbildung-bw.de/unterricht/sol/ Zugriff: 5.5.2009
Nolting, H.-P. (1987): Das Konzept der Integrativen Didaktik. In: Kowal, Sabine (Hrsg.) Schüler lernen Psychologie. Bonn: Deutscher Psychologen Verlag, S. 34-47
Oelkers, J. (1997): Geschichte und Nutzen der Projektmethode. In: D. Hänsel, Hrsg. Handbuch Projektunterricht. Weinheim und Basel: Beltz

Pädagogische Arbeitsstelle des Deutschen Volkshochschul-Verbandes (Hrsg.) (1976): Einführung für Kursleiter an Volkshochschulen
Pintrich, P.R. (1989): The dynamic interplay of student motivation and cognition in the college classroom. Advances in Motivation and Achievement, 6, 117-160
Pracht, E. (1987): Psychologie. Köln-Porz: Verlag H. Stam GmbH
Reich, K. (Hrsg.): Methodenpool. In: http://methodenpool.uni-koeln.de 2003
Reich, K. (2009): Lehrerbildung konstruktivistisch gestalten. Weinheim: Beltz
Reich, K. (2010): Erfinder, Entdecker und Enttarner von Wirklichkeit. Das systemisch-konstruktivistische Verständnis von Lernen und Lehren. In. Pädagogik 1/10, S. 42-47
Reusser, K. (1999): „Und sie bewegt sich doch" – Aber man behalte die Richtung im Auge. Zum Wandel der Schule und zum neu-alten pädagogischen Rollenverständnis von Lehrerinnen und Lehrern. In: die neue schulpraxis, Themenheft 1999: 11-15
Rogers, C. (1979): Entwicklung der Persönlichkeit, Stuttgart: Klett-Cotta
Roth, G. (2001): Fühlen, Denken, Handeln. Frankfurt am Main: Suhrkamp
Roth, G. (2003): Warum sind Lehren und Lernen so schwierig? Vortrag Bremen 20. Juni 2002, Version vom 14.6.2003 http://www.zlb-winterthur.ch/publikationen/ LehrenUndLernen.pdf (Zugriff: 12.11.2007)
Roth, H. (1971): Pädagogische Psychologie des Lehrens und Lernens. Hannover
Saul, S. (1993): Führen durch Kommunikation, Weinheim und Basel: Beltz
Schulz von Thun, Friedemann (1981): Miteinander reden: Störungen und Klärungen, Reinbek bei Hamburg
Senge, Peter M. (1998): Die fünfte Disziplin, 5. Aufl., Stuttgart: Klett-Cotta
Siebert, H. (ohne Datum): Das Anregungspotenzial der Neurowissenschaften, http://www.die-bonn.de/doks/siebert0309.pdf (Zugriff: 12.11.2007)
Spitzer, M. (2000): Geist im Netz. Heidelberg: Spektrum
Spitzer, M. (ohne Datum): „ Wie lernt das Gehirn? Die neuesten Erkenntnisse der Psychologie und Gehirnforschung", Vortrag gehalten auf der Fachtagung „Umwelt bildet"; http://www.izgmf.de/Spitzer-Vortrag.pdf, Zugriff 6.6.2007
Spitzer, M. (2003): Gehirnforschung und das Lernen Erwachsener. In: DIE III, S. 38-40, http://www.die-bonn.de/doks/spitzer0301.pdf (Zugriff: 12.11.2007)
Steigerwald, F. (1993): Psychologie, Soziologie und Pädagogik. Haus & Gross, S. 29-43
Stöber, J.; Schwarzer, R. (2000): Angst. In: Otto, J.H.; Euler, H. A.; Mandl, H. Emotionspsychologie. Weinheim: Beltz Psychologie Verlags Union, S. 189-198
Straka, G. A. (2005): Von der Klassifikation von Lernstrategien im Rahmen selbstgesteuerten Lernens zur mehrdimensionalen und regulierten Handlungsepisode. ITB-Forschungsberichte 18, Institut Technik & Bildung (ITB), Universität Bremen
Strittmater, A. (1997): „Eine knüppelharte Sache". Schulen erproben Selbstevaluation, in Pädagogik 5, S. 16-20, Weinheim
Vester, F. (1978): Denken, Lernen, Vergessen. 1. Aufl., München: DTV
Volk-von Bialy, H. (1991): Lehr- und Lerntexte für Fortbildungen nach dem Konzept der Lernberatung. Sonderveröffentlichung Band 2. Herausgeber: Bundesinstitut für Berufsbildung. Der Generalsekretär, Berlin und Bonn
Werning, R.; Kriwet, I. (1999): Problemlösendes Lernen. In: Pädagogik, Heft 10, S. 6-11
Winter, F. (2004): Leistungsbewertung. Eine neue Lernkultur braucht einen anderen Umgang mit Schülerleistungen. Schneider Verlag Hohengehren
Zimbardo, P. G. (1992): Psychologie (5. Auflage). Berlin: Springer